최신 공중보건학

강갑연 · 김미현 · 김효림 · 최은정 공저

光文閣
www.kwangmoonkag.co.kr

책머리에

공중보건학은 질병을 예방하고 건강한 삶을 유지·증진시키고자 연구하는 학문으로 모든 인류의 바람인 것입니다. 건강 증진을 위한 노력은 인류의 역사와 함께 연구 발전되어 왔고 또한, 인간이 영원히 추구하며 발전해 나아갈 가장 기본적인 부분입니다.

복지 국가의 기본은 국민의 건강에 바탕을 두는 것으로 우리나라 헌법 36조 3항에 "모든 국민은 보건에 관하여 국가의 보호를 받는다."라고 명시되어 있습니다. 국가는 국민 건강과 관련된 사회적 요인을 바로 잡고 모든 국민이 건강을 유지하고 적합한 생활수준을 보장받을 수 있도록 하여야 하며, 시대가 변하고 문명이 발달되어도 건강하게 삶을 살아가는 것이 모든 인류의 소망인 것입니다.

시대적 변화에 따라 공중보건학의 영역이 광범위해져 가는 정보와 자료를 수집하여 공중보건학을 개편하여 정리하였습니다.

또한, 보건학을 학습한 학생들이 응급 시 위급한 상항에 있는 환자를 응급처치에 도움을 줄 수 있도록 인명구조술을 명시하였습니다.

본서는 보건교육, 질병의 조기 발견과 예방, 건강과 관련된 사회적 요인, 건강 유지 및 증진 등에 대한 내용을 포함하였으며, 한국산업관리공단에서 제시한 이·미용 분야의 출제 기준을 참고하여 구성하였습니다.

총 Ⅰ. Ⅱ. Ⅲ. Ⅳ.로 나누어 16장으로,

Ⅰ. 총론 및 환경관리
  1장 공중보건학 총론, 2장 환경위생, 3장 환경보전

Ⅱ. 질병관리
  4장 역학 및 질병관리, 5장 기생충질환 관리, 6장 급·만성 전염병관리

Ⅲ. 보건관리
  7장 산업보건, 8장 모자보건, 9장 성인 및 노인보건, 10장 정신보건,
  11장 인구론, 12장 보건행정, 13장 사고와 응급처치

Ⅳ. 식품 및 소독
  14장 식품위생과 영양, 15장 소독학

Ⅴ. 공중위생관리법
  16장 공중위생관리법, 공중위생관리법시행령, 공중위생관리법 시행규칙으로 구성하였습니다.

이 책으로 공부하는 학생들과 수험생들, 보건 분야의 종사자들에게 조금이나마 도움이 되었으면 합니다.

본서 출판에 협조를 아끼지 않으신 광문각출판사 박정태 회장님과 임직원 여러분께 심심한 감사를 드립니다. 감사합니다.

2019년 2월 저자 일동

최신 공중보건학 Contents

I. 총론 및 환경관리

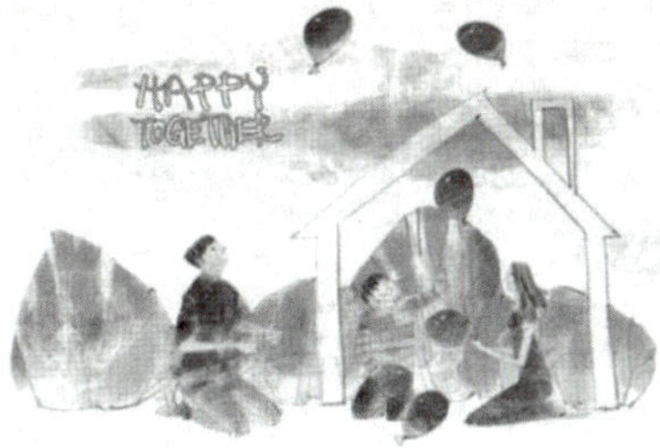

Ⅱ. 질병관리

Ⅲ. 보건관리

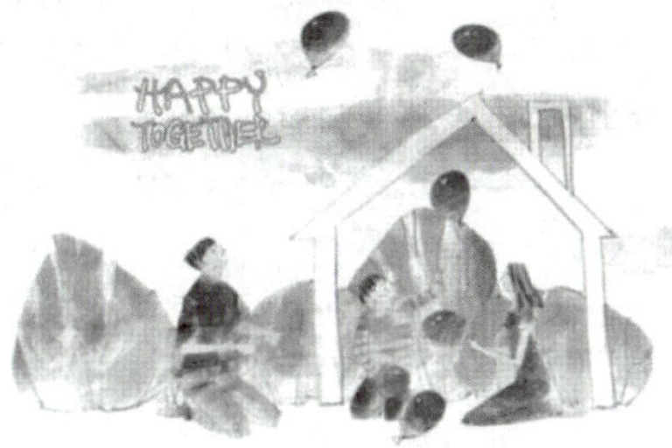
HAPPY
TOGETHER

최신 공중보건학 Contents

Ⅳ. 소독학 및 식품위생

I

총론 및 환경관리

제1장 공중보건학 총론

제2장 환경위생

제3장 환경보건

제1장

공중보건학 총론

Public Health General Studies

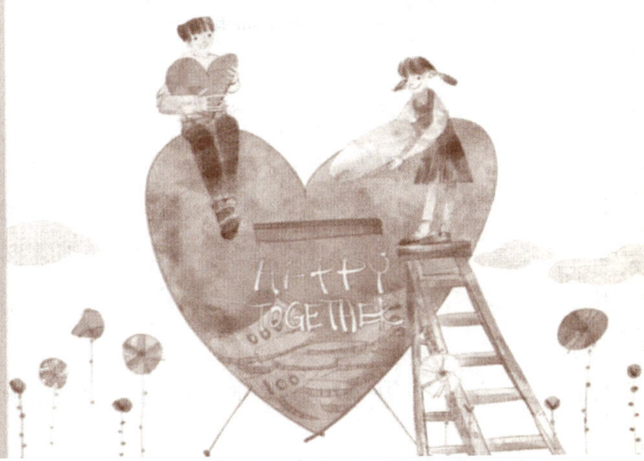

1-1. 공중보건학 총론

공중보건학(public health)과 같은 의미로 사용되고 있는 용어로 위생학, 예방의학, 사회의학, 지역사회 보건학 등이 있다.

위생학(hygiene)이라는 용어는 그리스 신화에서 유래되었다. 질병을 치료도 하고 악역을 주기도 하는 신으로 숭배하였던 아폴로(Apollo)의 아들 아이스쿨라피우스(Aesculapius)의 딸 히게이아(Hygeia)를 건강의 여신으로 불렀는데, 기원 2세기경에 이탈리아의 의학자 갈레누스(Galenus)가 그의 이름을 따서 Hygiene이라는 말을 사용한 것이 효시가 되었다.

Hygiene의 개념이 위생이라는 의미로 사용하고 있으며 국가에 따라서 차이가 있다. 독일이나 일본에서는 위생학이라는 용어를 사용하고 있고, 영국이나 미국에서는 공중보건학, 예방의학·사회의학이라는 용어를 사용하고 있다.

- 독일에서는 물리·화학적 환경을 조절함으로써 질병을 예방할 수 있다는 개념으로정치적 조건과 건강을 연관시켜 experimental hygiene과 사회, 경제적으로 social hygiene이라는 용어 사용한다.
- 영국은 사회주의 색채를 띠고 사회생활과 연관시켜 질병의 예방 개념으로 medical sociology와 복지국가의 state medicine이라는 용어를 사용한다.
- 미국에서는 preventive medicine으로 예방의학의 개념으로 public health로 공중보건학 용어를 사용한다.

우리나라는 일본과 독일 의학의 영향을 많이 받아 위생 및 공중위생을 사용하였으며, 해방 후에도 위생이라는 말을 주로 사용하다가, 근래에는 미국의 영향을 받아 예방의학 및 공중보건, 보건학이라는 용어를 주로 사용하고 있다. 이와 같이 국가에 따라서 사용하는 용어가 다른 것은 문화와 철학의 차이에서 비롯된 것이며, 근본적으로는 모두 질병을 예방한다는 의미이다.

1. 공중보건학의 개념(introduction to public health)

공중보건학(public health)은 질병을 연구하는 학문인 의학과 질병이 인간의 안녕과 생명을 위협할 때 치료 의학적인 면과, 질병의 원인을 추구하는 학문을 발전시켜 질병이 발생하지 않도록 예방하는데 목적이 있다. 어떠한 질병이 발생했을 때, 질병을 치료하는 것도 중요하지만, 예방하여 질병에 걸리지 않도록 하는 것이 더욱 바람직한 일이다.

공중보건학의 정의로 미국의 윈슬로 박사(Charles Edward Amory Winslow, 1877~1957)는

① 공중보건학은 조직화된 지역사회의 공동 노력을 통하여 질병 예방과 생명 연장, 그리고 신체적·정신적 효율을 증진시키는 기술이며 과학이다.
② 환경위생의 향상, 전염병의 관리, 개인위생의 개별 교육, 질병의 조기 진단과 예방을 위한 교육이며, 의료 서비스이다.
③ 조직적으로 건강을 적절하게 유지하는 데 필요한 삶의 표준을 보장하기 위한 사회적 목표라고 정의하였다.

또한, 공중보건사업의 목적 달성을 위해 Winslow가 주장한 것으로

① 환경위생 개선사업
② 전염병의 관리사업
③ 개인위생과 건강증진을 위한 보건교육사업
④ 질병예방사업
⑤ 사회보장제도의 확립사업
⑥ 질병의 조기진단을 위한 의료사업 등이다.

위생학은 환경위생을 중심으로 하는 개인위생이 주가 되었으며, 예방의학은 학문 위주로 개인의 질병 예방이 중심이 되었다.

공중보건학은 한 개인의 건강 문제를 다루는 것이 아니라 지역사회와 전 국민의 건강 문제를 다루는 것으로 사회의학 또는 지역사회의학으로 질병 예방, 수명 연장, 신체적·

정신적 건강 및 효율의 증진이라고 할 수 있다.

2. 공중보건학의 범위

공중보건학은 협의의 공중보건학과 광의의 공중보건학으로 분류할 수 있다. 협의의 공중보건학은 환경위생학을 말하며 광의의 공중보건학은 현대의 공중보건학을 뜻한다. 오늘날의 공중보건학은 환경위생학을 중심으로 시작되고 발전하였다. 근대 공중보건학의 창시자인 페텐코프(Max von Pettenkofer, 1818~1901)는 1866년 독일의 뮌헨(München) 대학에서 세계 최초로 위생학 강좌를 개설하였다. 당시의 위생학은 환경위생에 중점을 두었는데, 오늘날의 공중보건학처럼 광범위하지는 못하였다. 즉 공중보건학은 자연과학과 사회과학을 내포하고 있기 때문에 그 내용이 대단히 광범위하고 국가에 따라서 조금씩 차이는 있으나, 일반적으로 다음과 같다.

1) 기초과학(fundamental science)

① 인체해부생리 ② 질병학

2) 환경보건학(environmental health science)

① 대기론 ② 수질론 ③ 환경분석 ④ 위생곤충관리
⑤ 의복보건 ⑥ 주택보건 ⑦ 식품위생학 ⑧ 산업보건학
⑨ 보건공학 ⑩ 환경오염관리

3) 보건관리학(health service & administration)

① 보건기획론 ② 보건조직론 ③ 보건정책분석 ④ 보건행정
⑤ 보건교육 ⑥ 학교보건 ⑦ 보건영양 ⑧ 인구 및 가족계획
⑨ 모자보건 ⑩ 성인 및 노인보건 ⑪ 정신보건

4) 역학 및 생물통계학(epidemiology & biostatistics)

① 역학 ② 감염병관리 ③ 비감염병관리 ④ 보건통계학
⑤ 생체정보과학 ⑥ 보건미생물학 ⑦ 보건기생충학

5) 보건법규(health laws & regulations)

6) 기타(miscellaneous)

① 인류생태학　② 지역사회보건　③ 예방의학　④ 보건간호학
⑤ 수의보건학　⑥ 구강보건학　⑦ 보건경제학　⑧ 위생화학
⑨ 보건체육　⑩ 보건사회학　⑪ 소독

3. 공중보건학의 발전 과정

1) 고대기(~500)

① 고대 그리스 보건의 모체는 고대 이집트(Egypt), 메소포타미아(Mesopotamia), 팔레스타인(Palestine), 페르시아(Persia), 인도(India) 등이며, 공중보건학의 기원 시기라고 한다. 이때에는 질병의 치료와 예방을 기도, 주원, 금기, 굿 등에 의존하는 점성술(astrology) 시대였다. 고대 이집트는 배수, 관개의 구거, 매장 제도, 수육검사, 가옥 청결법, 신체 섭생법 등을 실시하였으며, 고대 인도에서도 음식, 의복, 일상생활, 운동, 목욕, 신체의 청결 등에 관한 규정이 있었다.

② 히포크라테스(Hippocrates, B.C 460~377)는 '의학'을 학문으로 정립하는데 많은 업적을 남겨 '의학의 아버지'라고 한다. 그리스인들은 자연철학을 바탕으로 질병을 자연적, 과학적, 논리적으로 설명하고자 하였으며, 히포크라테스는 질병이 생기는 이유를 4체액설로 주장한 최초의 이론을 정립하였다.

③ 4체액설은 우주를 [그림 1-1]과 같이 혈액(blood), 점액(bile), 황담즙(phlegm), 흑담즙(black bile)의 4가지 체액으로 나누는 것이다.

- 공기(air) - 혈액은 열하고 습하며, 물(water) - 점액은 차고 습하다.
- 불(fire) - 황담즙은 열하고 건조하며, 흙(earth) - 흑담즙은 차고 건조하다.
- 냉(cold) - 흑담즙(흙)과 점액(물), 건(dry) - 황담즙(불)과 흑담즙(흙),
- 습(moist) - 혈액(공기)와 점액(물), 열(hot) - 황담즙(불)과 혈액(공기)의 성질로 4가지 체액이 균형 잡힌 상태일 때 건강하다는 학설이다.

4체액설에 의하면 한 원소가 많을 때 반대가 되는 원소를 보충해 주는 것이 좋은 치료법으로 사람에 따라 체액을 중심으로 평형을 이루고 있는데, 그것으로 개인의 체질을 구분할 수 있다는 이론이다.

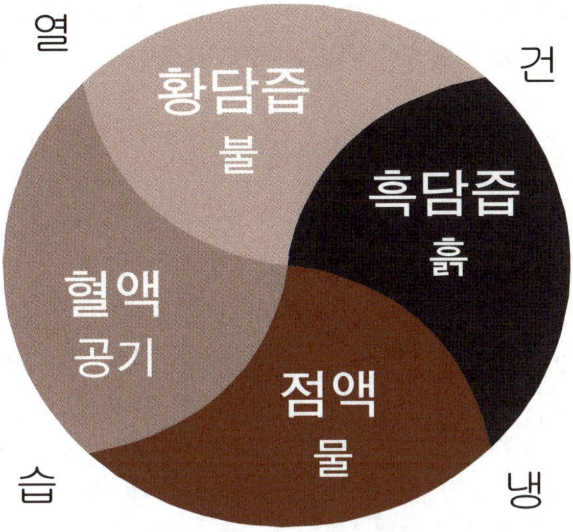

【그림 1-1】 4체액설

히포크라테스(Hippocrates)는 70권 이상의 저서를 남겼으며, 히포크라테스(Hippocrates) 전집(corpus hippocraticum) 중 13권의 주요 내용은 해부학, 임상학, 부인과, 소아의 질병, 질병의 예후, 식이요법과 약물요법, 수술, 의학 윤리 등의 주제로 위생과 보건에 관한 내용을 주로 남겼다. 그 주요 내용은 다음과 같다.

① 공기와 물은 건강과 밀접한 관계가 있다.
② 식사, 휴양, 마사지, 목욕 등이 질병 치료의 주요한 요소이다.

고대 그리스 위생(hellenistic hygiene)은 2가지로 나누어 볼 수 있다. 즉 히포크라테스(Hippocrates)를 중심으로한 과학적인 면과, 전당이나 사원을 중심으로 이루어졌던 아스쿨레피우스(Aesculapius)의 신화적인 면으로 나누어진다. 아스쿨레피우스(Aesculapius)의 지팡이는 오늘날 의학의 상징적인 표식이 되었다.

고대 로마에는 상·하수도시설, 목욕탕, 청결법 등이 있었으며, 히브리인들의 모세율법(mosaic sanitary law)에서 음식이나 환자 취급은 건전한 위생사업에 근원을 둔 것으로 서구 위생의 기원이 되었다.

제1대 로마 왕이 만든 율법에 임산부 사망 시 개복수술을 하여 생존아이를 구출하도록 한 것은 제왕절개수술의 기원이 되었다. 의학의 업적으로서는 군대 위생 조직 완비,

병원 조직 및 공공병원 설립 등을 들 수 있는데, 이는 중세기의 빈민구호병원의 기원이 되었다. 갈레누스는 hygiene이라는 용어를 처음 사용했으며, 갈레누스 전집을 저술해 히포크라테스의 저서와 함께 의학계에 커다란 공헌을 하였다.

2) 중세기(500~1500)

① 문화적으로 중세기를 암흑기라고 한다. 위생개념이 무시된 채 신에 대한 기도와 회개로 질병의 원인인 악령을 제거하고자 하였다.

② 페스트(흑사병), 나병이 폭발적으로 감염되어 유행하였으며, 페스트가 대유행할 때는 환자를 격리시키기도 하였고, 오염되었거나 의심 가는 배와 여행자의 입항을 금지시켰다. 페스트 유행 지역에서 온 여행자는 일정한 장소에서 질병이 없어질 때까지 2개월간 머물다가 입항이 허락되었다. 이것이 검역(quarantine)의 시초라고 할 수 있다.

③ 1383년 마르세유(Marseilles)에서 최초로 검역법이 통과되었으며, 최초 검역소를 설치하여 감염병 예방이라는 측면에서 중요한 업적이라 볼 수 있다.

3) 근세기, 16~18세기(1500~1850)

① 산업혁명으로 공중보건의 개념이 최초 등장한 시대로 여명기, 요람기, 태동기라고 할 수 있다. 16~18세기는 위생이 다시 시작되는 시기이며, 18세기는 과학 융합의 시대라고 할 수 있다. 이 시기는 르네상스 문화와 산업혁명으로 근대 과학기술이 발달되고 공중보건의 사상이 발전된 시기이다.

② 르네상스 시기의 근대 과학기술의 진보는 공중보건 발전에 많은 도움이 되었으며, 해부학과 생리학의 도움으로 질병의 발생 현상과 관찰 및 분류가 세밀하게 이루어졌다. 이 시기에는 도시 지역에 인구 집중 현상이 나타났으며, 위생이 문제가 되었는데, 주로 빈곤, 작업장 환경, 근로조건에 관한 것이었다.

③ 산업의학의 아버지로 불리는 이탈리아 의사 라마치니(Ramazzini, 1633~1714)는 직업 형태의 변화에 주목하여. 52개 직종에 속해 있는 직장인과 관련된 ≪노동자 질병론(De Morbis Artificium Diatriba)≫이라는 책을 저술해 근대 산업위생의 기초를 만들었다.

④ 독일의 프랑크(Johnann Peter Frank, 1745~1821)는 ≪의료정책 체계≫라는 저서를 발간했다. 이 저서에는 국민의 건강을 확보하는 것은 국가의 책임이라고 주장을 했으며, 공중보건과 개인위생을 체계화하였다.

⑤ 영국의 그랜트(John Graunt, 1620~1674)는 페티(William Petty, 1623~1687)와 함께 사망 통계 자료를 이용하여 런던과 대표적인 농촌의 출생 남녀 성비, 사망률과 출생률을 조사하였는데, 이는 최초로 작성된 사망률 통계표다. 사망률과 출생률을 분석하면서 군 복무 연령층의 남성 수, 가임여성 수, 총세대 수, 런던 인구까지 예측할 수 있었다.

⑥ 스웨덴은 1749년에 세계 최초로 인구 상황을 전체적으로 파악하기 위한 국세조사를 실시하였고, 근대적인 의미를 지닌 국세조사는 1790년 미국에서 실시되었다.

⑦ 영국 의사인 제너(Edward B. Jenner, 1749~1823)는 1798년에 우두 접종법을 발견하여, 18세기 유럽 사회에 만연하였던 천연두를 근절하는 데 노력했다.

영국의 체드윅(Edwin Chadwick, 1743~1819)은 '노동자 계층의 위생 상태'라는 보고서를 통해 지역 공중보건 활동의 중요성, 보건 행정조직 체계 마련 등에 대해 제시하였다. 이를 계기로 현재 공중보건과 보건행정의 중요한 원칙으로 1848년 세계에서 최초로 공중보건법이 재정되었고, 공중보건국과 지방보건국이 설치되면서 보건행정의 기틀이 마련되었다. 1800년대에 영국의 edwin chadwick은 근로자 집단의 건강상태에 관한 보고서 발표하였다.

⑧ 미국 보건행정 발전은 미국 보스턴의 실업가인 쉐턱(LemuelShattuck, 1793-1859)이 다음 세기를 위한 보건보고서를 발표하면서 공중보건에 대한 관심과 중요성이 증가하였다. 1842년 보건분야 지침서인 'Report of the sanitary commission of Massachusetts'로 보고서 내용은 ① 중앙 및 지방보건국 설치, ② 보건정보 교환체계, ③ 위생감시제도 확립, ④ 매연공해 대책, ⑤ 도시 및 건물위생관리, ⑥ 정기신체검사, ⑦ 결핵 및 정신병관리, ⑧ 학교보건, ⑨ 보건교육, ⑩ 예방사업 등등 보건행정, 위생관리, 질병관리에 대하여 발표하였다.

1922년 미국에서는 공중보건협회 내에 보건교육 분야가 설립되어 보건교육이 본격적으로 시작하였다.

4) 근대기(1850~1900)

① 공중보건학의 역사에 있어서 19~20세기는 중요한 공중보건학이 확립된 시기이다. 제도적, 내용적으로 구체화 되면서 사회에 직접적으로 영향을 미쳤다.

② 세균학, 면역학 분야의 많은 업적으로 감염병의 근원적 차단이나 치료 등 예방의학적 사상이 시작한 시기이다.

• 영국 의사인 스노우(John Snow, 1813~1858)는 콜레라 전파 현상을 관찰과 전염병 감염설을 입증하고 역학에 대한 인식을 제공하였다. 또한, 그는 마취술과 위생적 치료 부분에 대한 선구자적 역할로 역학의 아버지라고 불린다.

- 코흐(R. Koch)는 탄저균(1877년), 결핵균 발견(1882년), 콜레라균 발견(1883년) 등 세균 분리 배양기술과 세균 자체에 대한 연구 업적을 남겼다.
- 현대 의학의 창시자인 파스퇴르(L. Pasteur)는 미생물이 발효와 질병의 원인이 되는 것을 증명하였고, 닭 콜레라 백신(1880년), 돼지 단독 백신(1883년), 광견병 백신(1884년) 등의 개발로 감염의 발생기전과 전염병 예방과 치료에 중점을 두는 발전이 있었다.
- 독일 비스마르크(Bismark)에 의해 세계 최초 근로자 질병보호법이 1883년에 제정되어 사회보장제도를 마련하는 계기가 되었다.
- 페텐코퍼(Max von Pettenkofer, 1818~1901)는 자연환경이 인체에 미치는 영향을 과학적으로 규명하였으며, 1866년 뮌헨대학에 위생학 교실을 최초로 창립해 실험위생학의 기초를 확립하였다.
- 라돈(William Rathborne)은 1862년 영국 리버풀시(Liverpool City Council)를 16개 구획으로 나눠 방문 간호 사업을 시작했는데, 이것이 오늘날 보건소 제도의 효시가 되었다.
- 스미스(Stephen Smith, 1823~1922)는 1872년에 최초로 공중보건협회를 창설했으며, 오늘날까지 이어지고 있다.

19세기 말에는 미생물이 특정 전염병을 발생시키며, 세균에 의한 질병 발생 원인으로 많은 미생물이 밝혀지고, 병원체 감염의 형성기전, 예방법 및 치료법에 관심이 집중되었다. 그 결과 면역학이 점차 발달되고, 20세기 초에 공중보건 사업의 과학화에 중요한 영향을 끼쳤으며, 이와 같이 확립기는 영국, 독일, 프랑스 등 유럽을 중심으로 공중보건학이 발전하였다.

5) 현대기(1900년~)

① 보건의료 발전기로 20세기에는 영국과 미국을 중심으로 임상의학의 발전, 질병 발생 분포와 경향을 분석하는 공중보건의 역학이 발전한 시기이며, 보건 증진을 위한 국제기구가 설립 되었다.

- 영국에서 보건 사업을 적극적으로 시작하여 1906년에는 학교급식법, 1907년에는 학교보건법 등이 제정되어 모자보건에 영향을 끼쳤으며, 국민건강보험, 구빈의료, 공중보건의료가 만들어졌다.
- 1920년 영국 보건성의 의료 및 관련 서비스를 구체적으로 제시한 최초의 보고서로 인하여 오늘날 각국에서 널리 시행되고 있는 지역보건의료의 시초가 되었다.
- 제2차 세계대전 이후 1948년에 '요람에서 무덤까지(from the cradle to the

grave)'라는 구호로 사회보장제도를 최초로 채택하여 국민 보건 서비스 제도를 실시하였다. 인구 증가와 산업의 급격한 성장으로 인구의 양적, 질적 관리의 중요성이 대두되어 모자보건과 가족계획사업이 이뤄졌다.

- 미국에서는 환경위생과 검역 등을 중심으로 모자보건, 학교보건, 보건부사업 등의 영역이 포함된 공중보건 사업으로 발전시켜 1935년 사회보장법을 최초 제정하였고, 1965년 사회보장법 개정으로 노인의료보험, 저소득층에 대한 의료 부조 제도가 마련되어 있어 현재까지도 실시되고 있다. 이처럼 국가가 국민의 최저생활과 건강을 보장해야 할 의무를 갖는 것은 국제사회의 통념이 되고 있다.

② 1948년 4월 7일 세계보건기구(WHO)의 헌장이 26개국의 비준에 의해 정식 채택되어 WHO가 설립되었다. 공중보건학은 국제화·세계화로 21세기의 변화에 따라 한 국가에 국한된 국내 문제가 아니라 국제 공동 협력으로 발전되고 있다.

③ 1978년에 '2000년대까지 인류에게 건강을 확보하자(Health for all by the year 2000)'라는 인류 건강 실현 목표를 세우고, 이를 실현하기 위해 당시 소련에 속해 있었던 카자흐스탄 알마아타(Alma-Ata, 현재는 Almaty) 회의에서 인류의 건강 증진을 위한 보건의료를 확립 했다.
1979년 10월 26일은 WHO가 '두창이 지구상에서 근절되었음을 선언한' 세계의 공중보건에 있어서 역사적인 날이다. 1798년에 Jenner에 의해 우두법이 발견된 후 180년을 거쳐서 과학발달과 국제적인 협력으로 인류에게 위협의 대상이었던 질병 '두창'을 지구상에서 근절시켰다고 발표하였다.

국제적으로 경제성장이 이뤄지는 동시에 심각한 환경 문제와 급격한 도시화의 환경 문제에 대해 최초로 국제연합(UN) 인간환경회의를 1972년 스톡홀름에서 개최했다. '지구는 하나뿐(The Only One Earth)'이라는 슬로건을 내걸고 환경오염으로부터 지구를 보호하려는 인간 환경 선언과, UN 내에 지구 환경 문제를 전담하는 전문기구인 'UN 환경계획'이 설치되었다. UN의 환경계획은 지구를 둘러싸고 있는 오존층 보호를 위한 몬트리올 의정서, 기후 변화 협약, 생물 다양성 협약 등 국제 환경 협약 제정을 주관하고 있다.

1992년 6월 브라질 리우데자네이로에서 개최된 국제연합회의(United Nations Conference on Environment and Development : UNCED, 일명 리우회의)에서는 각국 정상들이 모여 환경 및 개발에 관한 '리오 환경선언'을 선포하고, 'Agenda 21'을 발표하여 지구 온난화 방지협약, 생물 다양성 보존 협약 등에 대한 환경 문제를 10년마다 점검하기로 했다.

1992년에 선언된 리우 환경선언의 10년간 추진 성과를 평가하고, 2002년 남아프리카 공화국 요하네스버그에서, 2012년에는 유엔 지속가능발전 정상회의(UNCSD : Rio+20)가 브라질 리우데자네이루에서 개최되어 환경 문제에 대해서 평가하고 논의하였다.

우리나라 국민 보건의 전반적 향상은 상·하수도 관리, 환경위생의 개선, 국민 영양의 향상, 감염병 관리, 각종 보건사업과 국민 건강 증진종합계획 2020(Health Plan 2020)을 마련하여 시행하고 있다. 건강 증진 사업은 주로 금연, 절주, 운동, 영양 등을 중심으로 추진되고 있다.

최근에 와서 AIDS, 중증급성호흡기증후군(SARS), 메르스, 코로나바이러스, 광우병, 조류인플루엔자 등 신종 감염병 등의 질환이 문제로 대두하고 있는데, 이러한 질병에 대응하기 위해서는 국내 공중보건 활동 강화뿐만 아니라 국제적 공중보건 활동을 위한 활발한 교류 활동이 함께 이뤄지고 있다.

7) 우리나라의 연혁

우리나라의 연혁을 살펴보면 다음과 같다.

① 삼국시대 이전

단군신화, 삼국지의 위지와 동의전

② 고구려시대

고구려 시대에는 도홍경이 엮은 《신농본초경집주》에 인삼에 관한 기록이 있었다. 시의 - 왕실 치료 담당, 고려노사방 - 명의들의 처방을 모아 놓은 곳

③ 백제시대

백제 시대에는 약부라는 관서가 있었으며 약박사, 채약사, 약사주라는 관직도 있었다. 백제 문화는 일본의 고대 비조 문화의 모체가 되었다.

④ 신라시대

신라 시대에는 의학 교육기관이 설치되었으며 의서에 의해서 의사가 양성되었고 승의(僧醫)가 있어 불교 의학에 의한 치료법이 널리 실시되었다. 불전 중의 병리론, 위생론 등이 크게 영향을 끼쳤으며 질병에 걸렸을 때 불타(佛陀)에 의존하고, 요양에 독경 기도를 중심으로 하였다.

⑤ 통일신라시대

의료행정을 담당하는 약전(藥典)기관으로 이곳에는 직접의료에 종사하는 공봉의사가 있었으며, 왕실의 질병을 진료하는 시의로 내공봉의사가 있었다.

⑥ 고려시대

고려 시대에는 의약 관청으로서 태의감 및 상약국이 설치되어 보건·의약 분야의 진흥책이 마련되기도 하였다. 왕의 음식을 관장하는 상식국이 설치되었으며, 서민의 구활을 관장한 혜민국과 환자, 빈민, 기아인을 구치하는 대비원, 사회 구제기관인 제위보 등이 설치되었다. 질병 유행 시 대비원 주위에 병막(病瘼)을 따로 만들어 환자들을 수용, 약과 음식을 주어 치료와 구호를 제공, 전염병 사망자의 사체처리를 하는 동서대비원을 두었다.

⑦ 조선시대

의학교육과 의학취재로 의학실력을 선발하여 사람을 뽑는 등을 관장하였다. 태의감·사의서·전의시 등의 명칭이 전의감으로 개칭되었다. 전의감은 의료행정 및 의학교육의 중추기관으로서 왕실과 조관들의 진시(진찰)와 화제(약의 조제) 및 약재의 종식(약재를 키움), 의학취재 등의 일을 하였다.

- 전의감 : 왕실의 의약과 일반의료행정 담당, 의원을 선발하는 과거시험인 잡과 관할
- 내의원 : 왕실의료를 담당
- 혜민서 : 일반의약과 일반서민 의료를 담당
- 조선시대 삼의원 : 내의원, 전의감, 혜민서
- 활인서 : 병자들을 돌봄, 특히 전염병 질환 업무 담당
- 제생원 : 지방에 조직된 의료기관을 통합하기 위해 설치된 중앙의료기관, 향약제 수납과 병자들의 구료업무 담당했으며, 의녀제도를 시행
- 의약서 : 향약집성방, 의방유취, 신주무원록, 향약채취월령, 동의보감(허준), 동의수세보원(이제마, 사상의학)
- 지석영 : 최초 종두 실시(1879년), 우두신설(저서)
- 광혜원 : 알렌(미, 선교사)을 궁중전의로 위촉, 1985년 왕립병원 '광혜원' 설립(후에 제중원으로 개칭), 서양의학의 도입

1894년(갑오경장, 31년)에는 내부에 위생국이 설치되어 감염병 예방사업, 의사사무, 우두사무 등을 관장하였다. 1899년(광무 3년) 우리나라 최초의 의학교가 설립되어 초대 교장으로 지석영 선생이 취임하였다. 의사 제도가 확충되고 정비되었으며 허준은 《동의보감》을 저술하였다.

⑧ 일제강점기

- 조선총독부 경무총감부 경찰국 산하 위생과에서 공중위생업무, 의사 등의 면허 업무, 병원 및 의약품 등 관리를 하였다.
- 식민지시기에 보건행정, 경찰보건행정, 위생보건행정이 있었으며
- 중앙에는 총독부 의원, 지방에는 자혜의원이 있었다.

  1910년 경술국치로 경무총감부 경무국에 위생과를 두어 위생사무를 관장케 함으로써 보건행정은 경찰행정으로 일원화되었다.

⑨ 미군정기

1945년 8월 15일 일제로부터 해방되어 1945년 9월 24일 제1호로 위생국이 설치되었고 위생국이 보건후생국으로 개칭되었고, 1946년 보건후생국이 보건후생부로 되었다.

미군정 시대의 보건후생부는 규모, 인원 및 예산이 막대하였다.

⑩ 정부 수립 후

- 1947년 정부가 수립되자 기구가 대폭 축소되었다.
- 1948년 보건후생부를 사회부의 1개국으로 축소시켰다.
- 1949년 정부 조직법이 개정되어 보건부가 독립되었다.
- 1955년 정부 조직법 개정되어 보건부와 사회부가 통합되고, 보건사회부개칭
- 1956년 보건소법이 제정・공포되었고, 1975년 보건연구소법이 제정・공포되었다.

보건소법은 1962년 개정되어 현재의 보건소 체계의 모체가 되었다.

- 1962년 1월 식품위생법이 공포되었고, 1975년 12월 위생사 등에 관한 법률이 공포되었으며, 1961년 8월 14일 대통령령 국민영양개선령이 공포되었다.
- 1973년 2월 모자보건법이 공포되었고,
- 1970년 12월 가족계획연구원에 인구보건연구원이 보건사회연구원으로 개칭 공포되었다.
- 1976년 4월 국가의 한국보건개발연구원이 발족하였으며, 1977년 1월 1일부터 의료보호사업이 시작되었다. 1977년 12월 환경보존법이 공포되었고, 1977년 12월 해양오염방지법이 공포되었다.
- 1959년 12월 18일 국립보건원의 직제가 공포되었고, 1960년 1월 1일에 발족되었으며, 1970년 국립보건연구원으로 개칭되었다.
- 1980년에는 농・어촌 보건의료를 위한 의료 서비스 제공이 이루어지게 되었으며,
- 1989년 전 국민 의료보험이 시행되어 사회보장제도가 확충되었다.

- 1994년 12월 23일 정부 조직법이 개정·공포되어 보건위생, 방역, 의정, 약정, 생활보호, 자활지원, 어성복지, 아동(영유아 보육 제외), 노인, 장애인 및 사회보장에 관한 사무를 관장하기 위해 보건사회부를 보건복지부로 개편하였다.
- 1995년 12월 29일 법률 제5101호로 보건소법이 지역보건법으로 개정·공포되었다.
- 2008년 2월부터는 보건복지부를 보건복지가족부로 개칭하였고 보건위생, 방역, 의정, 약정, 생활보호·자활지원 및 사회보장, 아동(영유아 보육 포함)·청소년·노인·장애인 및 가족에 관한 사무를 관장하게 하였다.
- 2010년 보건복지가족부의 기능을 보건복지정책 중심의료 개편하는 내용으로 『정부조직법』이 개정되었다. 2010.3.19(보건복지부령 제1호)
- 2013년 보건복지가족부를 보건복지부로 개편하였다. 국민의 안전을 최우선으로 하는 창조적이고 유능한 정부를 구축하기 위하여 정부기능을 효율적으로 재배치하는 내용으로 보건복지부의 조직과 기능을 개편하였다. 또한, 식품·의약품안전정책 기능이 식품의약품안전처로 이관되었다. 2013.3.23(대통령령 제24454호)

보건복지부 직제 변경순서를 요약하면 다음과 같다. 위생국(1894) → 경찰국 위생과(1910) → 위생국(1945) → 보건후생부(1946) → 사회부(1948) → 보건부(1949) → 보건사회부(1955) → 보건복지부(1994) → 보건복지가족부(2008) → 보건복지부(2010)

1-2. 건강과 질병

1. 건강의 개념 및 정의

세계보건기구(WHO)의 헌장에는 "건강이란 질병이 없거나 허약하지 않은 것만 말하는 것이 아니라 신체적·정신적·사회적으로 완전히 안녕한 상태에 놓여 있는 것("Health is a state of complete physical, mental, and social well-being and not merely the absence of disease or infirmity.")" 이라고 정의하고 있다. 사람은 인종·종교·정치·경제·사회의 상태 여하를 불문하고 고도의 건강을 누릴 권리가 있다는 것을 명시한 것이다

건강이란 육체적·정신적으로 질병이나 이상이 없고, 개인적으로 정상적인 생활을 영위할 수 있는 신체의 상태뿐만 아니라 개인이 사회생활에 있어서 정신적 사회적인 건강을 중요시하고 있다.

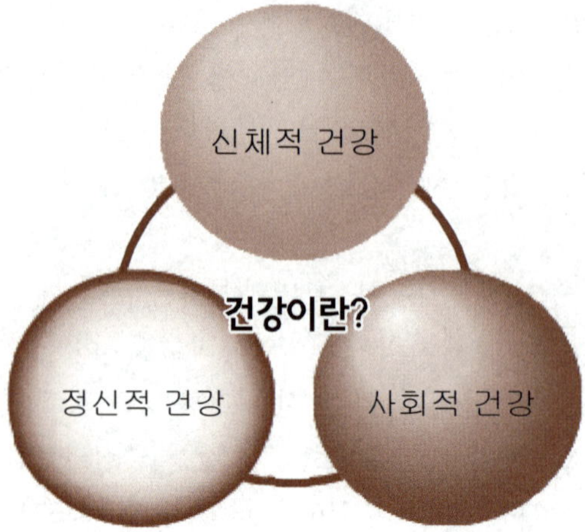

【그림 1-2】 건강이란?

우리나라의 헌법에

"제34조 ①항에 모든 국민은 인간다운 생활을 할 권리를 가진다.

제35조 ①항에 모든 국민은 건강하고 쾌적한 환경에서 생활할 권리를 가지며, 국가와 국민은 환경보전을 위하여 노력하여야 한다.

제36조 ③항에 모든 국민은 보건에 관하여 국가의 보호를 받는다." 라고 규정되어 있다.

모든 국민은 인간다운 생활을 할 권리와 건강하고 쾌적한 환경에서 생활할 권리와 보건에 관하여 국가의 보호를 받으며 인간다운 생활의 기본적인 권리라고 규정하고 있다.

병리학적으로 건강을 옛날에는, '질병이 없고 허약하지 않은 상태'라고 하였는데, 현대에는 환경과 대응한 생태학적 관점에서 인식하고, 건강과 질병을 연속선상에서 파악하려는 개념으로 변천되어 왔다. 즉, 생태학적으로 우리의 건강은 변천하는 생활환경에서 오는 작용에 대하여 적응하거나, 저항하여 생리적 항상성을 유지하려고 하므로 어느 시점에서 건강으로 생각되었던 것도 다른 시점에서는 이상으로 판단되는 경우가 있다.

[그림 1-3]과 같이 건강과 불건강, 질병, 사망에 이르는 변화는 연속적이라고 할 수 있다.

A범위는 보건학적으로 완전한 건강 상태로서 사회에 적응하는 단계이며,

B범위는 질병의 준비 단계로서 감염병인 경우 잠복기에, 만성병인 경우 자각 증상이 없는 시기에 해당된다.

C는 완전한 질병 상태로서 노동력이 상실되어 사회생활에서 탈락된 상태이며,

D는 질병에서 회복되는 단계로서 이 4단계는 완전히 연속적 상태라고 할 수 있다.

이들 각 단계 상호 간에 이동이 가능하다.

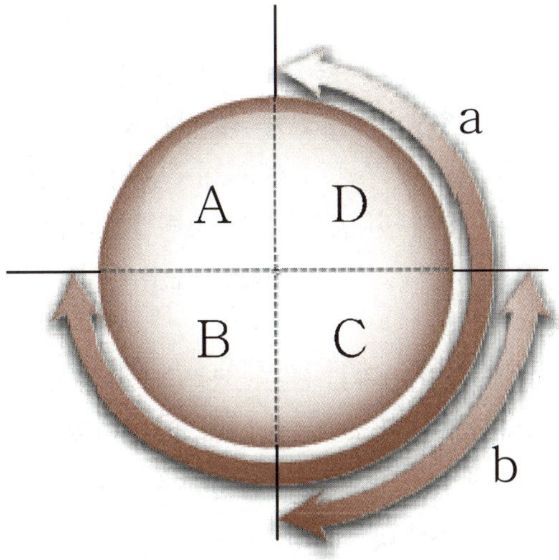

A : 보건학적으로 완전한 상태　B : 질병 준비의 단계(잠복기)　C : 질병 상태　D : 회복기
a : B, C, D의 범위로 보건 의식이 형성된 계층에서는 병적으로 인식
b : C의 범위로 보건 의식이 빈약한 계층에서는 병적으로 인식

【그림 1-3】 건강의 연속성

현대에는 질병이 없는 상태라는 수동적 건강에 대한 태도에서, 금주·금연 등 생활습관의 변화나 운동 같은 적극적으로 건강해지려는 노력 등 능동적 태도가 강조되고 있다. 건강의 구체적 요소로는 육체적인 형태적 요소(신장·체중과 같은 외형적 계측 값이나 내장의 여러 기관 등)와 기능적 요소(여러 기관의 생리기능이나 종합적인 체력 등), 정신 기능적 요소로 분류하여 평가하기도 한다.

WHO(World Health Organization)는 1957년 건강에 대한 실용적인 정의를 내렸다. 즉 '유전적으로나 환경적으로, 주어진 조건하에서 적절한 생체기능을 나타내고 있는 상태'라고 하였다. 베르나르는 건강이란, "외부 환경의 변동에 대하여 내부 환경의 항상성(homeostasis)이 유지된 상태"라고 정의를 내렸다.

와일리(W. G. Wylie)는 "건강이란, 유기체가 외부환경 조건에 부단히 잘 적응하여 나아가는 것이다."라고 하였으며,

지게리스트(H. E. Sigerist)는 "건강이란, 자연과 문화·습관과의 제약에서 일정한 리듬 속에 살고 있는 우리들의 신체가 생활상의 요구에 잘 견디고 여러 가지 생활 조건의 변화에 대하여 일정한 범위 내에서 신속히 적응할 수 있도록 내부 여러 기관의 조화와 통일이 유지되는 상태이다."라고 하였다.

탈코트 파슨스(Talcott Parsons)은 건강을 개인의 사회적 기능의 측면에서 그 기능의 역할과 임무수행 여부와 연결시켜 정의를 내렸는데, 즉 "건강이란, 각 개개인이 사회적인 역할과 임무를 효과적으로 수행할 수 있는 최적의 상태"라고 하였으며, 즉 육체 및 정신적으로 특히 신체적인 질병이나 통증이 없는 아주 건전한 상태를 뜻한다. 이와 같이 종래의 건강의 개념이 대체적으로 정적(static)인 상태를 의미한 것에 반해서 오늘날은 동적(dynamic)이며 보다 적극적인 건강(positive health)을 추구하게 되었다.

※ CONSTITUTION OF THE WORLD HEALTH ORGANIZATION(WHO 헌장)

The states parties to this Constitution declare, in conformity with the Charter of the United Nations, that the following principles are basic to the happiness, harmonious relations and security of all peoples :

Health is a state of complete physical, mental, and social well-being and not merely the absence of disease or infirmity. The enjoyment of the highest attainable standard of health is one of the fundamental rights of every human being without distinction of race, religion, political belief, economic or social condition. The health of all peoples is fundamental to the attainment of peace and security and is dependent upon the fullest co-operation of individuals and States.

The achievement of any State in the promotion and protection of health is of value to all. Unequal development in different countries in the promotion of health and control disease, especially communicable disease is a common danger. Healthy development of the child is of basic importance ; the ability to live harmoniously in a changing total environment is essential to such development.

The extension to all peoples of the benefits of medical, psychological and related knowledge is essential to the fullest attainment of health, Informed opinion and active co-operation on the part of the public are of the utmost importance in the improvement of the health of the people. Governments have a responsibility for the health of thei toeoples which can be fulfilled only by the provision of adequate health and social measures.

Accepting these principles, and for the purpose of co-operation among themselves and with others to promote and protect the health of all peoples, the Contracting Parties agree to the present. Constitution and hereby establish the World Health Organization as a specialized agency within the terms of Article 57 of the Charter of the United Nations.

즉 WHO 헌장 전문에서는 다음과 같이 선언하고 있다.

"이 헌장에 참여하고 있는 국가나 단체는 UN 헌장을 준수하며 전 인류의 행복과 조화적인 관계 및 안전보장의 기초로 다음과 같은 원리를 선언한다.

건강이란, 단순히 질병이나 허약이 없는 상태뿐만 아니라 육체적, 정신적 및 사회적으로 완전한 안녕 상태를 말한다. 인간이 성취할 수 있는 최고 수준의 건강을 향유하는 것은 종족, 종교, 정치적 신념, 경제, 사회적 조건의 구별 없이 모든 인류의 기본권 중의 하나이다.

전 인류의 건강은 평화와 안전보장을 성취하는 기초이며 개인이나 국가의 충분한 협조에 필요한 것이다.

어느 국가에서나 건강을 유지·증진시키는 것은 가장 가치 있는 일이며 질병 특히, 감염병에 있어서 국가 간의 불균형 발전은 공통적인 위험성을 내포하게 된다.

가장 근본적으로 중요한 것은 아동의 건전한 발육이며 변화하는 모든 환경에 조화적으로 살아갈 수 있는 능력은 그들의 발육 과정에서 중요시되어야 한다.

모든 사람에게 의학적, 심리학적 및 관련 지식으로 충분한 보건 수준의 향상을 도모하여야 한다.

인류의 건강 증진을 위하여 가장 필요한 것은 공중의 유익한 의견과 적극적인 협조이다. 각국 정부는 국민건강의 향상을 도모하기 위하여, 적절한 보건사회적 조치나 규제를 하여야 할 책임을 가진다.

이 조약의 체결 국가는 이러한 원리를 수락하고 모든 인류의 건강을 유지·증진시키기 위하여 상호 협조할 것을 목적으로 이 헌장을 승인하여 UN 헌장 제57조의 규정에 의한 전문기관으로서, 여기에 세계보건기구를 설치한다."

2. 질병의 정의

건강의 성립 조건으로 클라크(F. G. Clark, 1958)은 다음과 같은 삼원론을 제시하였다. 즉 건강은 병인(agent)·숙주(host)·환경(environment)의 상호작용(interaction)이 균형을 유지하여야 성립되며 이러한 균형이 깨어졌을 때에는 질병이 발생한다(그림 1-4 참조).

- 병인이란 질병을 일으키는 병원체로서 발병을 돕는 인자를 말한다. 병인에는 생물학적 병인(바이러스, 세균, 곰팡이, 기생충 등), 물리학적 병인(온열, 한냉, 방사선, 이상기압 등), 화학적 병인(영양소, 농약, 화학약품 등), 정신적 병인(스트레스, 노이로제 등) 등이 포함된다.
- 숙주란 주로 인적 요인으로 인체 특성과 관련된 질병을 일으키는 요인을 말한다. 숙주에는 출생 시에 이미 결정되어 있는 유전적 요인과 출생 후 외부 환경과의 상호작용에 의해 결정되는데, 여기에는 유전적 소인, 성격, 사회 계층, 기타 요인(연령, 성별, 인종, 결혼 상태, 영양 상태 등) 등이 포함된다.

- 환경 요인은 인체를 둘러싸고 있는 주위 환경과 관련된 요인을 말한다. 환경에는 생물학적 환경(감염성 질병의 매개물 등), 사회·경제적 환경(교육 수준, 의료 수준, 의식주, 관습 등), 물리·화학 환경(대기오염, 수질오염, 소음 등) 등이 포함된다.

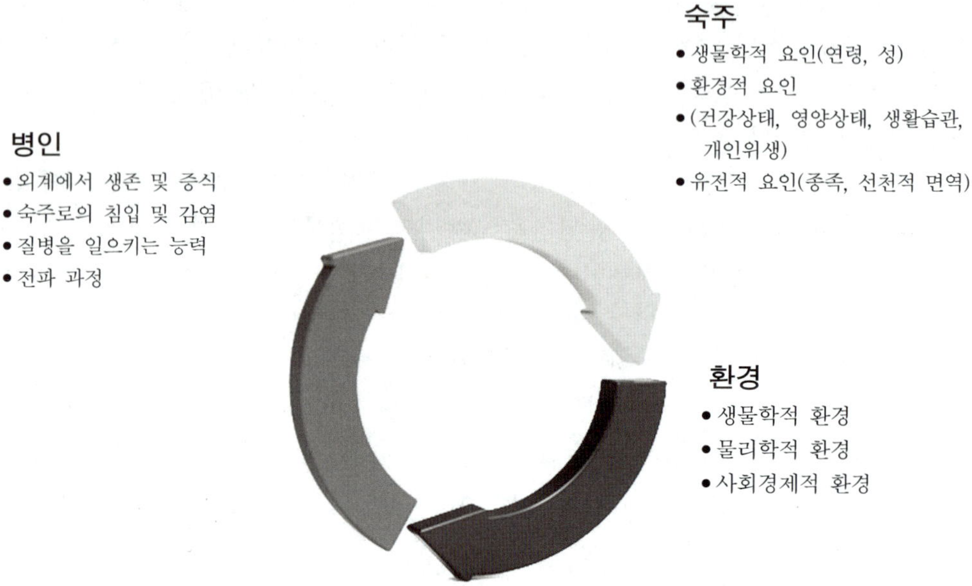

【그림 1-4】 Clark의 건강 성립의 모형

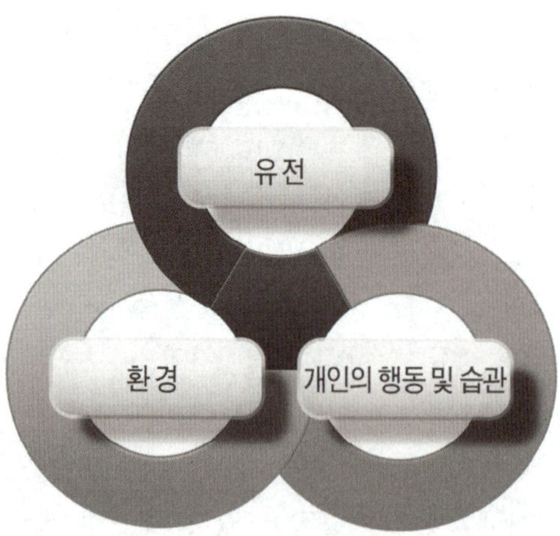

【그림 1-5】 건강의 3요소

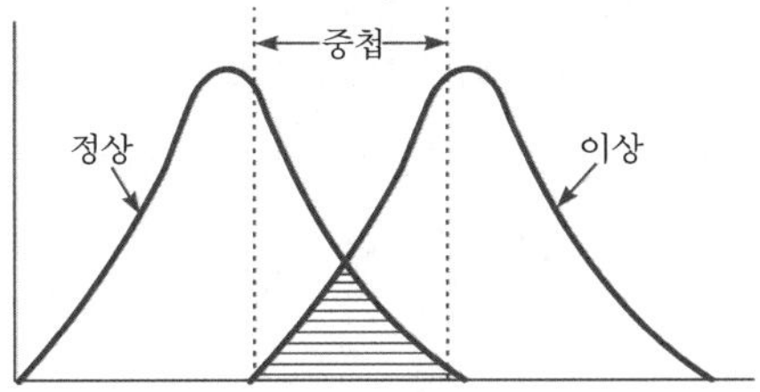

【그림 1-6】 정상 범위와 이상 범위의 중첩

[그림 1-6]과 같이 건강을 질병과 비교하여 볼 때 정상과 이상은 동일 연속선상의 양 극단에 존재하나, 대부분 정상과 이상을 그림과 중첩된 부분으로 정규 분포(normal distribution)로 나타난다. 완전히 건강한 사람도 없으며 또한, 완전한 이상자도 없으므로 두 개의 중첩되는 영역이 발생된다. 이 중첩 영역이 크면 클수록 정상과 이상은 구별하기가 어렵고 이러한 중첩 영역이 커졌다가 작아졌다 하면 환자로 판정되었다가 건강한 사람으로 판정되기도 한다.

1) 질병의 예방 활동

질병의 자연사와 예방의 단계에 대해 클라크와 리벨(Clark · Leavell)은 [그림 1-7]과 같이 5단계로 나눠 접근했다. 질병의 자연사는 크게 비병원성기, 초기병원성기, 초기질병기, 질병기, 회복기로 구분된다.

단계	제 I 기	제 II 기	제 III 기	제 IV 기	제 V 기
질병 상태	비병원성기	초기병원성기	초기질병기	질병기	회복기 & 사망
	무병기 (無病期)	전병기 (前病期)	증병기 (證病期)	진병기 (進病期)	회복기 (停病期)
회복	건강증진	특수예방	조기진단과 조기치료	회복 악화방지	재활 사회복귀
예방	1차 예방 예방의학 및 보건의학		2차 예방 치료의학		3차 예방 재활의학

【그림 1-7】 질병의 자연사와 예방의 단계

질병의 예방은 건강에서부터 회복, 불구, 사망에 이르기까지 건강을 증진시키고 질병 발생을 막으며, 일단 생긴 질병을 조기에 발견하여 치료하고 질병의 진전을 제한하며, 재활 활동을 통해 사회에 복귀시키는 전 과정을 말한다.

클라크와 리벨은 질병을 종합적, 포괄적으로 관리하기 위한 적극적인 예방 활동을 세 가지 차원의 예방 수준으로 나눠 제시하였다.

(1) 1차 예방(primary prevention : 질병 발생 억제 단계)

건강한 개인에게 질병이나 특정 건강 문제가 발생하기 전에 예방하거나 질병이 발생하더라도 그 정도를 약하게 하는 예방이다.

1차 예방은 건강 증진과 특수 예방 서비스로 나눌 수 있다. 건강 증진은 질병 발생과 무관하게 건강 상태를 적극적으로 유지하고 증진하려는 활동이고, 특수 예방 서비스는 예방접종처럼 특정 질병의 예방을 목적으로 한다. 따라서 1차 예방은 증상의 발견이나 치료가 아니고 개인이 신체적 또는 정신적으로 최대 기능을 발휘할 수 있도록 하는 활동으로서 질병이 있는 사람보다는 건강한 개인에게 적용된다. 1차 예방으로 예방접종, 보건교육, 운동, 영양 프로그램 등을 들 수 있다.

(2) 2차 예방(secondary prevention : 조기 발견과 조기 치료 단계)

2차 예방은 일단 질병에 결렸을 경우 조기에 발견하여 치료함으로써 질병이 더 이상 진행되지 않도록 막거나, 병의 진행을 지연시킴으로서 중증으로 되는 것을 예방하여 고통과 후유증, 그리고 비용 등을 줄임으로써 효율적으로 치료하는 단계이다. 질병을 조기에 발견하기 위한 건강검진뿐만 아니라 증상이 나타난 이후에 이뤄지는 모든 진단과 치료 서비스가 이에 포함된다.

(3) 3차 예방(tertiary prevention : 재활 및 사회 복귀 단계)

질병이 치료된 이후에 제공되는 서비스로 재활 및 사회 복귀가 이에 해당된다. 장애가 생겼을 경우에 재활 활동을 통해 사회 복귀를 위해 의학적 재활과 직업 재활의 노력 단계를 3차 예방이라 한다.

제2장

환경위생

Environmental Sanitation

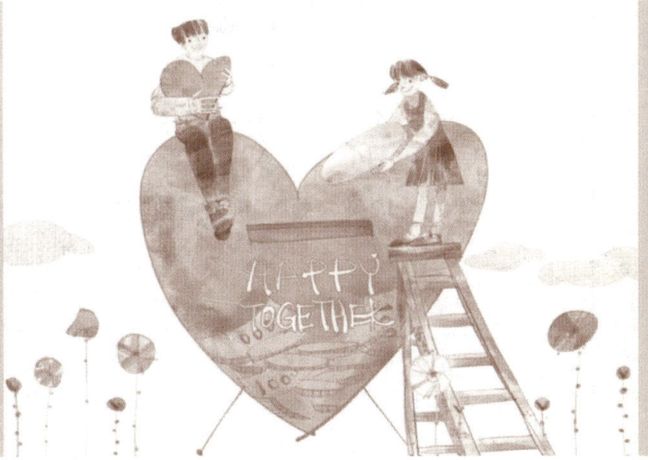

2-1. 환경위생 정의 및 개념

지구상의 모든 생물체는 주어진 환경에 적응하고 진화하면서 생활환경에 순응하며 적합한 환경을 개선하여 생명을 유지하려는 본능을 가지고 있다. 환경에 적응하고 극복하는 연속적인 과정이라 할 수 있다.

세계보건기구(WHO)의 환경위생전문위원회는 환경위생을 다음과 같이 정의하고 있다. “Environmental sanitation means the control of those all those factors in man’s physical environmental which exercise or may exercise a deleterious effect on his physical development, health and survival.”

즉, “환경위생은 인간의 신체 발육, 건강 및 생존에 유해한 영향을 미치거나 미칠 가능성이 있는 인간의 이화학적 환경 요인 모두를 관리 하는 것”이라고 정의하였다.

2-2. 환경위생의 영역

인간은 사회적 동물이며 환경적 동물이라 할 수 있다. 환경위생을 근대과학으로 발전시킨 학자는 페텐코프(Max Von Pettenkofer, 1818~1901)이다. 1866년 페텐코프는 뮌헨대학에 위생학 강좌를 개설하여, 의식주에 관계되는 예방의학적 연구에 이화학적 기술을 도입해서 실험위생학(experimental hygiene)을 발전시켰다.

우리 인간의 환경은 물리적 환경, 사회 및 경제적 환경, 그리고 정신 및 문화적 환경으로 구분할 수 있는데, 환경위생학의 주 연구 대상은 이화학적 환경이다. 이화학적 환경 요소로서는 공기, 물, 상수, 하수, 오물처리, 위생곤충, 주택 및 의복위생 등이다. 이와 같은 쾌적한 생활환경을 위해서 환경 요소를 과학적으로 연구하여 개선하며 발전・향상시키고자 노력하는 과학이 환경위생학이다.

인간의 환경을 자연, 물리 및 생물학적 환경과 사회 및 경제적 환경, 정신 및 문화적 환경으로 분류하였다.

1) 자연, 물리 및 생물학적 환경(natural-physical-biological environment)

① 이화학적 환경 : 공기, 물, 토양, 태양(복사), 대기, 기후
② 생물학적 환경 : 유해 동물, 식물, 병원미생물(병원소, 매개체, 병원체)

2) 사회 및 경제적 환경(personal-socio-economic environment)

① 인위적인 환경 : 의복, 식생활, 주택, 위생시설
② 사회적인 환경 : 정치, 경제, 교육, 종교

3) 정신 및 문화적 환경(spiritual-cultural environment)

① 민족 및 국가(우생학, eugenics)
② 법 및 법규(public health law & regulation)
③ 예술 및 민속(art & folk-lore)
④ 종교 및 터부(religion & taboos on nutrition)
⑤ 태도 및 습관(attitude & custom) 등이다.

2-3. 공기(air)

지구상에 존재하는 공기 성분 중 정상 공기의 성분은 지상으로부터 11~12km 높이까지라고 할 수 있다. 공기는 지구를 둘러싸고 있는 대기의 공기로 인간이 건강하게 생명을 유지하기 위해서는 1일 성인의 경우, 1.5 kg의 음식물과 1ℓ의 물이 필요하며, 13ℓ의 신선한 공기가 필요하다.

사람은 음식물 없이 1개월을 생존할 수 있으며, 물 없이 대개 5일 정도는 생존할 수 있으나, 공기가 없는 상태에서는 5분간도 살기가 어렵다.

이와 같이 우리의 생명 유지와 가장 밀접한 관계가 있는 공기가 근래 산업의 다양화와 가정 연료의 다양화 및 교통기관의 증가, 그리고 인구의 도시 집중화 현상 등으로 인하여 공기가 크게 오염되어 인간의 건강과 생명을 위협하며 각종 경제적 손실을 초래하

기 때문에 그 중요성이 인식되기 시작하였다.

1. 공기의 조성

온도 0℃, 기압 760mmHg, 건조 상태에서의 공기의 정상 화학적 성분을 보면 [표 2-1]과 같다. 이와 같은 공기의 화학적 조성은 수증기, 세균, 분진 및 가스 등 각종 환경적 조건과 지리적 조건에 따라서 약간의 차이가 있다.

공기는 기체로서 질소(N_2)와 산소(O_2)로 구성되어 있고, 나머지 성분의 거의 대부분은 아르곤(Ar)과 이산화탄소(CO_2)로 4가지 화학물질이 대기권 내 공기의 99.99%를 차지하고 있다. 자세한 공기의 조성 비율은 [표 2-2]와 같다.

【표 2-1】 정상 공기의 화학적 성분

성 분	화학기호	체적 백분율(%)	중량 백분율(%)
산 소	O_2	20.93	23.01
질 소	N_2	78.10	75.51
아르곤	A	0.93	1.29
이산화탄소	CO_2	0.03	0.04
네 온	Ne	0.0018	0.0012
헬 륨	He	0.0005	0.00007
크립톤	Kr	0.0001	0.0003
키세논	Xe	미 량	미 량
오 존	O_3	미 량	미 량
수 소	H_2	미 량	미 량

【표 2-2】 공기의 조성 비율

성분	화학기호	체적 백분율(%)	중량 백분율(%)
질소(nitrogen)	N_2	78.10	76.8
산소(oxygen)	O_2	20.93	23.2
아르곤(argon)	Ar	0.93	1.826
이산화탄소(carbondioxide)	CO_2	0.03	0.04
네온(neon)	Ne	0.0018	0.0012
헬륨(helium)	He	0.0005	0.00007
크립톤(krypton)	Kr	0.0001	0.00003
크세논(xenon)	Xe	0.00009	미량

2. 공기의 자정작용(self-purification of air)

공기는 지구상의 생물체 호흡에 필요한 산소를 공급하며 식물의 광합성에 필요한 탄산가스를 공급해 준다. 또한, 공기는 지구의 생태계를 보호해주는데 외계로부터 오는 우주선, 방사선, 유해한 자외선을 차단해 준다.

공기의 조성은 여러 가지 환경적 요인에 의해서 변화되나, 공기의 자정작용이 부단히 계속되고 있기 때문에 큰 변화가 일어나지 않는다.

① 기류에 의해서 공기 자체의 희석작용이 일어난다.
② 비에 의해서 분진이나 용해성 가스의 세정작용이 일어난다.
③ 산소, 오존(O_3) 및 과산화수소(H_2O_2) 등에 의해서 산화작용이 일어난다.
④ 태양광선 중의 자외선에 의해서 살균작용이 일어난다.
⑤ 식물의 탄소동화작용에 의해서 CO_2와 O_2의 교환작용이 일어난다.

3. 호흡(respiration)

호흡은 폐포 내에서 공기를 구성하고 있는 화학 성분의 분압[1])의 압력 경사에 의해서 이루어진다. O_2를 취하고 CO_2 및 수증기를 배출하기 때문에 흡기와 호기의 공기 조성은 다르다(표 2-3 참조).

호흡을 통해서 얻어진 산소는 혈액 중의 Hb와 결합하여 HbO_2로서 각 조직세포에 운

1) 분압(分壓, partial pressure) : 많은 기체가 섞여 있을 때, 전체가 나타내는 압력을 전압(全壓)이라고 하며 각 기체가 나타내는 압력을 분압(分壓)이라고 한다.

반되며 CO_2는 호기에 의해서 배출된다. 이와 같은 현상이 계속되면 공기의 조성이 변화될 것 같으나, 식물의 정반대 현상인 탄소동화작용이 일어나고 공기의 자정작용이 일어나므로 공기의 조성에는 큰 차이가 일어나지 않는다.

【표 2-3】 흡기와 호기의 공기 조성(%)

구 분	산 소(O_2)	이산화탄소(CO_2)	질 소(N_2)
흡 기	20.93	0.03	78.10
호 기	17.00	4.00	79.00

1) 실내공기

실내의 공기는 실내 환경 조건에 따라서 공기의 조성에 변화를 가져올 수 있다. 다수인이 밀집한 실내공기는 화학적 조성이나 물리적 조성의 변화를 초래하여 불쾌감, 두통, 권태, 현기증, 구기, 구토 및 식욕저하 등이 일어나는데, 이를 군집독(crowd poisoning)이라고 한다. 특징적인 증상은 눈, 코, 목의 자극, 오심, 현기증, 두통, 피로 등이다.

(1) 취기(odor)

밀폐 시설이나 환기가 잘 이루어지지 않는 실내에 많은 사람이 밀집되어 있는 공간에 호흡의 호기 중의 구취, 체취 등 유해물질이 포함되어 군집독이 발생한다.

악취는 암모니아, 염소 등의 무기화합물과 아민류, 지방산류 등의 유기물이 원인 물질이다.

- 군집독(crowd poisoning)
  환기 시설이 잘 되어 있지 않은 집회장이나 극장, 지하철 안, 버스 안 등의 실내에 많은 사람이 밀집되어 고온, 구취, 체취로 CO, CO_2. 가스와 무기류 등의 원인으로 실내공기의 이화학적 변화가 불쾌감, 두통, 등의 생리현상을 일으켜, 장시간 지속될 경우 경우에는 사망까지 이를 수 있다.

(2) 산소(oxygen)

산소는 공기 중에서 인간 생활과 가장 밀접한 관계가 있는데, 인체는 1호흡마다 4~5%의 산소가 폐에서 소실되며 이산화탄소가 증가한다. 성인은 안정 시 1일에 약 550~

600ℓ의 산소가 필요하다. 인간이 적응할 수 있는 산소의 변동 범위는 15~50% 정도이며, 11~12%가 되면 위험하고 7% 이하가 되면 사망한다. 공기 중의 산소 변동 범위는 15~27%인데, 일반적으로 21%이며 산소가 결핍된 상태에서는 저산소증, 고농도 상태에서는 산소중독(oxygen poison)이 일어날 수 있다.

(3) 질소(N)

공기의 78%를 차지하나 인체에 직접적인 영향을 주지는 않는다. 다만, 공기 중의 산소의 농도에 관여하나, 이상기압 때에 발생하는 잠함병과 관계가 있다.

- 잠함병(Caisson's disease)
  깊은 수중에서 작업하고 급히 해면으로 올라오면 즉 고기압 환경에서 저기압 환경으로 옮겨질 때 일어나는 상해이다. 증상으로 두통, 구역질, 구토, 난청, 고막파괴 가려움, 근육관절통, 경련 등을 일으킨다.

(4) 이산화탄소(CO_2)

이산화탄소는 비독성 가스로 공기 중에는 0.03~0.04%가 함유되어 있다. CO_2는 실내 공기의 오염을 판정하는 지표로 사용되는데, 안전기준은 0.07~0.1%이며 광산은 1.0~1.5%이다. 성인은 안정 시에 흡기 중의 4%의 CO_2를 배출하며 1시간에 약 20ℓ의 CO_2를 배출한다.

(5) 일산화탄소(CO)

물체가 연소할 때에 CO_2, CO, H_2, NH_2, SO_2 등이 발생되는데, 주로 CO_2이며 산소의 공급이 불충분하여 불완전연소를 하거나, CO_2가 탄소와 접촉하면 CO가스의 발생이 많아진다. 일산화탄소 중독(CO)은 흡기 중 CO가스가 0.05~0.1%가 되면 중독을 일으키는데, 목탄가스는 4~13%, 석탄가스는 7~10%, 담배연기는 0.5~1.5%의 CO가스를 함유하고 있다. 일산화탄소 중독은 $CO+Hb/O_2+Hb \times 200\sim300$배이기 때문이다. 고압산소요법에 의한 CO가스와 Hb의 해리를 촉진시키는 방법이 많이 이용되고 있다. CO-Hb 양과 중독 증상을 보면 [표 2-4]와 같다. CO의 허용 한계는 1시간 기준으로 400ppm, 8시간 기준으로서는 100ppm이며 안전기준은 0.01%이다.

【표 2-4】 혈중 CO-Hb 농도와 중독 증상

혈중 CO-Hb 농도(%)	중 독 증 상
0~10	증상 없음
10~20	앞머리의 중압감, 두통, 피부혈관 확장
20~30	현기증, 약간의 호흡곤란
30~40	시력감퇴, 호흡촉진, 구역, 구토
40~50	근력감퇴, 경련, 맥박 증진
50~60	호흡 및 맥박 촉진, 혼수상태, 경련
60~70	의식상실, 호흡미약, 혼수, 사망
70~80	호흡곤란으로 사망
80 이상	즉사

(6) 아황산가스(SO_2)

아황산가스는 유황을 포함하고 있으며, 중유의 연소 과정에서 발생된다. 자극성이 강하고 점막의 염증, 흉통, 호흡곤란을 일으킨다. 공기보다 무거워 공기 중에 부유하며 대기오염의 주범이 되고 사람과 동·식물 모두에게 해를 끼친다. 피부점막 등에 부착되어 수분과 함께 산으로 변하여 독성작용으로 점막의 염증, 흉통, 호흡곤란 등을 일으킬 수 있다. 산성비(pH 5.6 이하의 비)의 주원인이 되며, Smog의 경보는 SO_2 및 SO_3의 농도로 산출되기도 한다.

(7) 온도(temperature)

사람의 평상시 체표 온도의 정상 범위는 36.1~37.2℃이며 평균 36.5℃이다. 체온이 42℃가 되면 인체의 세포가 비가역적인 변화를 일으켜 신경조직의 기능 마비가 일어나며, 30℃ 이하가 되면 회복이 불능한 상태가 된다. 이것은 인체를 구성하는 핵산이나 단백질 및 효소가 37℃에서 가장 안정하며, 사람이 느끼는 쾌감 온도는 18±2℃이다.

(8) 습도(humidity)

실내의 습도는 건강과 밀접한 관계가 있으며 너무 건조하면 호흡기계 질환이 생기며 너무 습하면 피부질환이 생기기 쉽다. 페텐코퍼(Pettenkofer)에 의하면, 1일간의 수분 방출량은 폐에서 286g, 피부에서 500~1,700g이나 되기 때문에 밀폐된 곳에 다수인이 밀집하면 습도가 상승한다. 실내의 쾌감 습도는 40~70%이다.

(9) 기류(air current)

0.1 m/sec를 무풍, 0.2 m~0.5 m/sec를 불감기류라고 한다. 체열 방산은 온도, 습도 및 기류에 의해서 이루어진다. 체온이 정상적으로 방산되지 않으면 불쾌감이 생기며 심하면 울열[2)]이 생긴다.

(10) 먼지(dust)

기브스(Josiah Willard Gibbs, 1839~1903)는 공기 중의 미립자(aerosol)의 크기에 따라서 10μ 이상을 먼지(dust), 0.1~10μ을 증기(fume), 0.1~0.001μ을 연기(smoke)라고 하였다. 먼지는 호흡기계를 통하여 체내에 침입함으로써 장애를 일으키는데, 5~10μ은 상기도에서 배출되며 0.25~0.5μ 정도가 폐포에 들어간다. 특히 폐포에 침착률이 높은 것은 1μ 전후이다. 공기 중의 보건학적 먼지 허용기준은 400개/㎖ 또는 10mg/m^3 이하이다.

먼지에 의해서 일어날 수 있는 장애는
① allergy성 반응(화분, 유기성 먼지), ② 점막질환(결막염, 기관지염), ③ 금속열(산화아연증기), ④ 진폐증(규폐, 탄폐, 석면폐), ⑤ 감염병(결핵, 인플루엔자), ⑥ 방사능 오염 등이다.

2) 온열 보건

인간의 식별 온도 범위는 0.2~1.2℃이며 피부가 순응할 수 있는 범위는 10~40℃이다. 신진대사의 증감에 의한 체온조절을 화학적 조절이라고 하며, 체열방산에 의한 조절을 이학적 조절이라고 한다.
온열 조건에 관여하는 온열 요소는 기온, 기습, 기류, 복사열 이다.

(1) 기온(air temperature)

대기의 온도를 기온이라 하며, 대기의 온도는 일사량과 지면 및 주위의 복사열에 의해서 결정되며, 인간이 호흡하는 위치인 1.5m 높이에서 주위의 복사온도를 배제하여 백엽상 안에서 측정한 온도를 기온으로 한다.
1일 중의 최저기온은 일출 전이며, 최고기온은 내륙 지역이 오후 3~4시, 해안 지역이 오후 1~2시이다. 최고기온과 최저기온의 차이를 일교차라고 하며, 1년 중의 최고기온과

2) 울열현상(heat stroke,鬱熱現象) : 체열의 생산과 방산의 균형이 깨졌을 때, 나타나는 장애를 울열 현상이라고 한다.

최저기온의 차이를 연교차(annual range)라고 한다.

이것은 지형에 따라 다르고, 주위가 산인 분지에서 일교차가 크고, 수목이 많으면 일교차가 작다. 또한, 내륙은 해안에 비해서 크고, 1년 중 기온의 변동을 보면 적도 지방에서는 춘분과 추분 때에 최고이며 동지와 하지 때에는 최저이며 연교차는 극히 작다.

기온은 ℃ 또는 °F로 나타내는데 ℃ = 5/9(°F-32)의 관계로 표시할 수 있으며, 기온의 측정은 수은온도계, 최고·최저온도계, 아스만 통풍 온·습도계, 자기온도계 등을 이용한다.

① 대기권의 기온 : 지상 12km 이하의 대기권에서는 지상 100m마다 0.6~1.0℃ 정도 낮아지며, 성층권에서는 고도가 높을수록 온도가 상승한다.
고도가 높은 곳이 하층부보다 기온이 높은 경우 기온역전(temperature inversion)이라 하는데, 이 현상은 바람이 없고 날씨가 맑은 날이나 추운 겨울 밤이 길 때와 눈, 얼음 등으로 지면에 차가운 수분으로 덮여져 있을 때 잘 나타나는 현상이다. 원인은 태양의 복사열이 없는 밤에 지표면의 열이 대기 중으로 복사됨에 따라 발생하는데, 심한 경우에는 농작물의 생육에 피해를 주며, 대기오염에 많은 영향을 미친다.

- 대기권의 구조

대기가 존재하고 있는 층을 대기권이라고 한다. 대기의 대부분은 78%의 질소와 21%의 산소로 구성되며 나머지 1% 정도를 수증기, 아르곤, 이산화탄소 등이 차지한다. 대기권은 지구의 온도를 유지시켜 주고, 생명체에 산소를 공급해 주며, 지구 외부의 해로운 빛과 운석 충돌로부터 지구를 보호해 주는 중요한 역할을 하고 있다.

이러한 대기권은 지표면에서부터 대류권-성층권-중간권-열권으로 구분된다. '성층권'은 대류권 위의 대기층으로 고도가 높아져도 온도 변화가 거의 없다가 어느 위치부터는 오히려 기온이 상승하는 기온 역전 현상이 일어난다. 대기의 움직임이 적어 기상 현상이 거의 없는 안정된 층으로 비행기의 항로로 이용된다. 특히 성층권에는 오존층이 존재하고 있다. 성층권 위의 '중간권'은 고도 50~80km 사이의 대기층으로 대류권과 마찬가지로 대류 현상이 일어나지만 수증기가 없기 때문에 기상 현상은 나타나지 않는다. 한편 중간권에서는 유성과 야광운을 볼 수 있다. '열권'은 고도 80km 이상의 대기층으로 오로라 현상이 나타난다.

② 실내온도 : 실내의 적정 온도는 생활 활동에 적합한 온도로 18±2℃이고, 침실은 15±1℃이며, 병실의 최적온도는 21±2℃이다.

③ 일교차(diurnal range) : 하루의 최고기온과 최저기온의 차이를 일교차라 하는데,

최저기온은 일출 30분 전이고 최고기온은 오후 2시 전후이다. 일교차는 산악의 분지에서 크고, 수목이 우거진 곳에서는 작으며, 해안보다 내륙이, 저위도보다는 고위도가 일교차가 크다.

④ 연교차(annual range) : 1년 동안의 최고기온과 최저기온의 차이를 말하는데, 해안보다는 내륙이, 저위도보다는 고위도에서 크다. 적도 지방에서는 춘분과 추분 때 최고온도이고 동지와 하지일 때 최저온도이며, 한대 지방은 7월이 최고온도이고 1월이 최저온도이다.

온도계의 종류는

① 수은한난계(mercury thermometer)
② 건구온도계dry thermometer)
③ 최고최저한난계(maximum-minimum thermometer)
④ 복사온도계(glove thermometer)
⑤ 자기온도계(auto-recordingthermomometer)
⑥ 습구온도계(wet thermometer) 등이 있다. 섭씨(centigrade), 화씨(fahrenheit), 열씨(reaumur) 등 3가지가 있다.

이상고온의 장애는 열중증(heat attack)으로 작업 환경으로 인한 직업병이다.
이상고온의 직업병은 다음과 같다.

① 열피로(heat exhaustion, heat collapse) : 고온 환경에 노출되어 피부혈관의 확장 및 탈수가 유발 원인이다.
② 열경련(heat cramp) : 고온 환경에서 중노동은 많은 땀을 흘려 체내 NaCl의 심한 감소와 탈수가 원인이 된다.
③ 열사병(heat stroke, sun stroke) : 확실치 않으나, 발한기전의 마비로 인해서 체온 조절의 장애로 인한 원인이다.

이상저온에 의한 손상은 다음과 같다.

① 알레르기반응(allergic reaction)
② 부종(obstructive edema)
③ 피로(early fatigue)
④ 국소동상(local frost bite)
⑤ 동사(frozen death)

(2) 습도(humidity, 기습)

습도는 일정한 온도의 공기 중에 포함되어 있는 수증기의 량을 말한다. 공기 중의 수증기량은 백분율로 표시하여 이를 상대습도, 또는 습도라고 한다. 절대습도는 절대온도의 상승에 따라서 상승하나, 비교습도는 기온 변화와 반대로 오후 2시경에 최저가 된다. 습도는 낮에는 태양열을 흡수하여 대지의 과열을 방지하며, 밤에는 지열의 복사를 방지하여 기후를 완화시킨다.

쾌적습도(optimum humidity)는 40~70% 범위이며, 대기 중 수증기의 양을 표시하는 것으로 절대습도, 포화습도, 비교습도, 상대습도로 다음과 같다.

① 절대습도(absolute humidity) : 현재 공기1㎥ 중에 함유된 수증기량이다. 대기 중에 포함된 수증기의 양을 표시하는 방법으로 단위 부피당 수증기의 질량을 말한다. 현존 공기 1m3 중에 함유된 수증기량 또는 수증기 장력으로 일정 공기 속에 수증기가 최대한으로 포함될 수 있는 양이다. 일반적으로 기온이 높은 여름철에는 절대습도가 높고, 기온이 낮은 겨울철에는 낮다.

② 포화습도(saturate humidity) : 공기1㎥가 함유할 수 있는 수증기의 한계량이다. 일정한 용적의 공기 중에 함유될 수 있는 최대의 수증기량에 도달 하였을 때 수증기량(g) 또는 수증기장력(mmHg)을 공기의 포화습도라고 한다.

③ 상대습도(relative humidity) : 현재 포함되어 있는 수증기량과 공기가 최대로 포함할 수 있는 포화수증기량의 비율를 퍼센트(%)로 나타낸 것이다.

포화수증기량은 온도에 따라서 변하기 때문에 공기가 포함한 수증기량이 일정하여도 상대습도는 온도에 따라 다르다.

상대습도(%)= (현재 수증기 압 /포화수증기압) × 100

수증기압은 공기 속에 포함된 수증기의 압력이다. 상대습도가 낮으면 수증기 양이 작아 건조하고 높으면 습한 것이다.

공기 속의 수증기가 가득 찬 것을 포화 수증기량이며, 절대습도는 기온이 올라가면 공기 속에 수증기를 더 많이 포함 할 수 있기 때문에 절대습도가 높아지고 기온이 낮아지면 절대습도는 낮아지게 된다.

온도 t°에서 절대습도(f)의 포화습도(F)에 대한 백분율로 표시한다. 즉, $RH = \frac{f}{F} \times 100$ 이다. 이 식에서 f는 대기 중의 수증기압, F는 그때의 포화수증기압, RH는 상대습도이다. F는 온도에 영향을 받기 때문에 대기 중의 수증기량이 일정해도 온도가 변하면 F도 변하므로 상대습도 R이 변한다.

기습의 측정은

① 아스만 통풍습도계(asmann hygrometer),
② 오거스트 건습도계(august stand psychrometer),
③ 모발습도계(hair hygrometer),
④ 자동습도계 등이 있다.

(3) 기류(air current, air movement)

기류는 바람이라고 한다. 기온과 기압의 차이에 의하여 생긴다.

- 쾌적기류로 -실내 : 0.2~ 0.3m /sec, -실외 : 1.0 m/sec 정도
- 무풍 : 0.1m/sec 이하
- 불감기류(insensible aircurrent) : 0.5m/sec 이하이다.
  불감기류는 피부로 감지하지 못하는 기류로 측정은 카타온도계로 측정한다. 기류의 종류는 〔표 2-5〕와 같다.

【표 2-5】 기류의 풍속과 명칭

풍급	풍속(m/sec)	명 칭
0	0~0.5	무 풍
	0.5~1.5	정 풍
1	1.5~3.5	연 풍
2	3.5~6	화 풍
3	6~10	질 풍
4	10~15	강 풍
5	15~29	열 풍
6	29~	태 풍

- 몬로 효과(monro effect) : 고층 빌딩 밑을 지날 때 강풍에 휩싸이게 되는 일이 있는데, 이는 건물의 상부는 지상보다 바람이 강하므로 아래쪽으로 강한

하강 기류가 생기기 때문이다. 이를 North Western대학 파르멜리 교수의 영화 〈7년만의 외출〉에서 마를린 몬로의 스커트가 지하철 환기통에서 올라오는 바람에 의해 치솟는 장면에서 비롯된 것이라 할 수 있다.

(4) 복사열(radiation heat)

물체로부터 발열에 의해 인체는 복사열을 받아 온감을 느끼게 된다. 복사열의 영향 범위는 거리의 제곱에 비례해서 감소된다. 일반적으로 발열체 주위에 가까이 있을 때에는 실제 온도보다 더욱 온감을 느낀다. 복사열의 측정은 흑구온도계(globe thermometer), 열전리복사계(thermophile radiometer) 등을 사용한다.

(5) 기압(air pressure)

인체는 보통 기압의 변화에 용이하게 적응하나, 심한 기압의 증감이 있을 때에는 장애가 일어난다. 평지에서의 대기압은 보통 1기압, 즉 760mmHg(= 1013.2mb)이다.

① 이상저기압 : 고산 등산, 고공비행, 고지 거주 시에 나타난다. 보통 산소 부족이 원인이 되어 두통, 불면, 피로, 구기, 구토, 운동실조, 기억력 감퇴, 마비, 혼수 등이 나타나며 심하면 사망한다. 이러한 증상이 나타나는 고도의 하한선으로는 등산의 경우 3,000m, 항공기의 경우 4,000m로 되어 있다. 인류가 상주할 수 있는 최고도는 5,500m이다.

② 이상고기압 : 보통 잠수 및 잠수 작업 때에 볼 수 있다. 일반적으로, 수심 10m에 대해서 1기압의 수압이 가해진다. 깊은 물 속에서 장시간 잠수하다가 급격히 수면으로 올라오면, 체액과 조직에 들어간 질소가 급감압 때문에 기체로 유리되어 혈관 내에 기포(nitrogen bubble)가 비정상적으로 응집되어 전색(emboli)을 일으킨다. 이것을 잠함병(감압병, Caisson's disease)이라고 한다. 잠함병의 예방책으로는 서서히 감압하며 끝날 무렵에 산소를 공급하고 적성검사를 실시하여 비만자나 호흡·순환계 장애자는 제외시키며 작업시간을 단축하게 한다.

3) 온열지수(temperature index)

(1) 쾌감대(comfort zone)

기온, 기습, 기류 등의 종합적인 작용에 의하며 쾌·불쾌감을 느끼게 되는데, 이는 개인차 및 각종 조건에 따라서 차이가 있다.

일반적으로 안정 시 적당한 옷을 입은 상태에서 가장 쾌감을 느낄 수 있는 영역은 온도 17~18℃, 습도 60~65% 범위이다. 힐 셰퍼드(Hill Shephard)는 온도와 습도의 관계에서 가장 쾌감을 느낄 수 있는 점을 쾌감점(comfort point)이며, 쾌감대는 인체에 쾌적한 실내온도와 습도로 쾌적하게 느끼는 상하선의 범위를 표시한 범위라고 발표하였다.

- 쾌감점 : 온도와 습도의 관계에서 가장 쾌감을 느낄 수 있는 점.
- 쾌감선 : 온・습도에 의하여 연결된 선을 쾌감선이다.
- 쾌감대 : 쾌감점과 쾌감선의 상하선의 범위 내를 쾌감대이다. 기온 17~18℃, 습도 40~70%로 작업량, 기류, 습도, 의복의 착용 등에 따라 차이가 있다.

(2) 감각온도(effective temperature)

감각온도는 기온・기습・기류 외에도 피복이나 주거 상태, 심리상태에 따라 종합적으로 작용하여 결정되나 계절별 최적 감각온도는 여름철이 71°F(21.7℃) 겨울철이 66°F(19℃)이다. 겨울이 여름보다 낮은 것은 인체의 기후 순화에 의한 영향의 결과이다.

즉 무풍 상태에서 포화습도(습도 100%)의 조건하에서 느끼는 온감과 동일한 온감을 느끼게 하는 온도이다. 예를 들면 습도 100%, 무풍에서 환경 기온이 23℃일 때 느끼는 온감과 동일한 온감을 느끼는 온감을 감각온도 23℃라고 한다.

인체가 느끼는 온감은 체열의 생산과 발산이 서로 밀접한 관계가 있으며, 체열은 전도(conduction), 복사(radiation), 대류(convection), 증발(evaporation)에 의해서 방산된다.

감각온도는 건구온도와 습구온도를 연결하는 기류와 교차하는 점의 등감온도가 감각온도이다. 감각온도는 피복, 계절, 성별, 연령 별 및 기타 옷을 입은 상태 등의 조건에 따라 변화한다.

- 쾌감대(감각온도) : 여름 64~79°F(17.8~26.1℃), 겨울 60~74°F(15.5~23.3℃)
- 최적감각온도(지적감각온도) : 여름 71°F(21.7℃), 겨울 66°F(18.9℃)

(3) 카타 냉각력(kata cooling power)

레오나드 힐(Leonard Hill)은 인간이 더위와 추위를 느끼는 열은 체열 방산량에 의해 결정된다고 생각하고, 인체를 모델로 인체의 체온 부근에 가온된 물체 표면에 방열에 미치는 온도를 나타내는 계기로서 카타온도계를 고안하였다. 카타라는 말은 그리스어로 '내려간다'의 뜻이다. 주로 광산의 갱 안의 기상이 노동력에 미치는 영향이나, 미풍속의 측정에 사용된다.

카타 냉각력은 기온, 기습이 낮고 기류가 클 때 인체의 체열 방산 량이 증대하는데 이 때 열을 뺏는 힘을 공기의 냉각력이라고 한다. 인체를 모델로 하여 37.8℃(100°F)에서 35℃(95°F)까지 하강하는 시간을 측정하여 방산열량을 단위 시간에 단위면적에서 손실되는 열량(cal/sec)으로 냉각력을 표시한다. 사람의 체온과 거의 같은 온도인 물체의 표면에서 일정한 시간에 상실되는 열량을 측정하는 것으로, 건구로 측정하면 땀이 나지 않은 인체 피부를 습구로 측정하면 땀에 젖은 인체 피부에 대한 공기의 냉각력을 나타낸다.

【표 2-6】 공기의 냉각력과 카타의 냉각력

구분	공기의 냉각력 & 카타 냉각력
공기의 냉각력 (cooling power)	기온과 기습이 낮고 기류가 클 때는 인체의 체열 방산량이 증대된다. 기온, 기습, 기류의 세 인자가 종합하여 인체로부터 열을 빼앗는 힘을 공기의 냉각력라고 한다.
카타 냉각력 (kata cooling power)	단위 시간에 인체의 단위 면적에서 손실되는 열량을 말한다. 카타온도계를 이용하여 100°F에서 95°F로 내려가는 시간을 측정하여 산출한다. 카타온도계는 인체에 대한 공기의 냉각력 측정에 사용하며, 불감기류와 같은 미풍을 정확하게 측정할 수 있어 기류측정의 미풍계로도 사용한다.

(4) 불쾌지수(discomfort index)

기온과 기습에 따라 사람이 느끼는 불쾌감의 정도를 수치로 나타낸 것이다. 온도와 습도의 조합으로 더운 날씨에 개개인이 느끼는 불쾌감의 정도를 측정하는 기준으로 이 지수는 건구온도계와 습구온도계의 온도를 더한 것에 0.72를 곱해 다시 40.6을 더한 것이다.

예를 들어, 건구온도(기온)가 32℃이고 습구온도가 10℃라면 불쾌지수는 0.72(32+10)+40.6, 즉 71이다. 지수가 70이면 대부분 매우 쾌적하다고 느끼며, 80~85 이상이면 아주 불쾌하다고 느낀다.

이를 온습지수(Temperature-Humidity Index, THI)라고도 한다.

- DI(discomfort index) = 건구온도(℃) + 습구온도(℃) × 0.72 + 40.6
  = 건구온도(°F) + 습구온도(°F) × 0.4 +15

즉 DI = 70이면 10% 정도가 불쾌감을 느끼며, 75에서는 50%의 사람들이 불쾌감을 느끼며, 80이면 거의 모든 사람들이, 85이상이면 모든 사람들이 매우 불쾌하여 견디기 힘든 상태를 겪게 된다고 한다.

【표 2-7】 불쾌감을 인지하는 정도

discomfort index	불쾌감을 인지하는 정도
68	대부분의 사람들이 쾌적함을 느낌
70	대부분의 사람들 중 10%
75	대부분의 사람들 중 50%
80	대부분의 사람들 중 80~85%
83	모든 사람들이 불쾌감을 느낌
85 이상	매우 불쾌하여 견디기 힘든 상태

(5) 체온조절

인간은 항상 체온을 일정하게 유지하는 항온동물이다. 항온동물이 체온을 유지하는 것은 화학적 조절 기능으로 체내에서 발열하는 기능과 이화학적 조절 기능으로서 피부로부터 복사, 대류, 전도, 증발에 의한 열방산 기능이 있다.

① 정상 체온 : 정상 체온은 36.1~37.2℃ 사이이며, 평상시 36.5℃를 유지하고 있다. 이 범위를 벗어나면 인체는 생리적 이상이 생기게 된다. 체온이 42℃ 이상이 되면 신경조직의 기능이 마비가 오고, 30℃ 이하로 되면 기관의 기능이 상실되어 회복 불능 상태가 되어 항상성(homeostasis)이 파괴된다. 이는 인체를 구성하는 단백질, 핵산, 효소 등이 37℃에서 가장 안정되기 때문에 체온에 의해 영향을 받지 않도록 온도조절이 필요하다.

② 체온조절의 생리적 기전 : 체온조절을 관장하는 중추는 시상하부(hypothalamus)에 있다. 체온조절은 또한 내분비계통을 통해 호르몬을 분비함으로써 조절하는데 갑상선과 부신, 뇌하수체 호르몬이 관여한다. 조절 중추는 혈류와 감각신경을 통해 정보가 말초신경으로 피하혈관과 한선, 그리고 근육에 명령을 하달하게 된다. 이러한 체온조절 중추의 작용으로 체온이 조절되는 생리적 작용을 하게 된다.

③ 최적온도(지적온도) : 체온조절에 있어서 가장 적절한 온도를 최적온도이다. 일반적인 최적온도는 여름은 21~22℃, 겨울은 18~21℃인데 겨울의 지적온도가 여름보다 낮은 것은 인체의 순응 현상 때문이다. 최적온도는 감각적으로 가장 쾌적하게 느끼는 온도, 생산 능률을 가장 최대로 올릴 수 있는 온도, 최소의 에너지로 최대의 기능을 발휘할 수 있는 온도이다.

- 실내의 적정 온도 : 18 ± 2℃
- 침실의 적정 온도 : 15 ± 1℃
- 병실의 적정 온도 : 21 ± 2℃
- 인간이 적응할 수 있는 온도 : 10～40℃
- 냉방 시 실내·외 적당한 온도차 : 5～7℃
- 최적온도 : 여름 21～22℃, 겨울 18～21℃

2-4. 물(water)

물은 지구 표면에 70% 정도를 차지하고 있으며 지구상의 물리적 환경을 구성하는 주요 요소로서 지형을 유지와 변형되게도 하며, 기후를 조절하며, 기상을 변화시키고 생물체를 형성한다.

지구는 화학적 구조상 2/3가 물인데, 바닷물이 약 98%이고 남·북극 빙산이 약 1.2%이며 인간이 먹을 수 있는 물은 약 0.8%이다.

인체는 약 60～70%가 물로 구성되어 있으며, 약 40%가 세포 내에 있으며, 20%는 조직내에, 5%는 혈액 내에 있다.

인체의 수분이 1～2%만 부족하여도 갈증을 느끼게 되고, 약 5%가 부족하면 혼수상태가 되고, 10% 부족하게 되면 생리적 이상 상태가 되고, 20% 정도 부족하면 치명적인 상태가 된다.

물은 인체를 건강하게 하는 역할로 흡수, 소화, 운반, 배설, 조절로 최적의 상태가 유지되게 한다. 사람은 매일 적당한 양의 물을 섭취해야 생명과 건강을 유지할 수 있다. 이처럼 물은 사람뿐만 아니라 지구상에 살고 있는 모든 생물에게 반드시 필요한 것이다. 성인의 1일 물 필요량은 일반적으로 2.5ℓ 정도이며 일정량의 물 공급이 필요하다. 고온이나 심한 운동을 하여 땀을 많이 흘릴 경우에는 5ℓ 이상이 필요하기도 하다. 물의 인체 내 작용은 다음과 같다.

① 체액 구성
② 체액의 구성 및 정상 농도 유지
③ 피부 및 점막의 마찰 방지
④ 식품, 혈액, 림프액 및 노폐물 제거의 운반체
⑤ 체온조절

1. 상수(water supply)

물은 음료수로 상시 섭취하기 위해서는 수인성 질병이나 기생충 예방을 위해서도 안전 급수를 제공하는 것이 최우선 되어야 한다. 이러한 안전 급수를 얻기 위해서 역사적으로도 1893년 밀즈(Mills)는 매사추세츠에서 물을 여과 과정을 거쳐 급수하여 장티푸스 환자와 같은 수인성 질환이 크게 감소되었고 일반 사망률이 현저히 저하되는 현상이 나타났다.

레인크(Reincke)도 강물을 여과 급수하여 동일한 결과를 얻었다. 물을 여과 급수해서 얻어지는 이러한 현상을 밀-레인크(Mills-Reincke) 현상이라고 하였으며, 그 후 더욱더 안전 급수를 제공하기 위한 제반 규정과 연구는 계속되어 오늘에 이르렀다.

1) 수원의 성질

수원을 들어 보면 다음과 같다.

(1) 천수(rain water)

지표나 해양 등에서 증발한 수증기가 응집하여 비나 눈으로 내리는 물을 총칭한다. 지상으로 강하하면서 매연, 분진, 미생물, 중금속, 방사능 물질 등이 포함되는 경우도 많아 깨끗한 물은 아니다. 주로 상수의 불편으로 지표수나 지하수를 얻지 못하는 경우와 열대지방이나 섬 등에서 이용한다.

(2) 지표수(surface water)

지표면 위에 고여 있는 하천이나 호수 등의 물을 말한다. 수질은 비교적 풍부하고 얻기 쉬워 수원으로 이용된다.

- 수온은 계절 변화가 크다.
- 탁도가 높고 유기물의 함량이 많아 미생물의 번식에 알맞다.
- 지층을 통과하지 않으므로 광물질의 함량이 적고 경도가 낮다.
- 지하수에 비하여 용존산소가 높다.
- 오염물질의 혼입으로 오염 가능성이 크다.

(3) 지하수(ground water)

천수나 지표수가 지층을 통과하여 지하에 보존되어 있는 물을 말하며, 샘물, 우물물 등의 물을 말한다. 지층을 통과할 때 토양의 여과 및 이온 교환 능력에 따라 상당히 깨끗한 상태로 존재한다. 지하수는 지하 7m 이내의 천층수(subsurface water), 7m 이상의 심층수(ground water) 및 하천의 밑 부분이나 자갈, 모래 등에 침투하여 존재하는 복류수(river bed water)[3] 등으로 나눌 수 있다.

- 경도나 무기염료의 농도가 높고 탁도가 낮다.
- 지층의 종류에 따라 지역적 수질의 차이가 크다.
- 세균에 의한 유기물의 분해〔혐기성(피산소성) 환원작용〕가 주된 생물작용이다.
- 자정 속도가 매우 느리다.

(4) 복류수(underflow water)

하천의 옆이나 바닥이 모래, 자갈로 되어 있는 경우, 물이 스며들어 고여 있는 물이다. 지표수와 지하수의 중간 성질을 가지고 있다. 지표수에 비해서 탁도가 낮고 수질이 좋다.

(5) 해수(sea water)

양적인 면에서는 무한하나 각종 용해성 성분이 많고 특히 염분 농도가 높아 용도가 한정되어 있는 수자원이다. 수산업 자원으로는 중요하나 해수의 유입은 토양을 척박하게 한다. 바닷물은 3%의 식염을 함유한다.

2) 물의 정수법(purification of water)

수도수의 수원은 천수(비, 눈), 지표수(호수, 하천수), 지하수, 그리고 복류수 등이다. 일반적으로 정수는 침전, 여과, 소독의 순서로 실시하나, 수원의 종류와 목적에 따라서 특수 정수법인 경수의 연화, 생물 제거, 제철, 제망간 등의 방법이 이용된다.

침전법에는 보통 침전법과 약물 침전법이 있으며, 여과법에는 완속 여과법과 급속 여과법이 있다. 일반적으로 완속 여과법은 보통 침전법으로 침전시킨 후에 여과지로 보내는 방법으로 여과지 상층은 작은 모레, 여과지 하층은 큰 돌을 넣어 물을 통과시키면서 불순물을 제거한다. 급속 여과법은 약품 침전법을 사용하는 것으로, 황산알루미늄과 폴리염화알루미늄 등 응집제를 사용해 응집시키고, 역세척(backwashing) 등을 실시해 여과 속도를 높이는 것이다.

3) 물의 소독(disinfection of water)

상수의 소독은 침전이나 여과 과정을 거치는 동안 세균의 90~99% 정도가 제고되지

3) 하천의 수위가 주변 지하수면보다 높을 때, 하천에서 흐르는 물이 강바닥 밑의 모래층 속으로 침투하여 지하수로써 흐르는 물이다. 지하수와 달리 확실한 흐름이 있는데다가 지표수와의 교환이 이루어져 수질이 양호하다.

만 안전하다고 하기 어렵기 때문에 소독을 실시한다.

물을 소독하는 방법에는 열처리법, 자외선 소독법, 화학적 소독법이 있다.

(1) 열 소독

가장 간단한 방법이나 소량의 음용수에만 이용된다.

(2) 자외선 소독

파장 2,500~2,800Å이 가장 살균력이 크다. 그러나 투과력이 약하기 때문에 혼탁하거나 색도가 높을 때에는 효과가 적고 값이 비싸다는 단점이 있다.

(3) 화학적 소독(염소 소독)

화학적 소독으로 할로겐류 특히 염소 소독, 과망간산칼륨, 오존 등이 있다. 염소 소독(chlorination)은 트리할로메탄(trihalomethane : THM) 발생 등 독성이 있는 단점이 있지만, 다음과 같은 장점으로 상수의 소독은 halogen류 중 염소 소독 방법이 이용되고 있다.

- 염소 소독의 장점으로
  ① 강한 소독력(염소의 소독력 : Cl_2 > HOCl > H^+ > OCl^-)
  ② 강한 잔류 효과,
  ③ 조작이 간편하고,
  ④ 가격이 저렴하다는 장점이 있다.

- 유리 잔류염소(residual free chlorine)
  $H_2O \rightleftarrows HCl + HOCl$(차아염소산)으로 되며 차아염소산은 다시 분해되어 $HOCl \rightleftarrows H^+ + OCl^-$로 된다. 이온화는 pH의 지배를 받아서 pH 4에서는 HOCl로 존재하나, pH 7에서는 OCl^-가 증가한다. OCl^-이나 HOCl 모두 살균력이 있으나, HOCl이 훨씬 크다. 수중에 암모니아 화합물이 있을 때에는 $NH_3 + HOCl \rightleftarrows H_2O + NH_2Cl$(monochloramine), $NH_2Cl + HOCl \rightleftarrows H_2O + NHCl_2$ (dichloramine)이 되어 클로로라민(chloramine)이 생기는데, 이를 결합잔류염소라고 하며 차아염소산으로 존재하는 것을 유리잔류염소(residual free chlorine)라고 한다. 살균작용은 결합잔류염소가 차아염소산에 비해서 훨씬 느리기 때문에 결합잔류염소는 0.4ppm 정도가 되어야 한다.

- 불연속점 염소 처리(break point chlorination)

물에 염소를 주입하면 잔류염소가 염소 주입량에 비례해서 증가하나, 암모니아와 같은 것이 함유되어 있을 때에는 잔류염소가 어느 점에서 급격히 하강하기 시작하여 거의 잔류염소가 0에 가깝게 하강하였다가 다시 증가한다. 이와 같은 잔류염소의 최하강점을 불연속점(break point)이라고 한다. 따라서 불연속점을 발견하여 처리해야 하는데, 이를 불연속점 염소처리(break point chlorination)라고 한다(그림 2-1 참조).

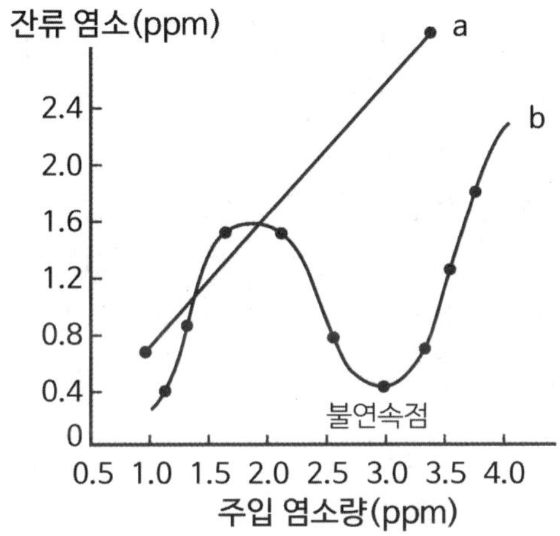

【그림 2-1】 잔류 염소의 불연속점

- 부활 현상(after growth)

염소 소독된 물의 세균은 0 또는 0에 가깝게 감소되나, 얼마 후에 다시 세균이 증가하는 다음과 같은 경우를 부활 현상(after growth)이라고 한다.

① 수중의 식균 세균이 염소 소독으로 전부 사멸하면 잔존 세균이 급증한다.

② 염소 소독으로 조류가 사멸되면 잔존 세균이 조류를 영양원으로 하여 급증한다.

③ 염소가 소실되면 아포균이 발아 증식한다. 일반적으로 상수도는 액체 염소를 사용하며, 소규모 또는 가정용수 등에는 표백분이 이용된다.

염소는 발암성이 있으므로 이산화염소(ClO_2)나 오존을 이용하는 것이 좋으며 염소는 물속의 유기물질과 결합하여 발암물질인 트리할로메탄(THMs)을 생성하는데, 이는 휘산성이 강하므로 물을 끓일 때 뚜껑을 열고 가열하면 제거된다.

- 과망간산칼륨($KMnO_4$)

잔류 효과가 없다. 수중의 유기물질 산화반응을 촉진하기 위해서 사용되며 환경오염 공정시험법에서 과망간산칼륨을 사용하도록 권장하고 있다.

- 오존(ozone)

1.5~5.8/m^3의 양을 15분간 접촉한다. 값이 비싸기 때문에 일부 선진국에서 사용하고 있을 뿐이다. 소아마비 바이러스에 효과가 있다는 보고가 있다.

(4) 이온교환법(ion exchange) 및 pH 변화법

이온교환 수지에 의한 수처리로 천연수 중에는 여러 가지 불순물이 용해되어 있고 사용 목적에 따라 이들 불순물은 여러 가지 방법으로 제거할 수 있지만, 그중에서 이온으로 존재하는 물질은 이온교환수지(ion exchange resin)로 용이하게 제거할 수 있다.

천연수 중에 포함되어 있는 대표적인 이온물질은 칼슘(Ca), 마그네슘(Mg), 나트륨(Na), 탄산수소(HCO_3), 염소(Cl), 황화수소(SO_4), 이산화규소(SiO_2) 등이다. 이밖에 철(Fe), 망간(Mn) 등을 다량으로 포함하고 있지만 최근 산업의 발전과 생활용수의 증가로 유해물질에 의한 천연수의 오염도 매우 심각하게 거론되고 있다. 근래에 많이 이용되고 있다.

4) 물의 성질

물의 성질을 들어 보면 다음과 같다.

① 경도(hardness)

경도의 원인으로서는 석회암층을 흐를 때에 유입된 Ca과 Mg이 주가 되는데, 일반적으로 중탄산염, 탄산염, 황산염 등의 형태로 유입된다. 중탄산칼륨 또는 중탄산마그네슘 등을 함유한 경수는 끓이면 경도가 저하되기 때문에 이것을 일시적 경수라고 한다. Ca 또는 Mg의 황산염, 질산염, 염화물 등을 함유한 경수는 끓여도 경도가 저하되지 않기 때문에 이것을 영구적 경수라고 한다. 위 양자의 경도를 총칭해서 총경도 또는 경도라고 한다.

경도는 국가에 따라서 단위가 다른데, 우리나라는 보통 독일 단위가 사용된다. 즉 물 1m^3 중 산화칼슘 10g을 함유할 때의 경도를 1°라고 한다. 10ppm의 산화칼슘(CaO)량이 경도 1도이다. 물의 연화법으로서 일시적 경수는 가열, 영구적 경수는 소다석회를 사용하는데, 간단한 방법으로 제올라이트(zeolite)가 사용된다. 이의 성분은 $Na_2 \cdot Al_2O_4 \cdot 2SiO_2$이다. 음용수의 경도가 너무 낮으면 심장병을 일으킨다. 스코틀랜드의 물은 보통 경도가 10ppm 정도이기 때문에 심장병 발생률이 일반적으로 높다.

② 물의 용존 물질(soluble matters in water)

인체의 뼈의 발육은 물과 깊은 관계가 있는데, 특히 Ca이 문제가 된다. 인체의 Ca : Mg의 비율은 약 5 : 1인데, 물의 양자의 비율은 보통 이와 비슷하다. 요오드(I)의 함량이 20감마 이하이면 갑상선종(goiter)이 생기며, 불소(flouride)가 1.0 ppm 이하이면 우치(삭은이, dental caries)가 생기고, 1.0ppm 이상이면 반상치(fluorosis, mottles enamel)가 생긴다. 납(Pb)은 0.1ppm이 한계인데, 0.5ppm 이상이면 심한 중독 증상이 나타나며, 질산염(nitrate)은 20ppm 이상이면 청색아 및 질산염환원 bacteria가 생긴다.

- 반상치 : 불소가 많이 함유된 물을 장기 음용 시 발생
- 청색아 : 질산염이 많이 함유된 물을 장기 음용 시 발생

③ 물의 pH

일반적으로 우리나라 물의 pH는 6~8이다. pH가 낮으면 금속류의 부식이 일어나기 쉽다.

④ 물의 온도

음용수로서 적온은 7~12℃이다. 우물물의 경우, 수온은 사계절을 통해서 거의 일정하여야 한다.

5) 지표수 자연적 정화작용

지표수가 자연적으로 정화되는 것을 말한다. 일반적으로 물은 오염의 임계점을 넘지 않으면 다음과 같은 여러 가지 작용에 의해서 자정작용이 일어난다.

① 물리학적 작용(physical action) : 희석, 분쇄, 침전 등에 의해서 일어난다.

② 화학적 작용(chemical action) : 폭기(aeration)에 의해서 물이 공기와 접촉함으로써 O_2가 생기고, CO_2나 H_2S가 없어져 정화된다. 수생식물의 생활에 의한 광합성에 의하여 $+O_2$, $-CO_2$가 된다. 또한, 호기성세균의 작용에 의해서 산화(oxidation), 중화(neutralization), 환원(reduction)이 일어난다.

③ 생물학적 작용(biological action) : 미생물의 유기물질의 분해, 수중동물의 미생물의 포식 등에 의한다.

2. 하수(sewage)

하수는 비나 눈 등의 천수, 공장 폐수, 공장 용수, 가정 하수, 수세식 변소의 분뇨, 도로 세정수, 농업용수, 지하수 등으로 이루어지는데, 상수를 도시의 동맥이라고 하면 하수는 정맥이라고 할 수 있다. 공장 폐수나 분뇨 등을 자체 처리 및 공공 처리 등을 하지 않고 방류하면, 하수는 심한 오염으로 가스・악취・질병 등을 발생시키며 해충이나 쥐의 서식 등의 보건상 문제점을 발생시킨다. 또한, 자연 경관을 해칠 뿐만 아니라 하천, 강 및 바다 등을 오염시켜 어류의 서식에 악영향으로 생태계의 균형을 파괴시킨다.

1) 하수처리(sewage treatment)

하수처리는 가정용수, 자연수 및 천수 등을 모두 함께 처리하는 합류식과 천수를 별도로 처리하는 분리식, 그리고 천수와 가정용의 일부를 함께 처리하는 혼합식 등으로 나누어진다. 합류식은 시설비가 적게 들고 하수관이 자연적으로 청소가 되며 하수관이 크기 때문에 수리, 검사, 청소 등을 하는데 편리한 장점이 있다. 그러나 우기에 처리 능력의 한계가 있어 범람할 우려가 있으며 천수를 별도로 이용할 수 없고 악취 발생 등의 단점이 있다.

하수처리 과정은 ① 예비처리 ② 본처리 ③ 오니 처리의 순으로 이루어진다.

(1) 예비처리

하수 유입구에 제진망을 설치하여 부유물, 고형물 등을 제거하고 침사조(grit chamber)가 유속을 감소시켜 토사 등의 비중이 큰 물질을 침전시키며 보통 침전(plain sedimentation) 또는 약품 침전(chemical sedimentation)을 한다.

일반적으로 보통 침전을 하는데, 약품 침전을 할 때에는 황산알루미늄이나 황산알루미늄에다 소석회를 섞어서 사용한다.

(2) 본처리

- 혐기성 처리(anaerobic treatment)

  혐기성 미생물을 발육・증식시켜 탄소계 물질을 분해하여 이산화탄소, 메탄, 유기산 등을 발생시키며 단백질 등 질소계 물질을 분해하여 암모니아 등의 화합물을 생성시키는데, 이 과정을 혐기성 처리라고 한다. 혐기성 처리 방법은 부패조, 임호프조를 이용하여 처리하는 방법이 있다.

① 부패조(septic tank) : 부패조는 단순한 탱크로서 하수의 부유물인 부사(scum)를 형성시키고 무산소 상태로 만들어 혐기성균의 분해작용으로 처리하는 방법인데, 악취가 나는 결점이 있다. 일반적으로 소규모의 처리에 사용된다.

② 임호프조(imhoff tank) : 임호프(Karl Imhoff, 1907) 부패조의 결점을 보완하여 고안한 것이다. 침전실과 오니소화실로 나누어 처리하도록 하였다.

• 호기성 처리(aerobic treatment)

호기성 처리법에는 살수여상법, 활성오니법, 접촉여상법, 관개법, 산화지법 등이 있는데, 살수여상법과 활성오니법이 가장 많이 이용되는 방법이다.

① 살수여상법(trickling filter) : 접촉여상법이 진보된 방법이라고 할 수 있다. 지름 5~6cm의 쇄석(碎石)을 1.5~2m정도 쌓아올려 여과재를 만든다. 여기에 하수를 살포하면 호기성 미생물이 발육·증식하게 되어, 이 분해작용에 의하여 저분자 물질로 분해한다. 쇄석 위에는 호기성 미생물에 의하여 생물 막을 형성하며 이 막의 밑에서는 혐기성 미생물이 발육·증식한다. 살수 방법에는 분수식, 주행식, 회전식 등이 있다.

② 활성오니법(activated sludge process) : 1921년 영국에서 시작되었다. 호기성 미생물이 풍부한 활성오니를 하수량의 약 25% 정도 가하여 산소를 충분히 공급하면, 호기성 미생물에 의하여 유기물이 분해·산화되어 처리된다.

(3) 오니 처리(sludge disposal : 찌꺼기 처리)

오니의 종류나 지역에 따라서 약간 다르나 일반적으로 육상 투기, 해양 투기, 소각, 퇴비화 및 소화법 등이 있다.

2) 방류 하수의 수질 조건

방류 하수의 수질 조건을 들어 보면 다음과 같다.

① 이상 색상 및 취기가 없을 것

② pH 6.9~7.6일 것

③ 메틸렌 블루 탈색 시험에서 5일간 경과 후, 탈색하지 않을 것

④ 생화학적 산소 요구량이 20ppm을 넘지 않을 것

⑤ 부유물은 100ppm을 넘지 않을 것

⑥ 산소포화 백분율은 20% 이상일 것

⑦ 단백 암모니아성 질소는 2.0ppm을 넘지 않을 것
⑧ 적변균 집락수가 1mℓ당 3,000을 넘지 않을 것

2-5. 쓰레기 처리(refuse disposal)

쓰레기는 생활양식, 문화 수준, 도시와 농촌 및 계절 등에 따라서 그 종류나 양이 다르다.

1. 쓰레기의 분류

쓰레기를 분류하여 보면 다음과 같다.

1) 쓰레기의 출처별 분류

① 주개(garbage) : 부엌에서 나온 쓰레기이다.
② 잡개(rubbish) : 가연성과 불연성으로 나누어진다.
③ 재(ash)
④ 가로 진개(street refuse)
⑤ 공장 진개(industrial refuse)
⑥ 시장 진개(market refuse)
⑦ 동물 사체(dead animals)

2) 소각 가능성별 분류

① 가연성 진개(combustible refuse)
② 불연성 진개(non-combustible refuse)

3) 진개의 품목별 분류

① 주개(제1류) : 동·식물성 주개이다.
② 가연성 진개(제2류) : 종이, 나무, 풀, 포면류, 고무류 및 피혁류 등이다.
③ 불연성 진개(제3류) : 금속, 도기, 석기, 초자, 토사류 등이다.

2. 폐기물 처리

경제의 고도성장에 따른 대량 소비, 1회용 상품의 증가와 인구의 도시 집중화 등에 따라 폐기물은 발생량이 매년 증가하고 있다. 이러한 양적인 증가에 따라 적절히 처리하

여 환경을 개선·보호하여야 현실의 중요한 과제이다.

1) 폐기물의 분류

폐기물이란 쓰레기, 연소재, 오니, 폐유, 폐산, 폐알칼리, 동물의 사체 등 사람의 소비 활동이나 생산 과정에서 필요하지 않은 물질을 말한다(폐기물관리법, 2010.7.23). 폐기물관리법상 폐기물의 종류는 생활 폐기물, 사업장 폐기물, 지정 폐기물, 의료 폐기물이다.

일반 폐기물은 생활 쓰레기, 연소재 등과 산업 폐기물 중의 환경이나 사람에게 유해하지 않은 쓰레기로 가연성과 불가연성으로 종류에 따라 제1류, 제2류, 제3류로 나눈다.

- 제1류 : 주방에서 나오는 동식물성의 유기물로 퇴비로 사용 가능한 것
- 제2류 : 가연성 물질
- 제3류 : 불연성 물질이다.

(1) 폐기물의 출처별 분류

① 폐기물 : 사람의 소비 활동이나 생산 과정에서 필요하지 않아 버리는 물질을 말한다.

② 생활 폐기물 : 사업장 폐기물 외의 폐기물을 말한다.

③ 사업장 폐기물 : 법에 의하여 배출 시설을 설치 운영하는 사업장이나 그 밖에 대통령령으로 정하는 사업장에서 발생하는 폐기물을 말한다.

④ 지정 폐기물 : 사업장 폐기물 중 폐유, 폐산, 주변 환경을 오염시킬 수 있거나 인체에 해를 줄 수 있는 물질로 대통령령으로 정하는 폐기물이다.

⑤ 의료 폐기물 : 보건의료기관, 동물병원, 시험 검사기관 등에서 배출되는 폐기물 중 인체에 감염 등 해를 줄 수 있는 폐기물과 인체 조직의 적출물, 동물의 사체 등 환경보호상 특별관리가 필요하다고 인정되는 폐기물로 대통령령으로 정하는 폐기물이다.

2) 일반 폐기물 처리

소각·중화·파쇄·고형화 등의 중간 처리와 매립하거나 해역으로 배출하는 등 최종 처리가 있다. 우리나라는 재활용이 크게 확대되고 매립 처리 비율은 낮아지는 추세에 있다. 그러나 재활용하고 남은 생활 폐기물 중 가연성 폐기물이 83.8%에 이르고 있어 주민 반대 등으로 인한 소각시설 건설 지연 등으로 소각률은 14.4%에 불과해 이에 대한 적극적인 관심과 대응이 필요한 실정이다.

【표 2-8】 폐기물 재활용 관련 기타 주요 개정 내용

[자료] 환경부, 2011.10.

재활용 정의 [법 제 2조 제7호]	설명 [시행규칙 제 3조]
1. 폐기물 재사용, 재생 이용하거나 재사용, 재생 이용할 수 있는 상태로 만드는 활동	• (재사용) 재활용 가능 자원을 그대로 또는 고쳐서 쓰거나 생산활동에 다시 사용할 수 있도록 하는 것 • (재생 이용) 재활용 가능 자원의 전부 또는 일부를 원료 물질로 다시 사용하거나 다시 사용할 수 있도록 하는 것
2. 폐기물로부터 에너지를 회수하거나 환수할 수 있는 상태로 만들거나 폐기물을 연료로 사용하는 활동으로써 환경부령이 정하는 활동	• 폐기물로부터 에너지 회수 기준에 맞게 회수 - 다른 물질과 혼합하지 아니하고 저위발열량이 Kg당 3,000Kcal 이상 - 에너지 회수효율이 75% 이상 - 회수열을 모두 열원으로 사용 등 • 에너지를 회수할 수 있는 상태로 만드는 활동 - 재활용촉진법 시행규칙 별표 7에 의한 RDF, RPF 등 고형 원료 제품을 만드는 활동 • 폐기물을 연료로 사용하는 활동 - 시멘트, 소성로 및 환경부장관이 고시하는 시설에서 폐타이어, 폐합성수지 섬유, 폐목재 등을 연료로 사용하는 활동

• 님비현상(not in my back yard, NIMBY)

주민들 생활에 반드시 필요한 공공시설이지만 타 지역에 설치하길 바라고 자신들이 생활하는 집 주변에 설치하는 것을 기피하는 현상으로 NIMBY는 "내 뒤뜰이나 앞뜰에는 안 된다(not in my back yard)."는 말의 약어로서 지역 이기주의를 뜻하는 것이다.

(1) 위생적 매립법(sanitary landfill)

매립 후 20cm 이상(최종 복토는 0.6~1m)의 두께로 복토를 한다. 매립한 진개가 발효·소화되어 1/2로 줄어들었을 때에 다시 복토를 한다. 지하수 오염을 방지하기 위해 바닥면에 침출수 차단막을 설치하는 것으로 불연성 쓰레기에 적당하다. 매립 시에는 인가에서 멀어야 하고, 악취의 발생이나 파리, 쥐의 서식이 없도록 하여야 하며, 수질오탁이나 화재의 발생이 없도록 처리되어야 한다. 매립 후 5년이면 지반 침하는 안정화되지만 이를 대지로 재이용하려면 10년이 경과되어야 한다.

매립 작업의 방법에는 구 매립법(trench method), 저지 매립법(area-fill method), 경사지 매립법(area-ramp method) 등이 있다.

(2) 소각법(incineration)

각종 가연성 쓰레기의 처리에 가장 널리 이용되는 가장 이상적인 쓰레기 처리 방법이다. 합리적으로 운영하면 병원성 미생물을 완전히 사멸시키므로 가장 위생적인 처리법이다. 소각법에는 소각로에 의한 법, 현지 소각법으로 나누어 볼 수 있다. 소각로에 의한 소각은 다음과 같은 장점이 있다.

- 매립법에 비해서 처리 장소가 좁아도 된다.
- 소각으로 인한 재는 유기물이 없으므로 매립에 편리하다.
- 기후의 영향을 받지 않는다.
- 처리가 불쾌하지 않다.
- 소각열을 이용할 수 있다.

단점은 다음과 같다.

- 건설비가 많이 든다.
- 숙련공이 필요하다.
- 소각 장소의 선정 등에 애로가 있다.

소각로에는 자연 통풍식, 강제 통풍식, 고온로와 저온로, 단독로와 연속로 등이 있는데, 어느 것이나 적당한 통풍, 유기물의 완전연소에 필요한 온도의 유지가 필요하다. 일반적으로 강제 통풍식 고온로는 800~980℃이다.

(3) 퇴비 및 사료(compositing & feeding)

농촌이나 농촌 주변의 도시에서는 진개를 4~5개월간 발효시켜 퇴비로 이용하고 있는데, 근래 고속 퇴비화 시설이 설치되어 2~3일이면 좋은 비료로 이용할 수 있다.

특히 발효 과정에서는 60~70℃의 발열이 생겨서 병원성 미생물이나 기생충 등을 사멸시킬 수도 있지만, 처리시설 확보와 자원화 기술에 어려움이 있으며 주변 지역에서 민원이 발생되는 단점이 있다.

(4) 분쇄 및 투기(grinding & dumping)

쓰레기를 분쇄 처리하거나 하천 및 해양에 투기하는 방법이다. 특별한 경우를 제외하고는 쓰레기의 비산·악취 발생, 위생해충의 발생 및 번식, 지하수 및 해양오염 등의 환경을 오염시킬 염려가 있어서 이용되지 않는다. 저지대 투기법과 해양 투기법이 있다.

(5) 재활용법(recycling)

폐기물 발생량의 급증과 매입지의 확보 곤란 등으로 기존의 폐기물 처리방법으로는 폐기물의 관리가 한계에 도달함에 따라 폐기물의 발생을 원천적으로 줄이고, 처리비용을 절감하며, 발생된 폐기물의 재활용을 촉진함으로써 자원의 절약과 환경 보전을 도모할 수 있다는 장점을 가지고 있어 가장 바람직한 처리 방법이다.

우리나라에서도 1992년 12월 8일 '자원의 절약과 재활용 촉진에 관한 법률'을 제정하고 대량 생산, 대량 소비, 대량 폐기의 자원 소비형 사회 구조를 폐기물의 감량, 재기용, 재활용을 통한 자원 순환형 사회로 만들자는 취지에서 환경부 폐기물자원국을 자원 순환국으로 명칭을 변경하였으며, 2003년 1월 1일부터 생산자 책임재활용제도를 시행하고 있다.

3) 사업장 폐기물 처리

사업장 폐기물 배출자는 사업장에서 발생하는 폐기물을 폐기물 처리업의 허가를 받은 자, 폐기물 처리 신고자, 폐기물 시설을 설치·운영하는 자, 폐기물 처리업의 허가를 받은 자 또는 등록을 한 자에게 위탁하여 처리하여야 한다.

4) 생산자 책임 재활용제(extended producer responsibility, EPR)

제품의 생산자들로 하여금 제품의 설계, 제조, 유통·소비 및 폐기 전 과정에 걸쳐 환경친화적인 경제활동을 유도함으로써 폐기물의 감량(reduction), 재이용(reuse), 재활용(recycling)을 촉진하고 '자원 순환형 경제·사회 체계'를 도모하려는 제도로서 독일, 영국, 프랑스, 헝가리 등 유럽 15개국과 일본, 대만, 호주 등 대부분의 선진국들이 동 제도를 도입하였다.

우리나라는 1992년부터 시행한 폐기물 예치금제도가 재활용을 경제적 요인에만 맡겨두는 결과를 초래함으로써 사회적으로 바람직한 재활용이 이루어지지 못함에 따라, 이를 개선하고 생산자의 책임을 보다 확대하기 위해 '자원의 절약과 재활용 촉진에 관한 법률'을 전면 개정(2002.2)하여 기존의 폐기물 예치금제도를 폐지하는 대신 '생산자 책임재활용제도'를 도입·시행(2003.1)하였다.

2-6. 기후(climate)

1. 기후의 분류 및 특징

기후는 우리의 일상생활과 밀접한 관계가 있으며, 주택, 의복, 식품 등 우리의 생활양식에 직·간접적인 영향을 미친다. 기후 인자(climate factors)는 기후 요소에 영향을 미쳐 기후의 변화를 일으키는 것으로서 위도, 해발, 토질, 지형, 수륙 분포, 해류 등이 있다.

기후 요소는 각 지역의 기후를 결정하는 것으로서 기온, 기습, 기압, 풍향, 풍속, 강우, 구름, 일광 조사 등이 있다. 기후는 대륙성 기후와 해양성 기후로 크게 나누어진다. 태양 광선의 강약이 원인이 되어 위도의 고도에 따라서 같은 기후 현상이 나타나는데, 이를 기후대(climate zone)라고 한다. 이것을 분류하면 다음과 같다.

1) 한대 지역(frigid zone)

냉대 및 한대 기후 지역의 특징은 중위도 지역에서 고위도 지역으로 겨울은 춥고, 여름은 서늘하고 낮이 짧아진다. 고위도 지역의 기후는 최한월과 최난월의 평균 기온에 따라 냉대 기후와 한대 기후로 구분한다.

냉대 기후는 최한월 평균 기온이 −3℃ 미만이며, 최난월 평균 기온이 10℃ 이상으로 대륙의 영향을 많이 받아서 기온의 연교차가 크다.

한대 기후는 최난월 평균 기온이 10℃ 미만으로, 기온이 낮아 나무가 자라지 못하며 강수량이 많지 않고 증발량도 적다. 위도가 높은 곳에서 나타나는 기후이기 때문에 낮이 긴 여름 동안에는 백야 현상이 나타난다. 한대 기후는 짧은 여름 동안 기온이 0℃ 이상이 되는 툰드라 기후와 연중 영하의 기온이 나타나는 빙설 기후로 구분한다.

시베리아의 베르호얀스크(Siberia Verhojansk)는 1월 평균온도 -51.2℃, 7월 평균 15.1℃이다. 특징은 태양광선이 적으며 암야가 계속되는 겨울이 길고 밤이 없는 여름은 짧다. 긴 겨울밤은 활동 의욕 감퇴, 불안 및 불면이 오며 여름에는 활동 의욕이 생기고 기분이 상쾌하나, 백야이므로 수면이 깊지 못하다.

2) 온대 지역(temperate zone)

온대 기후 지역은 기온이 온화하고 강수량이 풍부하며, 계절의 변화가 뚜렷한 것이 특징이다. 사계절이 뚜렷하고 최한월 평균 기온이 −3~18℃인 기후로 대체로 연 강수량이 500mm 이상이다. 여름에는 태양 복사 에너지가 강하고 낮의 길이가 길어 월평균 기온이 20~25℃이다. 태양광선이 많고 4계절의 차이가 현저하여 대륙성 기후와 해양성 기후에 차이가 있다. 연평균은 온도가 0~20℃로 온화한 기온과 풍부한 강수 조건을 갖추고 있어 농업 발달에 유리한 조건이다. 또한, 고위도나 저위도 지역이 지나치게 춥거나 덥지 않아 인구가 밀집되어 상공업이 발달되어 세계적 규모의 도시가 형성된 곳이 많다. 뉴욕, 파리, 런던, 도쿄 등 오늘날 세계적으로 유명한 대도시들은 대부분 온대 기후 지역이다.

3) 열대 지역(tropical zone)

열대 기후 지역의 숲은 연중 푸르고 잎이 넓은 나무들로 이루어져 있다. 열대 우림은 키가 크고 작은 나무들이 다층의 숲을 이루며 다양한 종의 식물이 섞여 분포한다. 열대 우림의 최상층은 많은 양의 햇빛을 받지만, 무성한 잎의 그늘에 가려진 지표면은 햇빛의 양이 적어 하층의 2/3 정도까지는 가지가 잘 자라지 않는다. 또한, 수십 미터에 이르는 키 큰 나무에는 덩굴 식물이 엉켜 있다. 이러한 식생 경관을 밀림 또는 정글이라고 하며, 아마존 분지의 열대 우림은 셀바스라고 부른다. 한편, 강수량이 많고 건기가 짧은 열대 몬순 기후 지역에도 몬순림이라고 불리는 밀림이 형성된다.

- 열대 우림의 지역(셀바스)
  남아메리카 아마존 강 유역 및 그 주변 지역에 분포하는 열대 우림이다. 연중 기온이 높고 연 강수량이 1,500~4,000mm정도이며, 뚜렷한 건기가 없는 지역에 발달되어 있다. 높이 40m 정도의 상록 활엽수가 주류이지만, 덩굴 식물이나 기생 식물도 많다. 1ha당 50~100여 종류의 나무가 자라며, 키가 70m나 되는 나무와 잎이 10m에 이르는 야자류도 많다. 전형적인 열대 우림은 아마존 강 유역에 펼쳐지는 낮은 대지에서 볼 수 있다.적도를 중심으로 하여 남북위도 각 20°30′ 이내의 지대로 밤낮의 길이와 사철의 변화, 우계와 건계의 변화가 거의 없다. 또한, 평균온도가 20℃ 이상의 지역으로서, 태양광선이 풍부하고 고온으로 온화하고 습기가 많다. 이 기후대에서는 곤충 매개에 의한 감염병이 많으며 특히 페스트, 콜레라, 말라리아가 많다. 장티푸스, 세균성이질 및 폐결핵 등도 있으나 온대에 비해서는 발병률이 적다.

2. 기후도표(climograph, climate chart)

1916년 그리피스 테일러(Griffith Taylor)가 Australia의 기후 분류에 이를 사용하였다. 이는 방안지의 종축을 습구온도, 횡축을 비습으로 하여 각 지역 기후의 월별 상태를 한 개의 12변형으로 표시한 것이다. Taylor가 이 기후도표상에 도형의 위치로서 각 지역의 기후를 대별하였다.

즉 습구온도와 비습이 모두 높은 상우격을 증서기후(maggy climate), 습구온도가 높고 비습이 낮은 상좌격을 초열기후(scorching climate), 습구온도가 낮고 비습이 높은 우하격을 습냉기후(raw climate), 습구온도와 비습이 모두 낮은 좌하격을 자한기후(keen climate)라고 하였다.

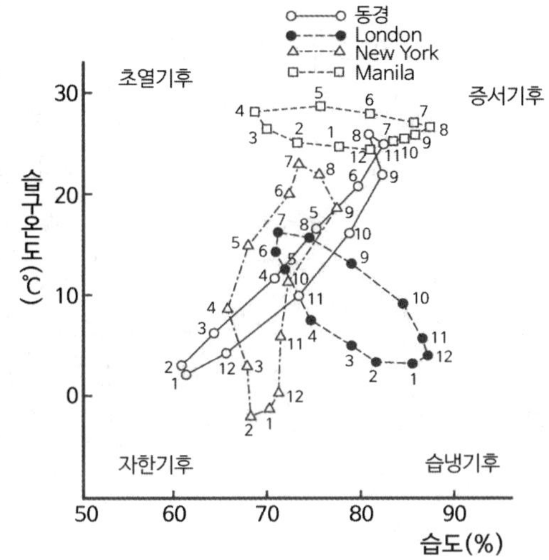

【그림 2-2】 기후도표

3. 기후와 건강

인체에 미치는 기후의 영향이 질병의 치료에 이용되는데, 이는 다음과 같이 구별한다.

1) 자극성 기후(stimulating climate)

① 고도가 높은 곳

② 기온이 한랭한 곳

③ 일사량이 강하고 일사 시간이 길며 자외선이 풍부한 곳

④ 공기가 염분을 함유하고 있는 곳 등의 기후이다.

이러한 기후에 치료에 도움이 되는 질병은 빈혈, 각기, 골 및 관절의 결핵, 회복기의 폐결핵, 만성위장병 등이다.

2) 비호성 기후(mild climate)

자극성 기후와 상반된 기후로 바람이 적으며, 기온이 온화하고 동요가 심하지 않은

곳의 기후이다. 이러한 장소는 난류가 흐르는 해변으로서 북서가 삼림이고 구릉에 의해서 한풍을 받지 않으며 남향이 경사진 곳이다. 이런 기후에 순환기계 질병, 발열, 객혈이 있는 폐결핵, 신경통, 신장염 등의 질병의 치료에 좋으며, 이 기후대의 지역이 휴양지 및 요양지로 이용하기 적당하다.

4. 기상 특보(meteorological special report)

기상 특보는 각종 기상 현상으로 인해 재해 발생의 우려가 예상될 때 발표하는 것으로 경고하기 위해 발표하는 기상 예보이다. 재해는 기상 현상의 강도와 각 지역의 사회적 환경이나 계절 등에 따라 많은 차이가 있다. 기상청은 주의보·경보의 대상이 되는 지역마다 과거에 재해가 일어났을 때의 기상 상황과 재해와의 관계를 기상 현상의 강도에 따라 주의보와 경보로 나누어 발표하고 있다.(표 2-9 참조)

기상 특보의 종류는 폭풍·대설·호우·건조·해일·한파·태풍 등에 대해 각각의 특보 기준을 정하여 그에 따른 예상 정도를 발표하고 있다고 한다. 일반적으로 주의보는 작은 피해가 예상될 때, 경보는 큰 피해가 예상될 때 발표하는 개념으로 특보가 발표되는 지역은 이에 대한 대처가 요구된다.

기상청의 특보에는 해당되지 않지만 여름철의 이상기상으로 열대야(tropical night)가 있다. 열대야는 어떤 지점의 일 최저기온이 25℃ 이상인 날을 말한다. 즉 기온이 밤에도 25℃ 이상인 날을 말한다. 기온이 밤에도 25℃ 이하로 내려가지 않을 때에는 너무 더워서 사람이 잠들기 어렵기 때문에 더위를 나타내는 지표로 사용한다.

대한민국 기상청의 기상 특보는 주의보와 경보로 나뉜다.

- 주의보는 재해가 일어날 우려가 있는 경우나 사회, 경제 활동에 큰 영향을 미칠 가능성이 있을 경우 이를 발표하는 예보이다.
- 경보는 중대한 재해가 일어날 수 있음을 경고하는 예보이다.
- 특보를 발표하게 되는 기상 현상의 종류는 강풍·풍랑·호우·대설·건조·해일(폭풍해일·지진해일)·한파·태풍·황사·폭염이다.
- 기상 예비 특보는 지금 확실한 것은 아니지만 가까운 장래에 기상 현상으로 인해 재해 발생의 우려가 있으리라고 예측될 때 이를 예고하기 위해 발표하는 정보, 즉 기상 특보가 발표될 가능성이 있음을 예고하는 정보(기상청)이다.

【표 2-9】 기상 특보 발표 기준

종류	주의보	경보
강풍	육상에서 풍속 14m/s 이상 또는 순간풍속 20m/s 이상이 예상될 때. 다만, 산지는 풍속 17m/s 이상 또는 순간풍속 25m/s 이상이 예상될 때	육상에서 풍속 21m/s 이상 또는 순간풍속 26m/s 이상이 예상될 때. 다만, 산지는 풍속 24m/s 이상 또는 순간풍속 30m/s 이상이 예상될 때
풍랑	해상에서 풍속 14m/s 이상이 3시간 이상 지속되거나 유의파고가 3m를 초과할 것으로 예상될 때	해상에서 풍속 21m/s 이상이 3시간 이상 지속되거나 유의파고가 5m를 초과할 것으로 예상될 때
호우	6시간 강우량이 70mm 이상 예상되거나 12시간 강우량이 110mm 이상 예상될 때	6시간 강우량이 110mm 이상 예상되거나 12시간 강우량이 180mm 이상 예상될 때
대설	24시간 신적설이 5cm 이상 예상될 때	24시간 신적설이 20cm 이상 예상될 때. 다만, 산지는 24시간 신적설이 30cm 이상 예상될 때
건조	실효습도가 35% 이하로 2일 이상 계속될 것이 예상될 때	실효습도가 25% 이하로 2일 이상 계속될 것이 예상될 때
폭풍해일	천문조, 태풍, 폭풍, 저기압 등의 복합적인 영향으로 해수면이 상승하여 발효 기준값 이상이 예상될 때. 다만, 발효 기준값은 지역별로 별도 지정	천문조, 태풍, 폭풍, 저기압 등의 복합적인 영향으로 해수면이 상승하여 발효 기준값 이상이 예상될 때. 다만, 발효 기준값은 지역별로 별도 지정
지진해일	한반도 주변해역(21N~45N, 110E~145E) 등에서 규모 7.0 이상의 해저지진이 발생하여 우리나라 해안가에 해일파고 0.5~1.0m 미만의 지진해일 내습이 예상될 때	한반도 주변 해역(21N~45N, 110E~145E) 등에서 규모 7.0 이상의 해저지진이 발생하여 우리나라 해안가에 해일파고 1.0m 이상의 지진해일 내습이 예상될 때
한파	10월~4월에 다음 중 하나에 해당하는 경우 ① 아침 최저기온이 전날보다 10℃ 이상 하강하여 3℃ 이하이고 평년값보다 3℃가 낮을 것으로 예상될 때 ② 아침 최저기온이 -12℃ 이하가 2일 이상 지속될 것이 예상될 때 ③ 급격한 저온 현상으로 중대한 피해가 예상될 때	10월~4월에 다음 중 하나에 해당하는 경우 ① 아침 최저기온이 전날보다 15℃ 이상 하강하여 3℃ 이하이고 평년값보다 3℃가 낮을 것으로 예상될 때 ② 아침 최저기온이 -15℃ 이하가 2일 이상 지속될 것이 예상될 때 ③ 급격한 저온 현상으로 광범위한 지역에서 중대한 피해가 예상될 때

태풍	태풍으로 인하여 강풍, 풍랑, 호우, 폭풍해일 현상 등이 주의보 기준에 도달할 것으로 예상될 때	태풍으로 인하여 다음 중 어느 하나에 해당하는 경우 ① 강풍(또는 풍랑) 경보 기준에 도달할 것으로 예상될 때 ② 총 강우량이 200mm이상 예상될 때 ③ 폭풍해일 경보 기준에 도달할 것으로 예상될 때
황사	황사로 인해 1시간 평균 미세먼지(PM10) 농도 400㎍/㎥ 이상이 2시간 이상 지속될 것으로 예상될 때	황사로 인해 1시간 평균 미세먼지(PM10) 농도 800㎍/㎥ 이상이 2시간 이상 지속될 것으로 예상될 때
폭염	일 최고기온이 33℃ 이상인 상태가 2일 이상 지속될 것으로 예상될 때	일 최고기온이 35℃ 이상인 상태가 2일 이상 지속될 것으로 예상될 때

출처 : 기상청(2015. 08. 기준)

5. 지진(earthquake)

지진은 지구 내부에서 일어나는 변화를 조절하는 자연 현상으로서 지하에 열이나 압력이 축적되거나, 마찰력에 의해서 지각운동이 얼마 동안 억제되어 있다가 어떤 한계를 넘으면 축적된 에너지가 한꺼번에 방출되어 단층대와 같은 약한 부분이 심하게 뒤틀리게 되는데, 이것이 지진이다.

지진에 대해서는 여러 가지 학설이 있으나, 화산의 폭발 시 국지적으로 일어나는 화산성 지진과 지구 내부의 불안정한 힘이 어느 한 곳으로 축적되어 암석의 강도를 넘어설 때 발생하는 구조 지진으로 나누어진다. 지구는 한 덩어리의 판(板)으로 되어 있는 것이 아니고 여러 개의 판이 마치 모자이크처럼 짜여 지구의 표면을 만들고 있는데, 이들 판이 맞부딪치는 지역에 지진이 많다고 분석한다. 이것이 판구조 이론이다. 현재 분류하고 있는 판은 태평양판, 아메리카판, 아프리카판, 인도·호주판, 유라시아판, 남극판 등이다. 멕시코, 로스앤젤레스, 샌프란시스코 등 미주 지역의 서부에 지진이 많은 것은 태평양판과 아메리카판이 서로 부딪치기 때문이고 그리스, 터키, 이란 등 중동 지역에 지진이 많은 것은 아프리카판, 유라시아판, 인도 및 호주판이 서로 충돌하기 때문이며, 일본 관동 지방은 지하 60km 지점에서 태평양판, 유라시아판, 필리핀판이 서로 엇갈리면서 중첩되어 있기 때문에 지진이 많이 발생한다고 한다.

세계적으로 지진이 많고 화산이 많은 곳은 보통 러시아의 사할린, 일본의 관동, 필리핀 및 뉴질랜드의 태평양 쪽과 남·북아메리카의 서부 지역 등이다. 이 지역을 연결하면 모두 태평양의 가장자리이다. 지진을 분류하여 보면 [표 2-10]와 같다.

【표 2-10】 지진의 분류

진 도	지진명칭	상 태
0	무 감	지진계에만 기록된다.
1	미 진	서 있는 사람이나 예민한 사람만이 느낀다.
2	경 진	창문이나 전등이 흔들린다.
3	약 진	집이 흔들리고 그릇에 있는 물이 출렁인다.
4	중 진	집이 심하게 흔들리고 그릇에 있는 물이 쏟아진다.
5	강 진	벽에 금이 가고 비석이 쓰러진다.
6	열 진	가옥이 30% 정도 파괴되며 산사태 및 땅이 갈라진다.
7~	격 진	대부분의 가옥이 파괴된다.

2-7. 광선

열핵반응을 일으켜 방출하는 태양복사선을 태양광선이라 하며 태양광선은 신진대사, 발육·성장, 살균 등의 상당히 유익한 역할을 하지만, 지나치게 노출될 때에는 태양광선에 포함되어 있는 자외선이나 적외선 등이 인체에 유해한 작용을 할 수 있다.

태양복사선이 지구 표면에 도달하는 것은 가시광선과 적외선이 약 45% 정도이며, 자외선은 약 10% 정도이다. 복사광선의 파장은 [표 2-11]과 같다.

태양광선은 1초당 18만 6,000마일의 속도를 가진 전자파(electromagnetic wave)로서, 태양에서 지구와의 거리는 9,290만 마일을 8분 만에 도달한다고 한다. 태양광선의 전자파(복사선, electromagnetic wave) 중에서 13%가 사람의 눈에 보이는데, 최장 가시선은 적선이고 최단 가시선은 자선이며 중간에 청, 황, 등선이 있다. 전자파의 약 80%는 가시 적선보다 길며 이를 적외선(infrared ray)이라고 하고 열을 발산한다. 나머지 7%는 가시 자선(紫線)보다 짧은데, 이를 자외선(ultraviolet ray)이라고 한다. 일반적으로 복사선은 파장에 따라서 다음과 같이 나누어진다.(그림 2-3 참조)

- 우주선 0.0005Å
- γ-선 0.010~1.40Å
- χ-선 10~150Å
- 자외선 4,000Å(320mμ 이하)
- 가시선 4,000~7000Å(320~780mμ)
  - 자 4,000~4,240Å

- 청 4,240~4,912Å
- 녹 4,912~5,750Å
- 황 5,750~5,850Å
- 등 5,850~6,470Å
- 적 6,470~7,000Å

- 적외선 7,000Å 이상(780~2,000mμ)
- 헬츠파(라디오파) 2.20 × 166Å 이상(3,000mμ 이상)

【표 2-11】 복사선 파장

종류	파장(Å : angstron)	비고
자외선	4000Å 이하(400nm)	UVC(200~280nm), UVB(280~320nm), UVA(320~400nm)
가시광선	4000~7000Å(400~700nm)	380~780nm
적외선	7000Å 이상(700nm)	근적외선(30,000Å 이하), 중적외선(30,000~300,000Å), 원적외선(300,000~1,000,000Å)

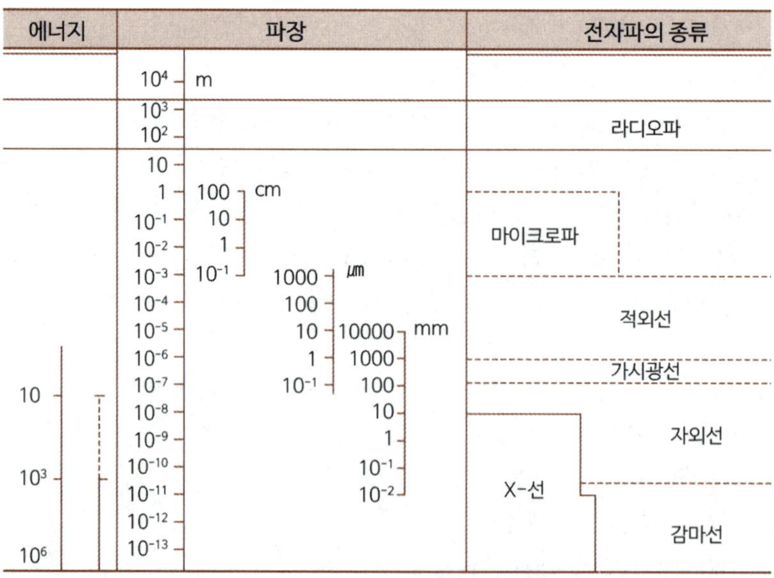

【그림 2-3】 전자파의 분류

1. 자외선(ultraviolet ray)

일광의 3부분 중 파장이 가장 짧다. Dorno는 자외선 중 2,900~3,100 Å의 파장이 인체에 유익하다고 발표하였으며, 그의 이름으로 이것을 dorno선이라고 한다.

특히 2,500~2,800 Å의 파장은 광화학적이 작용을 하여 강한 살균력을 가지고 있으며, 비타민 D가 형성되어 구루병을 예방한다. 그리고 인체에 장애를 일으키기도 하는데, 즉 피부에 홍반, 혈색소 침착이 일어난다. 자외선의 종류는 UVC(200~280nm), UVB(280~320nm), UVA(320~400nm)로 나누어진다.

① UVC(200~280nm)

세포와 세균을 파괴하는 힘이 매우 강하다. 그러나 파장이 짧아 침투력이 미약해 오존층과 성층권에서 대부분 흡수되므로 생물학적으로 큰 의미는 없다. 다만, 환경오염으로 인해 오존층이 손상되면 파괴력이 강한 UVC가 지상까지 도달, 피부노화는 물론 피부암을 유발시킬 수 있다.

② UVB(280~320nm)

자외선 중 광생물학적으로 인체에 가장 영향을 많이 미치고 피부에 광손상을 일으키는 주원인이다. 피부의 핵산, 단백질 등의 합성을 억제시키고 화상을 입히며 새로운 색소를 만들어 색소침착을 유발하며, 비타민 D를 합성시키고 면역학적 기능을 저하시켜 세균 감염 및 암을 유발하며, 유리창을 투과하지 못한다.

③ UVA(320~400nm)

에너지 강도가 UVB에 1/1000밖에 되지 못하나 지구상에 도달하는 빛의 양은 UVB의 100배 정도 많으며, UVB와 마찬가지로 피부 홍반과 색소침착을 유발시킨다. 또한, UVA는 가장 침투력이 좋아 유리창을 투과하므로 실내 및 차 안이라 할지라도 피부 깊숙이 투과되어 광손상을 준다. UVA는 대부분 광알레르기성 피부질환을 유발시키는 파장의 빛으로 장시간 노출되면 피부 노화는 물론 피부암과 백내장 등을 유발할 수 있다.

자외선의 양은 태양의 고도와 관계가 있어 하루 중에는 정오에 가장 많고, 1년 중에는 7~9월에 많으며, 적도 부근, 고지대, 대기오염이 적은 지역 및 날씨가 쾌청할 때 많다.

인체에 자외선이 미치는 좋은 영향과 나쁜 영향이 있다.

- 자외선이 인체에 미치는 좋은 영향

① Dorno선에 의하여 체내에 비타민 D를 생성하여 구루병을 예방한다.

② 피부결핵, 관절염의 치료 작용도 있다.
③ 신진대사 및 적혈구 생성을 촉진하며, 혈압강하 작용을 한다.
④ 살균작용(2,600~2,800Å, 260~280nm)이 강하다.

- 자외선이 인체에 미치는 나쁜 영향

① 피부의 홍반과 색소 침착을 일으키며, 심하면 부종·수포현상·피부박리 등을 일으킬 수 있다.
② 결막염, 설안염, 백내장을 발생시킬 수 있다.

자외선지수는 태양에 대한 과다 노출로 예상되는 위험에 대한 예보로, 자외선지수는 0에서 9까지 10등급으로 구분되는데, 0은 과다 노출 때 위험이 매우 낮음을 나타내고, 9 이상은 과다 노출 때 매우 위험이 높다는 것을 의미한다. 7 이상이면 보통 피부의 사람이 30분 이상 노출될 경우 홍반 현상이 일어난다.

2. 가시광선(visible ray)

가시광선의 파장 범위는 380~780nm로 가장 파장이 큰 색이 빨간색이고 이보다 큰 파장은 적외선으로 넘어가 사람의 눈에 잡히지 않는다. 파장이 가장 작은 색은 보라색으로 이보다 더 작은 파장은 자외선과 x선이 있다.

눈에 보이는 태양광선인데, 우리에게 명암을 준다. 일광 가시부의 최대 강도는 4,800Å 부근이다. 주로 눈에 작용하며 조명 불충분 시에는 시력, 시속도의 저하, 안정피로, 근시 등을 초래한다. 강렬할 때에는 망막을 자극하여 시력장애, 시야 협착, 암순응 능력 저하 등이 생긴다. 눈은 0.5~10,000Lux 사이에 순응하여 물체를 식별 가능하나 적당한 조도는 100~1,000Lux이다.

3. 적외선(infrared ray)

적외선은 고열 물체의 복사열을 운반하므로 열선이라고 하는데
근적외선(30,000Å 이하),
중적외선(30,000~300,000Å),
원적외선(300,000~1,000,000Å)으로 구분하며,
근적외선은 물을 투과하고 중적외선은 유리를, 원적외선은 암염을 투과한다.

일광의 3부분 중 파장이 가장 길다. 이는 온열을 주어 지상의 기온을 좌우한다. 조사부위의 온도가 상승하면 홍반, 혈관의 확장이 일어나 신진대사를 왕성하게 한다.

그러나 약한 강도의 것이 장시간 조사되면 두통, 현기증 등이 나타나고 강도가 강할 경우에는 뇌막 자극 증상을 일으켜 의식 상실, 경련 등을 보이는 열사병과 호흡중추의 장애로 인해서 사망하기도 한다. 피부에는 충혈, 혈관 확창, 괴사가 일어나며 장시간 조사하면 습진 등이 일어난다.

4. 레이저광(razor ray)

레이저광선이란 인위적으로 자외선, 가시광선, 적외선 가운데 특정한 파장 부위를 강력하게 증폭시켜 얻은 복사선을 말한다. 레이저광에는 지속파(continuance wave), 맥동파(pulsed wave) 및 Q switch파가 있다.

맥동파는 지속파보다 장애를 주는 정도가 크며 Q switch파는 에너지양을 축적하여 강력한 맥동파를 발생케 한다. 2,000~4,000 Å의 자외선 레이저광선에서는 파장이 짧을수록 눈에 대한 투과력이 감소된다. 눈에 대한 작용으로 눈부심, 충혈, 이물감 등이 생기나 영구적인 장애가 생기지는 않는다.

적외선 특히 14,000~20,000 Å(1.4~2μ)의 원적외선 레이저광은 각막 표면에서 흡수되어 각막 혼탁 및 상피조직을 파괴하고 일부는 안구조직에까지 투과되어 수정체의 혼탁, 즉 백내장(cataract)을 일으킨다. 3,800~7,600 Å의 가시광선 레이저광은 망막에 작용하여 망막과 맥락(choroid)에 기능적 또는 기질적 손상을 주어 시력장애를 일으킨다. 레이저광의 피부에 대한 작용은 파장, 조사량 및 시간, 개인의 감수성에 따라서 차이가 있으나 홍반, 수포형성, 색소침착 등이 생긴다.

5. 마이크로파(micro wave)

파장은 약 1mm에서 1m까지이며 주파수는 10^9~10^{12}Hz인 전자파로서, 파장이 1mm~10^4m인 라디오파(radio wave)의 일부이기도 하다. 10cm의 마이크로파는 실험 동물에서 백내장을 일으키며 레이저에 폭로된 남자에게서 다운증후군의 자식을 낳을 확률이 높다.

6. 낙뢰(벼락, falling of thunderbolt)

낙뢰는 전기를 띠고 있는 구름과 대지 사이에서 일어나는 방전 현상이다. 차거운 먹구름의 상층부에 있는 양전하(+)와 아래쪽에 있는 음전하 (-)가 일정한 양 이상 축적되면, 다른 구름이나 대기와 작용하여 방전을 일으킨다.

이 가운데에서 지상을 향한 방전이 곧 낙뢰이다. 낙뢰의 과정을 보면, 구름에서 방출된 운하가 1초/100만 단위로 50m씩 내려오면서 가지를 친다. 지상의 목표물에 접촉되면, 순간적으로 엄청난 양의 전기가 흐른다. 이때 구름과 목표물 사이에는 일종의 전기 회로가 연결되어 섭씨 1만도 이상의 밝은 빛을 낸다. 육안으로 관측되는 섬광은 바로 이 순간이다. 한 번의 낙뢰는 수천만 볼트(V)의 전압과 수십만 암페어(A)의 전류를 띤 막대한 에너지 덩어리이기 때문에 이것을 직・간접적으로 맞으면 피해를 입는다.

사람이 낙뢰를 맞아서 사망하게 되는 원인은 중추신경마비, 심장장애, 호흡곤란, 과열 등이다. 다행히 살더라도 화상, 골절, 내장파열, 시신경 손상 등이 일어난다. 낙뢰가 떨어지는 표적물은 주로 높은 나무나 건물 또는 송전선 전주 및 철탑 등 뾰족한 돌출물과 전기가 잘 흐르는 물체들이다. 그러므로 주위에 높은 물체가 없는 벌판에 서 있는 사람도 표적이 된다. 따라서 천둥・번개가 칠 때에는 다음과 같은 점에 유의해야 한다.

① 높은 건물이나 전주 등에는 피뢰침을 설치한다. 통계학적으로 피뢰침의 높이를 반지름으로 하는 범위 내의 지역은 안전하다.
② 주위가 평지이거나, 산 위에서는 몸을 낮추고 오목한 곳으로 피해야 한다.
③ 낚싯대, 골프채, 우산 등 금속성 물체는 멀리해야 한다.
④ 철책, 전화선, 전력선, 철골구조물 등의 근접 작업은 중지해야 하며, 전기나 TV 코드 등은 빼놓아야 한다.
⑤ 수영장 등에서 수영을 하고 있을 때에는 빨리 물에서 나와야 한다.
⑥ 큰 나무에서는 멀리 떨어져야 하나, 우거진 숲 옆에서는 따로 떨어져 있는 것보다는 오히려 숲 속으로 피하는 것이 안전하다.
⑦ 자동차에 타고 있을 때에는 시동을 끄고 차 안에 웅크리고 있는 것이 좋다. 전기법칙상 차의 내부는 전기장이 0이다.
⑧ 낙뢰 피해자는 우선 인공호흡을 시켜 병원으로 이송해야 한다.

2-8. 주택 보건(housing & sanitation)

주택 보건은 인간을 자연적으로나 사회적으로부터 안전하고 쾌적하게 인간의 생리적 욕구를 충족하며 휴식하는 가장 기본적인 공간이다. 인간이 살아가는데 가족관계의 유지와 휴식, 수면 등 생활이며, 가정생활의 행복과 국민 문화의 척도가 되는 삶의 터전이다.

주택이 갖추어야 할 조건은

① 외부의 환경으로부터 보호되어야 한다. 여름은 더위로부터 보호되어야 하며, 겨울은 추위로부터 보호되어야 한다. 또한, 환경오염이나 각종 소음에서 보호되어야 한다.

② 질병 발생의 위험이나 각종 사고의 위험이 없이 안전하여야 한다.
③ 외부와 구분된 안전 및 보안의 공간이어야 한다.
일상생활에 편리하여야 하며 외부와 구분 되어 보안과 가족 간의 접촉이 적당할 수 있게 가족 수에 따라 적당한 공간이 필요하다.
④ 경제적으로 적당하며 심리적, 생리적, 안정감이 있어야 한다.
⑤ 가계상 주거비의 부담이 과대하지 않을 것

1. 주택의 보건학적 조건

국소기후(local climate), 즉 가옥기후(residence climate)를 만들어서 우리를 자연의 위협으로부터 보호하며 일상생활을 평안하게 하고 건강을 유지하도록 한다. 그러나 자연환경과 너무 차이가 심하면 자연에 대한 저항력이 감소되기 때문에 유의해야 한다.

1) 주택의 기본 조건

주택의 기본 조건은 다음과 같다.
① 외부의 기후를 인위적으로 막을 수 있어야 한다.
② 생리적 심리적 안정감을 만족시킬 것
③ 경제적이고, 능률적인 생활이 이루어질 수 있어야 한다.
④ 질병의 예방 대책과 사고 발생 요인이 없어야 한다.
⑤ 정신적으로 안정감을 가질 수 있을 것 등이다.

2) 대지의 선정

대지의 선정에는 다음과 같은 점을 고려해야 한다.
① 대지의 지형은 일광의 조사량이 많아야 하며 남향 또는 동남향이 좋다.
② 우수와 오수의 배제가 편리해야 한다.
③ 하천과 호수의 수면보다 높은 언덕의 중턱이 좋다.
④ 지질은 모래질 땅으로 물의 침투성이 좋고 건조하여야 한다.
⑤ 건축물의 지반이 견고해야 한다. 진개, 오물을 매립한 토지는 10년 이상이 경과되어야 한다.
⑥ 대지의 지하수면은 4계절을 통하여 항상 지하 2m 이하에 있어야 하며, 좋은 수질의 음용수를 충분히 얻을 수 있어야 한다.
⑦ 공기의 오염원과 위험물의 저장소 등으로부터 떨어져 있어야 한다.
⑧ 소음 발생원으로부터 떨어져 있어야 한다.

⑨ 통학이나 통근에 편리한 거리여야 한다.

3) 주택의 구조

주택의 구조는 각 지방의 기후나 생활습관 등에 따라서 다르다.

① 기후에 순응할 수 있고 편리하며 위생적이고 경제적이어야 한다.
② 거실의 크기, 방의 배치, 환기, 조명, 채광, 난방 등을 고려해야 한다.
③ 지붕은 방습, 방한, 방열을 고려하며 벽은 방서, 방한, 방화 및 방음 등을 고려해야 한다.
④ 마루는 지면으로부터 45cm 이상의 간격을 두어 통기가 잘 되도록 하며 천정의 높이는 2.1m 정도로 한다.
⑤ 거실이나 방의 배치는 남향 및 동남향으로 한다.

2. 환기(ventilation)

환기란 실내의 오염된 공기를 내보내고 실외의 신선한 공기를 들어오게 하는 것으로 환기 방법에는 자연 환기와 인공 환기로 나누어진다.

1) 자연 환기(natural ventilation)

실내의 공기는 실내·외의 온도차, 기체의 확산력 및 외기의 풍력 등에 의해서 이루어진다.

① 중력 환기(gravity ventilation) : 실내·외의 온도 차이에 의하여 일어나는 환기를 중력 환기라고 한다. 이것은 온도 차에 의해서 밀도차가 생기며 이에 의해서 압력 차가 발생하여 일어나는 현상이다.
   밖에서 실내로 들어오는 공기는 하부를 통해서 유입되며 실내에서 밖으로 나아가는 공기는 상부를 통해서 유출되는데, 이 중간에 압력 zero(0) 지대가 형성된다. 이를 중성대(neutral zone)라고 하는데, 이는 천정 부분에서 형성되는 것이 환기량이 크며 방바닥 부분에서 형성되면 반대로 환기량이 적어진다.

② 풍력 환기 : 풍력 환기는 건물의 외벽에 가해지는 풍압의 원동력이다. 풍속을 높이거나 실내와의 온도의 차가 클수록 많아진다. 풍압은 풍속의 제곱에 비례한다.
   자연 환기는 유효창 면적 : 면적 = 1 : 20 이상이 되어야 한다.

2) 인공 환기(artificial ventilation)

식당 조리실, 화장실, 강당, 공장, 극장, 선박, 탄광, 실험실 등 자연 환기로는 불충분한 곳은 인공 환기가 필요하다.

인공 환기의 경우는 다음과 같은 조건이 고려되어야 한다.

① 신속한 교환(온도, 습도)이 이루어져야 한다.
② 생리적 쾌적감(취기, 오염공기)이 이루어져야 한다.
③ 신선한 공기가 유입되어야 한다.
④ 실내 교환 공기가 고르게 확산되어야 한다.

인공 환기는 동력 환기 방법으로
① 공기 조정식(carrier 식)
② 배기(흡인식) 환기법
③ 송기식 환기법
④ 평형식 환기법 등이 있으며 보조 환기법으로 옥배환기법, 배기통환기법 등이 있다.

케리어(Carrier)식은 W. H. Carrier가 1911년 고안한 방법인데, 이는 공기 조정에 있어서의 습도의 조절은 적당한 온도의 분무수를 이용하여 공기를 포화시켜 노점온도[4]를 조정하는 것이다. 작업장의 환기는 기온이 10℃ 이하에서는 근로자가 1m/sec 이상의 기류에 접촉되지 않도록 하며 1인당 침실 면적은 약 $4m^2$, 기저는 $10m^3$가 알맞다.

배기식 환기법은 오염물 배기나 처리에 유효하며, 송기식 환기법은 오염물 제거에는 효과가 없으나 신선한 공기를 공급하여 주며 오염물을 희석시킨다. 효과적인 것은 급배기를 함께 할 수 있는 평형식 환기법이다.

공기 조정법은 공기의 온습도를 조정할 수 있고, 배기의 오염물을 처리하는 여과설비를 갖추고 있어 가장 이상적인 방법이다.

3) 환기량

환기량은 1시간 내에 실내에서 교환되어야 하는 공기량을 말하는데, 환기량의 측정은 CO_2나 CO 및 유해가스의 농도를 지표로 하고 있으며, 일반적으로는 CO_2의 서한도를 지표로 하여 산출한다.

4) 노점온도(露點溫度) : 이슬점온도라고도 하며, 공기 중에서 물체를 냉각하여 표면에 이슬이 맺기 시작할 때의 표면온도를 말한다.

【표 2-12】 실내의 종류에 따른 표준 환기량

(단위 : m^3/시간/1인)

실내의 종류	환기량	실내의 종류	환기량
거실	50	극장	40~50
초중학교 교실	12~15	공장	60
중학교 교실	25~30	병실	60~70

3. 채광 및 조명(lighting & illumination)

채광 및 조명의 양부는 시력, 정신, 사고 등 우리의 건강과 밀접한 관계가 있으며 작업능률 및 생산력 등에도 크게 영향을 끼친다.

1) 자연 조명(주간 조명)

자연 조명은 태양을 광원으로 하여 옥내에 직접 조명, 옥내 반사, 옥외 반사 등이 종합적으로 작용하여 이루어진다. 일광은 다음의 효과가 있다.

① 중추신경을 자극하여 기분을 상쾌하게 한다.
② 신진대사를 촉진시킨다.
③ 피부를 튼튼하게 한다.
④ 장기 기능을 항진시켜 식욕을 증진시킨다.
⑤ 발육 특히, 골 성장에 유효하다.
⑥ 구루병의 예방 및 치료에 효과가 있다.
⑦ 눈의 피로를 감소시켜 준다.
⑧ 적혈구 및 헤모글로빈 양의 증가에 의해서 흡수 능력을 증가시킨다.
⑨ 살균작용이 있다.

앞면에 장해 건물이 있으면, 그 높이의 약 2.5배의 앞뜰이 필요하며, 단층이 있을 경우에는 10m 이상의 공지가 필요하다. 주택의 자연 조명을 위해서는 창은 다음과 같은 점을 고려해야 한다.

(1) 창의 방향

거실이나 창의 방향은 남향이 제일 좋으며 동 또는 서쪽으로 10도 정도 경사되어도 무방하다.

(2) 창의 면적

방바닥 면적의 1/5~1/7(20~14%), 벽면적의 70%가 적당하다(표 2-13 참조).

【표 2-13】 고층 건물의 창 면적과 상(床) 면적의 비율

층	비율(최저선)
1	1/9
2	1/10
3	1/11
4	1/12
5	1/15

(3) 개각과 입사각(open angle & oblique incidence)

광량은 100~1,000lux[5]가 소요량이다. 개각(open angle)은 창을 통하여 실내조명을 꾀할 때, 창 상단과 작업점을 연결하는 선과, 작업점과 창 전면 차폐 건물 상단을 연결하는 선과의 사이에 이루어지는 각도인데, 보통 4~5° 이상이 좋으며 입사각(angle of incidence, cross angle)은 높은 곳에 있는 목표물을 관측할 때, 관측자의 시선과 지평선이 이루는 각도인데, 27° 이상이 좋다(그림 2-4 참조).

5) lux : 조도의 단위로서 광선이 비치는 단위면적의 밝기를 말하며 1lux라고 하는 것은 1lumen의 광속(光束)이 1m^{2}의 평면상에 균등하게 분포되어 있는 경우의 조도를 말한다. 즉 1촉광의 광원이 1m 거리에서의 평활평면을 비치는 명도인데, foot candle 단위도 쓴다.
lumen : 광속(光束)의 단위로서 광원으로부터 단위시간에 나오는 광량(光量)이다.
광속(luminous flux) : 광원에서 나오는 빛의 과다로 단위는 lumen을 사용한다. 100watt의 광속은 1,300lumen이다.

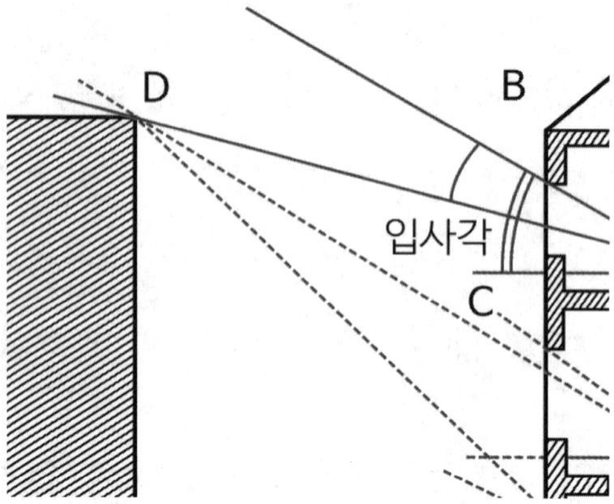

【그림 2-4】 차광물이 있을 경우 개각 및 입사각

(4) 거실의 안쪽 길이

거실의 안쪽 길이는 창틀 윗부분까지 높이의 1.5배 이하인 것이 좋다.

(5) 기타

광량이 많으면 커튼이나 기타 차광물로 차광하는 것이 좋다. 대도시에서는 창을 청소한 후, 10일 이상이 되면 유리의 경우, 광선 투과율이 35~40%가 감소된다. 벽색도 방안의 밝기에 영향을 미치는데, 흰색의 반사율은 70~80%, 회색 15~55%, 농녹색 10~20%이다.

2) 인공 조명

인공 조명은 액체, 가스, 고체 등을 연소시키는 방법과 전기 에너지로 얻는 방법이 있는데, 전기 에너지를 이용하는 것이 가장 위생적이다. 낮에는 실내에서 200~1,000lux, 야간에는 20~200lux가 필요하며 서한도는 10lux이고 휘도차[6]는 한 시야에서 10배를 넘어서는 안 된다.

조명은 작업 면이 받는 밝기보다도 작업 면이 반사하는 정도에 따라 달라진다. 인공조명 시 고려해야 할 점은 다음과 같다.

① 조도(illumination)는 작업상 충분할 것

② 광색은 주황색(주간광색)에 가까울 것. 자, 남, 청, 녹색은 냉감을 주며 적, 등,

6) 휘도(brightness) : 광원의 단위면적당 광도로서 stilb를 사용한다.
Foot canlde : 휘도(brightness)의 단위로도 쓰며 1촉광(candle power)의 광원으로부터 1foot 떨어진 면의 $1foot^2$이 받는 밝기를 말하는데, 대개 10lux와 비슷하다.

황색은 온감을 준다.

③ 유해가스를 발생하지 않을 것

④ 폭발이나 발화의 위험이 없을 것. 광원이 너무 다량의 열을 발생하지 않아야 한다.

⑤ 취급이 간편하고 염가일 것

⑥ 조도는 시간과 장소에 따라서 불변이고 균등해야 한다. 최고와 최저의 조도 차는 30% 이내여야 한다.

⑦ 광원은 간접 조명이 좋으며 좌상방에서 비치는 것이 좋다.

⑧ 음영이 심하게 크면 좋지 않으나, 일부러 없앨 필요는 없다.

조명 방법은 직접 조명, 간접 조명 및 반간접 조명 등 3가지가 있다.

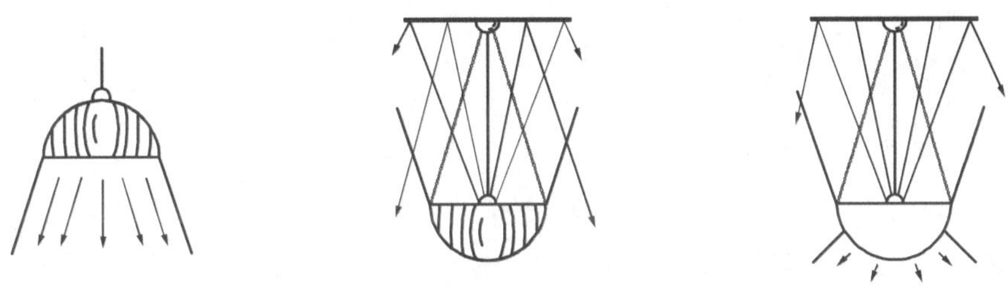

【그림 2-5】 조명의 방법

① 직접 조명(direct illumination) : 조명 효율이 크고 경제적이나 눈부심을 일으키며 강한 음영으로 불쾌감을 준다.

② 간접 조명(indirect illumination) : 반사에 의한 산광 상태로서 온화하며 음영이나 휘도가 생기지 않으나, 조명 효율이 낮고 설비의 유지비가 약간 많이 든다.

③ 반간접 조명(semi-indirect illumination) : 직접 조명과 간접 조명의 절충식으로 반투명의 역반사 삿갓에 의해서 작업면상을 비치는 광선 1/2 이상을 간접 광과 나머지를 직접 광에 의하는 방법이다. 반간접 조명은 전반 조명(general illumination)과 국소 조명(partial illumination)이 있다. 전자는 일정한 조도로 실내 전체를 조명하는 방법인데, 이는 시설비 등이 적게 들고 전구 파손 등의 손실이 적으며 음영도 적기 때문에 사무실이나 공장 등에 사용한다. 후자는 강한 조명을 필요로 하는 작업장에서 필요한 부분만 조명하는 방법인데, 명암의 차이로 인해서 시력저하, 피로 등이 빨리 오며 전구 파손 등이 많아서 경제적인 손실도 많다. 인공조명의 조도는 [표 2-14]와 같다.

【표 2-14】 인공조명의 표준 조도

장 소	표준 조도(lux)
사무실 · 도서실 · 학교 교실	80~120
옥내 체조장 · 대합실 · 강당(높은 천정)	30~80
정밀 작업실(식당, 정밀기계 작업)	100~200
보통 작업실 · 거친 작업실	5~100, 25~50
양장점 · 미용실 · 시계점 · 재봉실 · 제도실	100~200
보통 상점	50~100
백화점(지하~상층)	100~200, 80~120

부적당한 조명에 의한 피해를 들어 보면 다음과 같다.

① 근시(myopia) : 조도가 낮을 때, 눈의 시력 조절을 위한 안내압(intra-ocular pressure)이 항진되어 나타난다.

② 안정피로(asthenopia) : 조도 부족이나 현휘가 심할 때, 대상물의 식별을 위해서 과도하게 무리하면 나타난다.

③ 안구진탕증(nystagmus) : 부적당한 조명하에서 안구가 좌우 상하로 진탕하는 현상인데, 탄광부에서 많이 볼 수 있다.

④ 전광성안염 및 백내장(cataract) : 용접이나 고열 작업자에서 많이 나타난다.

⑤ 작업 능률 저하 및 재해 발생 등이 나타난다.

4. 온방과 냉방(heating & cooling)

쾌적한 실내온도의 조절은 의복에 의한 온도 조절 범위가 10~26℃이므로, 10℃ 이하에서는 난방이 필요하며 26℃ 이상에서는 냉방이 필요하다. 쾌적한 실내온도는 지역, 개인의 체질, 습관 및 작업 종류 등에 따라서 차이가 있다(표 2-15 참조).

【표 2-15】 적당한 실내 온도

구 분	적당한 온도(℃)
거실 · 사무실 · 작업실 · 학교	18～20
침실	14～16
욕실	20～22
병실	22
강당 · 집회장 · 경 작업실	16～18
중 작업실 · 체조장 · 대합실 · 외출복 착용 장소	10～15

1) 온방(heating)

실내의 열의 손실은 벽의 방열과 환기 등에 의해서 일어난다. 실내 · 외의 온도차가 1℃일 때에, 1m^{2}에서 1시간에 소실되는 열량은 벽돌 1매의 벽은 1.8 Cal/m^2, 2매의 벽 1.1 Cal/m^2, 유리 1매의 창은 3.7 Cal/m^2, 유리 2매의 창 2.5 Cal/m^2, 더워진 천정 0.5 Cal/m^2, 더워지지 않은 천정은 0.7 Cal/m^{2}이다. 난방 시 고려해야 할 점을 들어 보면 다음과 같다.

① 연료 : 인체에 유해한 연료는 가능한 한 피하는 것이 좋다. 연료의 완전 연소로 인해서 생긴 열량을 이론적 온가라고 하는데, 석탄은 7,483 Cal/kg, 석유 10,000 Cal/kg, 전기 864 Cal/kW이다.

② 온도 : 실내 쾌적 온도는 18±2℃인데, 일정해야 하며 머리와 발의 온도 차이가 2～3℃ 이상이어서는 안 된다.

③ 습도 : 습도는 40～70%가 적당하다.

④ 난방 시 유의할 점 : 실온은 수평, 수직으로 균등해야 하며 온도의 조절이 자유롭고 편리하며 습도 조절이 가능하고 가스 등 유해물질이 발생되지 않으며 화재, 폭발의 위험이 없고 경제적이어야 한다.

⑤ 난방 방법 : 국소난방과 중앙난방이 있다. 국소남방은 온원을 국소에 두는 방법은 다소 경제적이지만 불편하고 가스 및 진애 등의 오염, 화재 사고의 위험이 크다. 중앙난방은 일정한 장소에 온원을 설치하여 필요한 곳에 공급하는 방법인데, 실내오염, 화재 위험은 적으나 시설비와 관리비가 많이 든다. 중앙 난방법에는 공기 조절법, 온수 난방법, 증기 난방법, 지역 난방법 등이 있다.

2) 냉방(cooling)

방서는 지붕과 벽의 수열량을 적게 하고 식수 등을 하여 적당한 해가림을 하며 벽체는 열 차단력이 큰 자재를 이용한다. 냉방법에는 국소 냉방법으로서 룸 쿨러, 에어 컨디셔너, 선풍기 등이 있으며 중앙 냉방법에는 캐리어 시스템이 있다.

일반적으로 실내외의 온도 차이는 5~7℃ 이내가 좋다. 온도 차이가 너무 심하면 정신적인 스트레스, 두통, 감기, 설사, 그리고 신경통(neuralgia) 등이 발생한다.

에어 컨디셔너에 의해서 발생한 폰티악열병(에어컨병)의 원인균인 레지오넬리폐렴균(*Legionnella pneumophila*)는 저온균이기 때문에 유의해야 한다. 선풍기의 강제 기류는 바닥 면에 가라앉았던 CO가스가 상승하여 CO가스 중독을 일으킬 수 있으며 바람 1㎖에 580Cal의 열이 증발하여 정상 체온 유지에 무리가 생겨 심하면 사망의 원인이 되기도 한다.

- 폰티악열병(pontiac fever) : 1976년 7월 미국 필라델피아에서 열린 미국재향군인회 연차 총회에 참석한 사람 중 182명이 발병, 이 중 29명이 사망하였다. 그러므로 일명 재향군인병이라고도 한다. 그 후 1986년 미국 미시간 주 폰티악에서 발병하여, 이 지명을 따서 폰티악열병이라고 한다. 증상은 독감과 비슷하다. 발열, 오한, 해소, 콧물, 인두통, 설사, 현기증 등이다.
- 레지오넬리폐렴균(Legionnaire's disease) : 감염성 냉방병으로 여름철에 에어컨의 냉각수, 공공장소의 급수시설에 번식하는 원인균이며, 호흡기를 거쳐 감염된다. 감기 증상과 비슷하며 고열, 기침 두통, 근육통, 호흡곤란 등이다.

2-9. 의복 보건(clothing & health)

의복은 인체의 체온 조절, 신체의 청결 등으로 신체를 보호를 하고, 사회생활에 있어서 예의 품격, 개인의 취향 등을 나타낸다. 의복의 위생학적 조건으로는 온도, 습도, 기류 등의 기후에 대하여 체온 조절력이 커야 한다.

인체는 무풍 시 26℃에서 옷을 전혀 입지 않는 상태로 쾌적을 느끼지만, 저온 혹은 바람이 있을 때에는 의복이 필요하게 된다.

1. 의복의 필요성

1) 일반적인 관점(general view points)

장식을 하고 위엄을 보여주며 수치심을 덜어주고 예의를 지키며 체온 조절 및 신체보호 등을 위해서 필요하다.

2) 기능적인 관점(functional view points)

체온 조절 기능의 보조, 피부의 보호 및 활동의 자유 등을 들 수 있다. 요즘 우리들이 주로 입고 있는 양복은 서유럽에서 유래되었기 때문에 그들의 기후와 생활양식에는 알맞으나 우리와 같이 혹서와 극한의 기후 조건과 좌식 생활양식에는 알맞지 않다. 그러므로 우리의 기후 조건과 생활양식에 알맞은 의복의 개선이 요망된다. 특히 의복은 국제성을 중시해야 하므로 한복이 우리의 생활과 기후에는 알맞으나 재고해야 할 필요가 있다.

2. 의복 재료의 종류

의복 재료의 종류를 요약하여 보면 다음과 같다.

① 식물성 섬유 : 목면, 마, 아마 등이 있다.

② 동물성 섬유 : 견, 모, 피혁 등이 있다.

③ 광물성 섬유 : 석면, 고무 등이 있다.

④ 인조섬유(staple fiber) :

㉠ 재생섬유 : 비스코스인견, 동암모니아인견 등이 있다.

㉡ 반합성섬유 : 에스트론, 아세테이트인견 등이 있다.

㉢ 합성섬유 : 폴리아미드계, 나일론, 폴리에스터계비닐론 등이 있다.

3. 의복 기후(clothing climate)

인간이 의복을 전혀 입지 않은 상태에서 체온 조절의 범위는 25~26℃이며, 의복과 체표 사이에는 의복 기후가 형성되는데 의복 기후는 안정 시 온도가 32±1℃이며 습도는 50±10%이고 기류는 10cm/sec일 때에 쾌감을 나타낸다. 보행 시에는 평균기온 30±1℃, 습도 45±10%, 기류 40cm/sec 등이 알맞다.

의복에 의해서 기온을 조절할 수 있는 외기 온도의 범위는 10~26℃이며, 안정 시 의복 기후가 30℃ 이하에서는 냉감이 느껴지고 34℃ 이상에서는 더운 느낌을 준다.

의복의 열전도율은 피복의 함기성과 반비례하는데, 열전도율은 루브너(Rubner)에 의하면 동물털 6.1, 견직물 19.2, 마직 29.5이다.

함기량은 모피 98%, 모직 90%, 무명 70~80%, 마직 50% 등이다. 의복의 방한력의 단위는 CLO가 사용된다.

이는 열차단 단위로서 기온 70°F(21℃), 기습 50% 이하, 기류 100feet/min(10cm/sec)에서 신진대사율이 50Cal/m^2/hr로서 피부 온도가 92°F(33℃)로 유지될 때, 의복의 방한력을 1CLO로 한다. 방한력이 가장 좋은 것은 4CLO이며 방한화 2.5CLO, 방한장갑 2CLO, 보통 작업복 1CLO이다.

- 1CLO : 기온 21℃, 습도 50% 이하, 기류 10cm/sec에서 피부온도가 33℃로 유지될 대의 의복 방한력을 말한다.

4. 의복의 이화학적 성질

의복의 이화학적 성질은 다음과 같다.

1) 함기성(기공성, porocity)

의복지와 의복은 약간의 공기를 함유한다. 이 공기는 섬유 내, 섬유 및 피복 사이 등에 있다.

2) 함습성(humidity)

의복지의 섬유는 습기를 흡수하는 성질이 있는데, 이는 섬유의 종류에 따라서 차이가 있다. 보통 상태에서 섬유가 흡수한 습기로는 인체가 습하다고 느끼지 않으며 의복의 열전도에도 변화가 없는데, 이것을 불습윤성 습기라고 한다.

의복을 물에 적셔서 의복이 함유할 수 있는 수분을 최대 함수량이라고 하며, 이를 물에서 건져 물을 짜낸 후에 함수된 수분을 최소 함수량이라고 한다.

일반적으로 최소 함수량은 모직물이 제일 적고 목면, 마, 견의 순서이다. 습윤된 의복은 증발 시 기화열 때문에 열손실이 크며 습윤된 의복은 피부에 밀착되어 불쾌하다.

3) 압축성(compressibility)

압축성이 클수록 동작이 자유스러우며 각종 충격을 완화시켜 준다. 모직물, 견직물, 면, 마, 화학섬유의 순위이다.

4) 연소성(combustibility)

섬유별 발화점은 마직 320~370℃, 견직물 635℃ 내외, 모직물 480~675℃ 등이다.

5) 화학적 저항성(chemical resistancy)

목면은 알칼리에 강하고 산에 약한데 반해서, 양모는 알칼리에 약하고 산에 강하다. 합성섬유는 알칼리와 산에 강하며 화학적 저항성이 가장 큰 것은 염화 vinyl계이다.

※ 강제 대류(compulsory convection) : 여름철 의복에 풀을 먹여 다듬이질을 하여 입는 것은 통기성을 저하시키는데, 우리가 시원하게 느끼는 것은 운동 시 의복 내에 생기는 기류에 의한 것으로 이를 강제 대류라고 한다.

5. 의복의 성질

1) 의복의 보건학적 성질

의복의 보건학적인 성질은 통기성, 열전도성, 열흡수성, 흡수성으로 다음과 같다.

(1) 통기성(permeability)

여름에는 통기가 잘 되고 겨울에는 보온성을 높이기 위해서 어느 정도 이를 저지해야 한다. 마, 견, 모직의 순이다.

(2) 열전도성(heat conduction)

여름에는 열전도가 잘되고 겨울에는 보온성을 높일 수 있어야 하겠으나, 체열이 끊임없이 생산되기 때문에 이를 적당히 방산하여야 한다. 방산이 잘 안 될 때에는 울열이 생긴다. 특히 영유아는 울열성 이질이 생길 수도 있다.

(3) 열흡수성(heat absorption)

백색 100, 황색 102, 암황색 140, 녹색 152, 암녹색 161, 적색 168, 쥐색 198, 흑색 208이다.

(4) 흡수성(water absorption)

물이나 땀, 대기 중에서 수분을 흡수하는데 이를 섬유의 흡수성이라고 하며 그 양은 섬유의 종류에 따라 다르다. 흡수성은 수분율과 함수율로 표시한다.

함기성, 통기성이 감소되면 열전도가 증대하고 수분 증발로 체온 손실이 일어난다. 특히 양말이나 내의는 흡수성이 좋은 목면이 좋다. 대부분의 섬유는 대기 중에서 수분을 흡수하는데, 이를 섬유의 **흡수성**이라고 하며 그 양은 섬유의 종류에 따라 다르다.

2) 의복의 요구조건

의복의 요구 조건은 다음과 같다.

① 체온 조절 능력이 우수할 것
② 외래의 위험을 방지할 수 있을 것
③ 피부의 촉감이 좋을 것
④ 잘 더러워지지 않을 것
⑤ 가벼울 것
⑥ 잘 세탁될 것
⑦ 신체 활동에 편리할 것 등이다.

6. 방서 및 방한복

1) 방서 방한복의 조건

(1) 방서복

① 노출 부위를 크게 할 것
② 의복 아래 공기의 배제가 용이할 것
③ 일사의 방지가 용이할 것
④ 땀의 증발에 용이할 것 등이다.

(2) 방한복

① 의복의 개구부를 적게 할 것
② 의복지는 통기성이 적은 것을 이용할 것
③ 열전도율이 적을 것
④ 통기성이 적은 의복은 최외층에 입을 것 등이다.

두꺼운 옷 한 벌보다는 비록 얇더라도 겹쳐 입는 것이 방한의 효과가 크다. 외부 기온이 5℃일 때 내의, 셔츠, 외투를 착용하였다면, 피부와 내의 사이 33℃, 내의와 셔츠 사이 27℃, 셔츠와 겨울옷 사이 23℃, 겨울옷과 외투 사이 16℃, 외투 표면이 10℃이므로 온도의 경사가 적어 전도에 의한 열손실이 적다. 그러나 중량이 너무 무거우면 여러 가지 장애가 생긴다. 남자 성인은 여름철 3~4kg, 겨울철 6~7kg, 여자는 1kg 정도 가벼운 것이 좋다.

제3장

환경보건

Environmental Public Heath

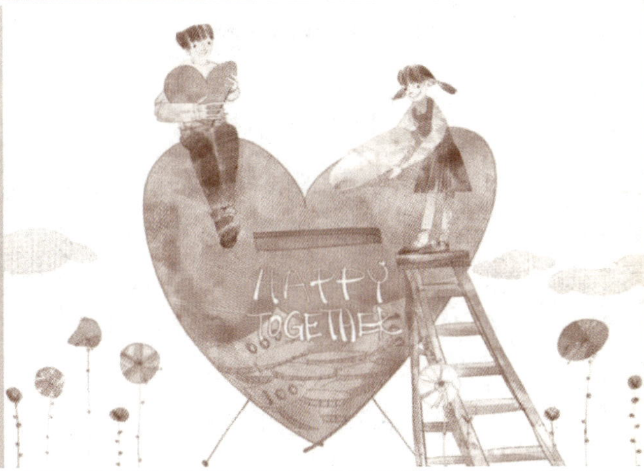

3-1. 환경보건의 개요

환경은 우주를 형성하고 있는 모든 실체를 의미하며, 인간 및 기타 유기물이 생존하고 있는 모든 외부의 물리학적 및 생물학적 환경으로 서로 영향을 미치는 구성요소로 복잡하게 이루어져 있는 것을 말한다.

환경보건은 인간과 환경의 상호작용을 인간 중심으로 연구하고 법칙을 찾아내어 환경 조건을 개선함으로 인간의 건강을 유지·증진시키며, 새로운 환경을 조성하여 건강한 생활의 능률 증진을 도모하는 학문이라고 할 수 있다.

3-2. 환경오염

환경오염은 일반적으로 "특정 또는 비특정 원인에 의하여 일반인에게 혹은 공중, 비특정 다수에게 생명과 안전, 재산에 위해를 끼치고 공중의 공통 권리행사를 방해하는 것을 말한다."라고 한다.

환경은 생물군집과 그 군집에 둘러싸고 있는 환경과의 상호작용하는 생태계 속에서 반복적인 진화와 적응으로 유지하며 발전하여 왔다. 그러나 산업혁명 이후에는 폭발적 인구 성장과 소비량 증가로 인하여 환경은 급속하게 파괴되어왔다.

근대에 농업 기술의 발달로 대규모의 토양 침식과 폐기물이 급격하게 증가하였으며, 도시화로 각종 폐기물, 폐수가 배출되면서 생태계가 많이 줄어들었다. 이처럼 자연자원의 과도한 파괴와 소비 등으로 인하여 환경이 파괴되었으며, 이로 인하여 인간의 생존까지 위협받게 되는 현실에 이르렀다.

1. 환경오염의 특성

① 불특정 다수인에게 연속적인 피해를 준다.
② 인과관계가 대개 명확하지 않다.
③ 피해는 복합적으로 나타나며, 피해의 정도가 대형화, 가속화된다.
④ 생태학적 질서를 파괴한다.

2. 환경오염의 원인

환경오염의 원인은 인구 증가, 경제성장, 산업 발달과 인구 도시 집중, 기술의 발전 등이 있다.

1) 인구의 증가

인구의 증가와 인간의 활동으로 인한 환경오염 문제는 인구의 증가에 비례해 크게 작용한다.

환경 파손 = 인구 × 1인당 소비 × 소비단위당 손실

2) 경제성장

GNP의 성장은 활발한 경제 활동의 물량 증가를 통한 환경 자원 고갈과 폐기물의 증가로 환경오염을 초래하게 된다. 물량 증가는 교통량을 증가시키고, 개인 소득의 증가는 관광·휴양·오락 활동의 증가로 인하여 환경오염을 가속화시키게 된다.

3) 산업 발달과 인구 도시 집중

근대 산업의 특징은 고도의 공업화와 관련 산업의 집중 현상으로 인한 능률의 극대화이다. 이로 인하여 공장이 집결된 산업도시에서는 공장에서 배출된 매연과 폐수와 함께 다량의 대기 및 수질 오염물질을 배출함으로 환경오염을 초래하게 된다.

4) 기술의 발전

기술의 발전으로 인하여 새로운 화학약품, 금속류의 새로운 용도, 새로운 수송 수단, 플라스틱과 같은 새로운 소비품, 새로운 공정 및 새로운 의약품 등은 우리에게 직·간접적으로 여러 가지 위해를 일으킨다.

현대의 환경오염은 과거와 비교하여 볼 때, 다양화・누적화・다발화・광역화의 경향이 있으며 현대를 3P의 시대라고 한다. 즉 오염(pollution), 인구(population), 경제적 생산성(productivity) 등이다.

이와 같이 근대적인 기술 혁명의 가속화와 공업화, 도시화 및 기계화의 촉진은 생태계에 크게 위해를 끼치고 있기 때문에 단 하나밖에 없는 지구(only one earth)를 보호하자는 공동 관심사 하에 1972년 6월 '스톡홀름'에서 국제 인간환경회의를 개최하여 다음과 같은 4대 '인간 환경 선언' 원칙을 발표하였다.

① 인간은 좋은 환경에서 쾌적한 생활을 영위할 기본적인 권리가 있다.
② 현재와 미래에 있어서 공기, 물 등의 자연생태계를 포함하여 지구의 천연자원이 적절히 계획・관리되어야 한다.
③ 유해물질의 배출 등으로 생태계가 회복될 수 없는 상태로 되어서는 안 된다.
④ 경제 개발, 사회 개발, 도시화 계획 등의 모든 계획은 환경의 보호와 향상이 고려되어야 한다.

우리나라는 1992년 6월 5일 유엔 인간환경선언 20주년을 맞이하여 '환경 보전을 위한 국가 선언'을 선포하였는데, 그 전문과 14개 항의 환경 보전 기본 원칙은 다음과 같다.

전 문

자연은 인간 존재의 모체이며 삶의 터전이다. 인간은 공기와 물과 흙과 같은 환경의 은혜 없이는 하루도 살 수 없다. 환경에 대한 인간의 의존성을 똑바로 인식하고 환경 용량의 범위 내에서 자제하는 것은 오늘을 사는 우리의 윤리규범이다. 이를 어기는 사람의 행위와 무관심이 우리의 환경을 파괴하고 인류와 지구의 존속마저 위협하고 있다. 다 위협을 극복하기 위한 노력이 무엇보다도 절실하다. 1960년대 이래 급속히 진전되어 온 산업화와 도시화로 우리의 자연환경과 생활환경은 이제 더 이상 방치도 수 없을 정도로 악화되었다. 지금 적절히 대처하지 아니하면 우리의 환경은 더욱 오염되어 품위 있고 건강한 삶의 유지는 물론 지속적인 국가 발전도 어렵게 될 것이 분명하다. 환경오염이 몰고 올 재앙을 막기 위하여 우리의 모든 슬기를 총집결하고 국민 한 사람 한 사람이 환경 보전을 행동으로 옮겨야 할 때가 왔다. 쾌적한 환경에서 건강한 삶을 누릴 권리와 환경을 보전하여야 할 의무가 우리에게 있음을 확인하고 오늘의 세대와 미래의 후손들까지 복된 삶을 누릴 수 있도록 하기 위하여 다음과 같이 국가의 환경 보전 기본 원칙을 겨레의 의지로 선언한다.

현재 지구 환경의 중요한 문제는 온난화 현상, 오존층 파괴, 산성비, 해양오염, 열대우림의 벌채, 사막화, 야생 생물의 감소, 유해 폐기물의 국경 이동, 개발도상국의 환경오염 등이다.

이를 구체적으로 들어보면 다음과 같다

① 온난화 현상 : 근래 매년 기온 상승이 가속화되어 엘니뇨(el nino) 현상이 나타나고 있는데 이는 석유, 석탄, 가스 등 화학연료의 증가에 의해서 CO_2 농도가 증가하여 온난화 현상이 나타나는 것이다. 또한, 메탄가스, 자동차 배기가스 등의 질소산화물, 프레온가스, 할로겐 등도 온난화 현상을 가속화시키고 있다. 기온 상승과 토양의 건조화는 동식물 생육 지역의 변화를 가져오게 된다.

② 오존층 파괴 : 오존층 파괴의 원인 물질은 프레온가스(염화불화탄소, CFC)와 할로겐 등이다.

③ 산성비 : pH 5.6 이하의 산도를 가진 비인데, 공장과 자동차에서 나오는 질소화합물과 유황산화물이 빗물 속에 섞여 산성화가 일어난다. 산성비는 산림에 심각한 피해를 초래하고, 대리석 또는 석회암으로 만들어진 건축물과 미술품 등 유산물의 파괴가 심각하다.

④ 해양 오염 : 폐기물의 해양 투기와 원유 유출 사고 등에 의해서 해양이 오염되고 있다.

⑤ 열대우림의 벌채 : 지구 산소의 3/4이 아마존 강 원시림에서 생산되고 있으므로 이 지역의 대대적인 개발은 우려가 된다.

⑥ 사막화 현상 : 관개와 삼림 벌채, 과다한 방목, 과잉 경작 등으로 인해 매년 약 600만 ha가 사막화되고 있다.

⑦ 야생생물 감소 : 2000년 미국 환경평가 위원회 보고서에 의하면, 21세기 말까지 지구상의 동식물 중 50만~200만 종이 멸종될 것이며 근래 매년 2만 5,000~5만 종의 생물이 멸종되고 있다고 하였다.

⑧ 유해 폐기물의 국경 이동 : 선진국이 후진국에 폐기물을 처리하고 있는데, 특히 아프리카에서 피해가 크다.

⑨ 개발도상국의 환경오염 : 개발도상국의 공업화에 의해서 환경오염이 확산되고 있다.

환경 보전 기본 원칙

① 깨끗한 물과 맑은 공기, 그리고 살기 좋은 자연환경은 반드시 보전되어야 하며, 안전하면서도 생산적으로 유지·관리되어야 한다. 이를 위해서 국민과 정부는 보다 나은 환경을 창출하기 위하여 공동의 노력을 기울여야 한다.

② 모든 정책 수립이나 개발 활동은 그 결정과 시행에 앞서 환경에 미치게 될 영향을 사전에 예측하고 이에 따른 대책을 구체적으로 마련하여야 한다. 개발은 환경 보전과 조화를 이루도록 힘써야 한다.

③ 국가는 환경에 영향을 미치는 경제 및 사회활동을 분석하여 환경오염을 사전에 근원적으로 예방하는 계획과 이미 발생된 오염물질을 적절하게 정화하는 방안을 강구하여야 한다. 이를 위하여 종합적인 환경 행정체제하에 관계 부처 간의 효과적인 상호 협조를 유지하여야 한다.

④ 중앙정부와 지방자치단체는 환경 보전 우선의 시각에서 국토 이용 계획을 수립하고 우리 사회가 지속적으로 발전할 수 있는 기반 조성을 위해 이미 훼손된 자연자원과 파괴된 생태계를 복원하는 사업을 추진하여야 한다.

⑤ 중앙정부와 지방자치단체는 환경에 관계되는 정책이나 계획을 수립함에 있어서 국민이 참여할 수 있는 기회를 제공하며 이를 위하여 적절한 제도를 확립하고 정보와 자료를 최대한 공개하여야 한다.

⑥ 기업은 환경오염을 사전에 원칙적으로 막기 위한 사회적 책임과 의무를 진다. 기업활동으로 인한 환경오염이 발생하였을 때에 기업인은 즉각 이를 해결하는 노력을 기울여야 하며 이러한 실천이 기업 윤리의 기초가 된다는 사실을 항상 명심하여야 한다.

⑦ 산업 활동에서 환경 보전을 위한 근본적인 방법의 하나는 자원을 절약하는 데 있다. 따라서 생산으로부터 유통·소비에 이르는 우리의 산업 구조를 자원이 절약되는 형태로 하루 빨리 개편하여야 한다. 이는 국제사회에서의 산업 경쟁력 강화에도 필요함을 유의하여야 한다.

⑧ 정부와 기업은 환경 보전과 개선을 위한 과학기술을 연구개발하고 그 결과가 실제에 응용되도록 지원을 아끼지 말아야 한다. 그리고 새로이 개발된 모든 과학기술은 그 실용에 앞서 환경 영향을 평가하고 이로 인한 피해를 최소화하는 노력을 아끼지 않아야 한다.

⑨ 민간 단체와 언론기관은 공정한 환경 보전 활동을 적극 전개할 것이며, 정부는 이를 최대한 지원하여야 한다.

⑩ 국민 각자는 환경 보전을 위하여 물자와 에너지를 아껴 쓰는 건전한 소비 풍토를 확립해야 하며, 무관심으로 인해 환경을 파괴하는 일이 없도록 항상 진지하게 성찰

하여야 한다.

⑪ 우리 모두가 지구촌의 일원이다. 하나뿐인 지구를 보전하기 위하여 국제적으로 펼치는 노력에 우리는 적극 참여하여야 한다.

⑫ 우리는 이제 물질적 성장만을 추구하는 사고에서 벗어나 정신생활을 향상시킴으로써 삶의 질을 높이는 성장 개념과 마음가짐을 정착시키고 이를 행동으로 실천해 나가야 한다.

⑬ 이와 같은 제반 노력을 우리의 윤리규범으로 자리 잡게 하기 위해서는 지속적인 환경교육이 필요하다. 환경교육은 학교교육에서는 물론 미래 지향적인 평생교육을 통하여 환경 보전이 생활화될 수 있도록 국민 모두가 합심 협력하여야 한다.

⑭ 앞에서 천명한 환경 보전과 창조의 기본 원칙을 성실히 준수하기 위하여 국가는 확고한 목표를 설정하고 중·장기 종합 대책의 수립과 실천에 총력 경주해야 한다. 우리 모두가 이 선언을 실천에 옮김으로써 자자손손 쾌적한 환경에서 번영을 누릴 수 있도록 최선을 다하여야 한다.

3-3. 대기오염(air pollution)

세계보건기구(WHO)에서는 '대기오염은 대기 중에 인공적으로 배출된 오염물질이 특정 다수인에게 불쾌감을 주거나 공중보건상 위해를 끼치고 인간이나 식물, 동물의 생활에 해를 주어 인간의 생활과 재산에 방해받는 상태'라고 정의하였다.

대기오염은 미국의 기술자총연합회(Engineers Joint Council)에서는 대기오염을 다음과 같이 정의를 내렸다.

"Air pollution means the presence in the outdoor atmosphere of one or more contaminants, such as dust, fumes, gas, mist, oder, smoke, or vapor, in quantities of characteristics, and of duration such as to be injurious to human, plant, or animal life or the property, or which unreasonably interfere with the comfortable enjoyment of life and property"

"대기오염이란 먼지, 퓸, 가스, 안개, 냄새, 연기 및 증기 등의 오염물질 한 가지 또는 그 이상이 인체, 식물, 동물 또는 재산에 피해를 주거나 또는 인간의 쾌적한 생활과 재산에 위해가 될 정도의 오염과 오염 기간이 나타났을 때를 말한다."

대기오염의 지배 요인은 다음과 같다.

① 생활의 요인 : 인구가 많고 산업이 확대되며 주민의 관심이 낮을수록 오염도가 높다.

② 시간적 요인 : 겨울에는 매연, 아황산가스, 질소, 일산화탄소의 오염도가 높으며 여름에는 알데히드, 옥시탄트, 오존 등의 오염도가 높은데 정오에 극대치가 된다.

③ 기상적 요인 : 풍력이 낮을수록 오염도가 낮고, 기온이 높을수록 오염도가 높으며 풍향은 오염 지역을 결정한다.

④ 지리적 요인 : 산간에는 골짜기에, 평야에는 저지에, 대도시에는 고층 빌딩 사이에 오염원이 집결한다.

그리고 대기오염의 4가지 유형을 들어 보면 다음과 같다

① 매연, 분진이 주가 되는 도시형 : 석탄을 주로 사용하는 공업도시, 소비도시

② 황산화물이 주가 되는 도시형 : 석유를 주로 사용하는 도시

③ 매연, 분진, 황산화물이 주가 되는 도시형 : 석탄과 석유를 함께 사용하는 도시

④ 매연, 분진, 황산화물, 자동차 배기가스가 주가 되는 도시형 : 과밀 공업도시

1. 대기오염 물질의 형태

대기오염 물질은 다음과 같이 입자상 물질과 가스상 물질로 나누어 진다.

1) 입자상 물질(particulate matter : PM)

입자상 물질은 크기가 0.001~500㎛인 고체상이나 액체상의 미세한 물질을 말하며, 물리·화학적 성상에 따라 분진, 매연, 검댕 및 액적 등으로 나누며, 보통 분진이라고 말한다. 화학적 성상에 따라 무기 입자상과 유기 입자상으로 나눈다.

무기 입자상은 유리규산, 석면, 석회석, 비소, 납, 망간 등과 화합물이며, 유기 입자상은 다양한 성분으로 세균, 회분, 벤조피렌 등이 문제가 된다.

(1) 먼지(dust, 분진)

미세한 독립 상태의 액체 또는 고체의 알갱이로 자동차, 공장, 난방, 쓰레기 소각 등 인위적 방출과 바다 물보라, 화산재, 바람에 의한 도로 먼지, 산불, 꽃가루 등 자연적 원인에 의해 생성된다. 분진 중 10㎛ 이상의 크기로 비교적 무거워서 침강하기 쉬운 것을 강하분진(fallen dust)이라고 하며, 입자가 10㎛ 이하로 크기가 가벼워 장시간 공기 중에 부유하는 것을 부유분진(suspended dust)이라고 한다.

굴뚝으로부터 배출되는 재는 80~3μ, bacteria는 15~1μ, cement는 150~10μ, 식물의 포자는 30~10μ, 주물의 먼지는 200~1μ, 꽃가루는 60~20μ이다.

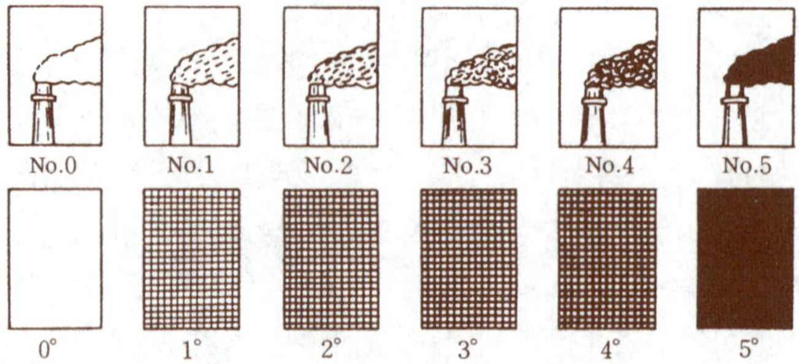

흑색의 폭 : 전백	1.0mm	2.3mm	3.7mm	5.5mm	전흑
백색의 폭 :	9.0mm	7.7mm	6.3mm	4.5mm	–
백색의 부분 : 100%	80%	60%	40%	20%	0%
매연농도 : 0%	20%	40%	60%	80%	100%

【그림 3-1】 The ringelmann smoke-inspection chart
(observe from a distance of 10 ft smoke density)

【표 3-1】 Ringelmann smoke chart

Carb 농도번호(No.)	흑색 폭(mm)	백색 폭(mm)	백색 분포(%)
0	0.0	전 백	100
1	1.0	9.0	80
2	2.3	7.7	60
3	3.7	6.3	40
4	5.5	4.5	20
5	전 흑	0.0	0

- 측정 : 배출구로부터 200m 이내의 지점에서 비탁표를 측정자와 16mm 앞에 놓고, 굴뚝 배출구로부터 30~45cm에서 매연의 색을 비탁표와 비교한다.

(2) 매연(smoke), 검댕(soot)

연료가 연소할 때 완전히 타지 않고 남는 고체 물질을 말하는데, 매연은 1㎛ 이하 크기의 탄소 및 기타 연소성 물질로 되어 있는 것을 말한다.

기름 연기의 입자는 1.0~0.03μ, 석탄 연기는 0.2~0.01μ의 크기이다. 0.1μ 이하의 입자는 낙하하지 않는다. 매연 배출량의 측정은 링겔만(M. Ringelmann, 1898)이 고안 발표한 링겔만 매연농도계(ringelmann smog chart)가 사용되는데, 그 기준은 2도 이하이다.(그림 3-1 및 표 3-1 참조)

검댕은 1㎛ 이상의 크기를 갖고 있는 유리탄소, 타스 물질이 응결된 것을 말한다.

(3) 연무(mist, 액적)

가스나 증기의 응축에 의해 생성된 것으로 일반적으로 0.01~1μ 이하의 크기로 비교적 큰 물방울의 입자가 분무, 발포 과정에서 액체의 분산에 의해서 생성된다. 대기 중의 수증기로부터 형성된 노을은 500~40μ이다. 자연 안개의 크기는 40~1μ이다.

(4) 훈연(fume)

광물질이 증발한 가스 상태나 화학반응으로부터 응축되어 생성되는 고체 입자이다. 대기 중의 입자량은 강하분진량(dust fall)과 공기 중 입자의 농도로 표시된다.

2) 가스상 물질(gas pollutant)

연료의 연소나 화학반응 과정에서 발생하는 각종 가스 물질을 말한다.

(1) 아황산가스(sulfur dioxide)

이산화황(SO_2) 또는 아황산가스는 무색으로 자극적인 냄새가 있어 호흡기 계통에 유해하다. 석탄과 석유에 포함되어 있는 황분이 연소에 의해 산소와 결합해서 발생하는데 대기오염의 최대 원인으로 주요한 발생원은 석탄의 연소이다.

(2) 황화수소 및 유기화합물(hydrogen sulfide & an organic compound)

콜타르 제조, 석유 정제, 가스 정제, 비스코스 레이온 제조, 펄프공장 등 각종 화학공업 등에서 황화수소(H_2S)와 메르캅탄(mercaptan)이 발생한다.

(3) 불화수소 및 염화수소(HF & HCl)

제철, 인산비료의 제조, 알루미늄 제조, 도자기 제조, 벽돌공장 등이 불화수소의 중요한 발생원이다.

(4) 질소 화합물(nitrogenous compound)

하폐수의 대부분은 인간 생활과 관련하여 질소화합물을 포함하고 있다. 합성세제, 동식물의 사체 또는 동물의 배설물 등이 하수 속의 질소 화합물로 부패 분해되어 암모니아성 질소가 된다. 다시 산화되어 질소가 생성된 물질은 수중의 용존 산소가 부족하여 COD 증가, 산소요구량 증가, 부영양화 등을 유발하기 때문에 적절히 제거해서 방류해야 한다.

(5) 알데히드(aldehyde)

가솔린, 연료유, 천연가스, 디젤유 등의 연소에 의하여 발생되는 알코올산화물이다.

(6) 일산화탄소(CO)

우리나라 대기오염 물질의 약 36%를 차지하고 있는 것이 일산화탄소이다. 일산화탄소는 혈색소(Hb)와 친화력이 산소보다 약 250~300배나 높아서 중독의 위험이 대단히 크다.

(7) 유기물 증기

paraffin계, olefin계, acetylene계, 방향족계 탄화수소, 염소를 함유한 탄화수소 등 대단히 많다. 이는 연소 과정, 정유공정 등에서 발생한다.

3) 광합성에 의한 오염 물질(광화학산화물)

일광의 광화학작용(photochemical action)에 의하여 대기 중의 불순물로부터 오존이나 산화물 등이 생성된다. 광화학작용에 의하여 생성된 부유 입자(aerosol)는 연기와 먼지 등의 입자와 함께 smog를 형성한다. smog는 연기(smoke)와 안개(fog)가 결합하거나 대기 중의 안개와 같은 대기오염을 칭하는 경우가 있다

※ 스모그(smog) : 스모그란 도시의 매연을 비롯하여 대기 속의 오염물질이 안개 모양의 기체가 된 것을 말한다. 스모그가 도시나 공업 지대에서 발생하면 시계(視界)가 나빠지고 인체에 해를 준다. 스모그 현상이란 SOx, NOx, 알레히드 등 대기 오염물질이 자외선과 산소의 반응으로 활성화되어 대기 속에 사라지지 못하고 안개에 쌓인 채 지상 300m 내외의 공기 중에 부유하고 있는 상태를 말하는데, 일정 지역에서 오랫동안 머무는 것은 기상 조건 때문이다. 대기 중의 오염물은 그 자체로 정화 능력이 없기 때문에 비가 와서 씻어 내리거나 바람이 불어 희석하게 될 때까지 공중에 떠 있게 된다.

【표 3-2】 smog의 유형

구분	London형	Los Angeles형
발생 시 온도	-1~4℃	24~32℃
발생 시 습도	85% 이상	70% 이하
역전의 종류	방사성 역전*	침강성 역전**
풍속	무풍	5m 이하
smog 최성시의 시계	10m 이하	1.6~0.8km 이하
최빈발 가능 시기	12월, 1월	8월, 9월
주사용 연료	석탄 및 석유계	석유계
주성분	황화물, CO, 입자상 물질	O_3, N_2O, CO, 유기물
반응의 형	열적	광화학적, 열적
화학반응	환원	산화
최빈발 시간	이른 아침	낮
인체에 대한 영향	기침, 가래, 호흡기계 환자의 사망률 증가	눈의 자극

* 야간의 방사냉각으로 인하여 지표면이 식고, 이어서 접지기층의 기온이 저하되므로 생긴다.

** 고기압권 내의 기층 전체에 침강 현상이 있을 때, 공기는 침강에 의해서 건조, 단열, 승온되기 때문에 지상 약 1,000m 높이로, 200~300m의 두께로 역전층이 나타난다.

2. 대기오염의 피해

대기오염의 피해를 요약하여 보면 다음과 같다.

1) 인체에 대한 피해

대기오염의 피해는 오염물질의 물리·화학적 성상, 오염물질의 농도, 폭로 시간, 환경적 요인 및 인적 요인 등에 따라서 차이가 있다.

대기오염에 의한 건강장애는

① 만성기관지염 ② 기관지천식 ③ 천식성기관지염 ④ 폐기종 ⑤ 인후두염 ⑥ 호흡기계 질병 등이 있으며, 시야 방해, 악취, 불쾌감, 심리적 영향 등이다.

2) 동식물에 대한 피해

초식동물은 불소화합물에 민감하여 불소에 오염된 풀을 먹는 경우, 이가 석회질로 변하고 체중이 감소하는 등 성장에 심각한 영향을 주게 된다. 농작물은 생장장애, 식물의 조직 파괴 및 대사장애 등을 일으킨다.

3) 재산 및 경제적 피해

세탁물, 금속 제품의 부식, 피혁 제품의 손상, 페인트의 변질, 건축물의 손상, 가축의 피해, 항공운항의 피해 등을 들 수 있다.

3. 대기오염 방지 대책

대기오염은 오염원과 오염물질의 종류가 지역에 따라 다르다. 일반적으로 대기오염 방지법의 강화, 자동차 배기가스의 저하, 광학 스모그 저하, 감시 체제의 효율적인 운영, 연료의 대기오염 물질 함량 저하, 대기오염 방지시설의 강화, 공업 입지 대책 등을 들 수 있다.

1) 공장 측의 대책

① 입지 대책 : 지형, 풍향, 인구밀도, 대류 능력, 안개 발생의 빈도, 오염물질의 배출량, 오염물질의 종류 등의 대책을 세워야 한다.
② 연료 대책 : 석탄은 회분, 유황 및 휘발 성분이 적으며 석유는 유황 성분이 적은 것을 사용한다.
③ 제진 장치 설치 및 배기가스 제거 : 입자상 물질을 배출하는 시설에는 제진 장치를 설치해 대기오염을 감소시킨다. 배기가스의 제거 방법은 오염물질에 따라 보통연소법, 흡수법, 흡착법 등이 사용된다.

2) 공공기관의 대책

① 도시계획의 합리화를 기한다.
② 대기오염의 정확한 실태를 파악한다.
③ 대기오염의 측정 기술을 발전시킨다.
④ 대체 물질을 개발한다.
⑤ 대기오염 방지의 강력한 법적 규제와 적극적인 계몽 등이 요망된다.

3-4. 수질오염(water pollution)

수질오염에 대한 인류의 관심은 고대 로마시대로부터 찾아볼 수 있는데, 그 당시에 이미 폐수처리 시설이 설치되었으며, 지금도 그 유적을 찾아 볼 수 있다. 그러나 물의 실제적인 위생관리는 19세기 산업혁명 이후부터라고 할 수 있다. 영국은 조직적으로 하수도를 정비하였으며 하수처리장을 설치한 최초의 국가로서 1889년 런던 시에서는 하수를 처음으로 침전 처리하였고, 1935년에는 생물학적 처리를 실시하였다.

또한, 1865~1867년 영국 하천오염방지 왕실위원회는 여러 연구기관에 수질보호제도에 대하여 연구·조사하도록 함으로써 1876년에는 하천오염방지법이 공포되었으며 1930년에는 하수도조례, 1936년에는 공장폐수조례가 공포되었다. 우리나라에서는 1963년 11월 공해방지법이 법률 제1436호로 제정·공포되었으며 1977년 7월 1일 제정·공포된 환경보전법은 환경 기준에 따라 오염물질의 배출을 규제하고 있다.

- 현대 수질오염의 특성

① 원인과 결과의 양면성이 있다.
② 여러 요인 상호 간에 상승작용이 있다.
③ 자정능력의 상실로 인한 오염의 누적 현상이 나타난다.
④ 오염 발생과 원인규명 및 피해의 복구까지 상당한 시간 차이가 난다.

- 현대 수질오염원의 특성

① 점 오염원(point-source)
한 지점 또는 좁은 구역에서 다량의 오염 물질이 하천에 배출되는 오염원을 점 오염원이라 하며, 생활하수, 공장 폐수, 축산 폐수 등이 있다.
② 비점 오염원(nonpoint-source)
오염원이 넓은 장소에 산재되어 있는 경우를 비점 오염원이라 하며, 도시 지역, 농촌 지역, 산림 지역, 광산 지역, 휴양 지역 등 오염원이 산재돼 있다.

- 수질오염의 오염원

① 농업에 의한 오염(화학비료 및 농약 등)
② 광업에 의한 오염(쇄석, 채석, 채탄 시의 미분탄 등)
③ 도시 하수에 의한 오염, 특히 분해가 잘되지 않는 경성세제(ABS, 알킬벤젠설폰산염)의 사용을 금하고 분해가 되기 쉬운 연성세제(LAS, 리니어 알킬벤젠설폰산염)

를 사용하여야 한다. 그리고 계면활성제보다 심각한 오염원인 인산염보강제(빌더)의 사용을 금지해야 한다.

④ 공업에 의한 오염(공장의 종류 등에 의한 차이) 등을 들 수 있다.

1. 수질오염의 지표

수질오염에 대한 지표는 수질상태와 함께 오염발생원과 그 영향에 대한 관계를 규정하는 역할을 한다. 수질과 오염물질 사이의 생물학적, 물리학적 및 화학적 작용의 복합적인 작용에 의한 것으로 전체적인 오염의 정도를 표시하기는 어렵다. 일반적으로 오염현상을 측정하는 항목은 다음과 같다.

1) 탁도(turbidity), 색(colority), 냄새(odor)

- 탁도(turbidity) : 물이 탁하게 보이는 정도를 말하며, 물속에 미세한 현탁 물질에 의해 유발되는데, 주로 박테리아, 조류, 실트, 점토, 유기물 등이 콜로이드성 물질로 존재한다.
- 색(colority) : 물의 색 정도. 콜로이드를 포함한 현탁 물질이나 용존 물질, 금속류(철, 망가니즈 등), 조류, 점토, 유기물 등에 의해 나타난다.
- 냄새(odor) : 페놀 등 산업 폐수의 유입, 플랑크톤의 번식, 염소 처리, 폐수 속의 유기물이 분해되면서 발생하는 황화수소, 메테인, 암모니아 등의 기체에 의해 발생한다.

2) 용존산소(dissolved oxygen, DO)

용존산소(DO)는 물속에 녹아 있는 산소량을 말하며, 수질오염 지표로 사용된다. 물속식물의 광합성 량이 증가할수록 물의 오염도가 낮고 용존산소량이 증가하게 된다.

단위는 ppm(partpermillion 백만분율) 또는 mg/ℓ로 나타낸다. 보통 물의 DO는 10ppm 정도이다. 하천 오염의 가장 일반적인 형태는 유기물에 의한 부패로서, 물속의 미생물이 과다 번식하여 용존 산소가 부족해지면 어패류가 생존의 위협받게 된다.

3) 생물화학적 산소요구량(biochemical oxygen demand, BOD)

생물화학적 산소요구량(BOD)은 수질오염의 측정에서 가장 많이 사용되고 있는 지표로서, 유기물 등의 오염물질을 산화제로 산화 분해시켜 정화하는 데 소비되는 산소량을 말한다. 수중의 유기 물질(오염 물질)을 미생물에 의해 호기성(산소를 계속 요구) 상태에서 분해하여 안정시키는 데 요구되는 산소의 양으로 수질오염이 심할수록 BOD의 수치가 높아진다. 물이 많이 오염될수록 유기물이 많으므로 산화 분해에 필요한 산소량도 증가한다. 따라서 COD가 클수록 그 하천 등의 물은 오염이 심한 것이다. 수질 환경 기준에서는 상수원수 1급수는 1ppm 이하, 상수원수 2급수에는 3ppm 이하를 유지하도록 규정하고 있다.

【표 3-3】 하천의 수질 등급 판정기준

수질	BOD/COD	비고	지표생물
1급수	1ppm 이하	가장 맑고 깨끗한 물로 냄새가 나지 않고, 그냥 마실 수 있다.	버들치, 버들개, 가재, 어름치, 열목어, 금강모치, 하루살이류, 물이끼, 녹조류, 플라나리아 등
2급수	3ppm 이하	냄새가 나지 않으며, 별도의 처리과정 후에 마실 수 있다. 수영이나 목욕을 할 수 있다.	피라미, 쏘가리, 은어, 다슬기, 장구벌레, 선충류, 개구리밥 등
3급수	6ppm 이하	황갈색의 탁한 물이다.	붕어, 잉어, 메기, 우렁이, 뱀장어, 미꾸라지, 거머리, 달팽이, 조개류, 섬모류, 윤충 등
4급수	8ppm 이하	심하게 오염된 물이며, 대부분의 물고기가 살 수 없다.	실지렁이, 나방애벌, 피벌레, 깔따구, 종벌레
5급수	10ppm 이하	매우 오염된 물이다.	4급수와 상동.
급수 외	10ppm 이상	악취가 나는 가장 더러운 물이다.	

(출처: 위키백과)

4) 화학적 산소요구량(chemical oxygen demand, COD)

COD는 수중의 유기물을 화학적으로 산화시킬 때 필요한 산화제의 양을 산소의 양으로 환산한 것으로 BOD와 마찬가지로 폐수 내의 유기물을 간접적으로 측정하는 방법이다.

COD 측정에 주로 사용되는 산화제는 과망간산칼륨(KMnO4), 중크롬산칼륨(K_2Cr_2O)

등이다. 일반적으로 공장폐수는 무기물을 함유하고 있어 BOD(생물 화학적 산소요구량) 측정이 불가능하므로 COD를 측정한다. BOD에 비해 측정기간이 짧다.

5) 부유 물질(suspended solids, SS)

SS는 물에 녹지 않고 수중에 현탁 되어 있는 유기물과 무기물을 모두 포함한 고형 물질로 여과기에서 여과되지 않고 남는 부분을 말한다. 침전 가능한 것과 침전 불가능한 것이 있으며 하천의 바닥에 침전되어 서서히 물속의 용존산소를 소비하여 환경오염의 원인이 된다. 콜로이드(colloid, 현탁액) 상태의 미립자는 응집이나 생물학적 산화처리를 하지 않으면 제거하기 어렵다.

6) 용해성 물질(soluble matter)

물속에 용해되어 있는 물질은 눈에 보이지 않으나 생물과 유사한 것이 있다. 식품공업과 화학약품공업 등의 폐수 중의 용해성 물질이 직접적인 피해를 줄 경우도 많으며 유기물, 특히 알코올, 유기산이 많은 것은 어류 등에 큰 피해를 준다.

7) 유지류(grease)

식품공업의 폐수에는 유지를 함유하는 경우가 많다. 유지류로서 흔히 유지, wax, 유리지방산, 비누류, 광유 및 용제에 녹은 그 밖의 물질 등이 함유되어 있다. 유지류가 다량으로 방출되면 생물이 유지 막으로 덮여 사멸·부패의 원인이 되며 생물학적 정화를 어렵게 한다.

8) pH

물은 여러 가지 염류, 유리탄소, 유기산 등을 함유하고 있는데, 그 함유 비율에 따라서 산성, 중성, 알칼리성 등을 나타낸다. 기준은 pH 5.8~8.0이다.

2. 주요 수질오염 사건

수질오염에 의한 사건은 세계적으로 대단히 많으나, 대표적인 사건 몇 가지를 들어 보면 다음과 같다.

1) 미나마타병(水俣病)

공장 폐수에 함유된 메틸수은에 오염되어 있는 농작물이나 어패류를 섭취함으로써 발생하는 미나마타병(水俣病, minamata disease)은 1952년 말부터 일본 구마모토 현 미나마타 시의 미나마타만 주변의 어촌에서 처음 발병하였다. 공장 폐수에서 나오는 메틸수은은 하천이나 호수 등의 플랑크톤을 통하여 어패류에 축적되며 사람이 섭취하였을 경우, 유기수은이 인체에 축적되어 발병한다. 임상 증상은 손의 지각 이상, 언어장애, 시청각 기능장애, 구내염, 보행 곤란, 중심성 시야 협착, 광종(狂踪) 상태 등을 나타내며, 심하면 사망한다.

2) 이타이이타이병(痛心痛心病, itai-itai disease)

1945년 일본 도야마 현 가도가와 유역에서는 이타이이타이병이라는 괴질환자 258명이 발생하여 128명이 사망하였다. 이 질병은 주로 여성에게 골연화증으로 전신의 동통을 호소하며 보행 곤란하고 경미한 충격에도 골절이 일어나며, 골절 때문에 신장이 작아지고 기침을 하면 통증이 있다. 장기간 이러한 증상을 나타내면서 '이타이이타이'라고 신음(groaning)하면서 죽어가는 비참한 질병이다. 이 질병은 가도가와 상류의 아연·납 광산으로부터 나오는 배출물 중에 들어 있는 카드뮴에 의해서 일어난다는 사실이 밝혀졌다.

3) PCB(폴리염화비페닐, polychlorinated biphenyl) 중독(가네미 사건)

P.C.B.(다염소화바이페닐)에 의한 중독사고 예로는 1954년 J.K. Meigs 등이 처음으로 난분해성폐수에서 아로클러(arochlor)에 의해 염소좌창(chloracne)을 발견하였다. 이어서 영국의 Monk Wood 연구소에서는 1960~1965년에 걸쳐 해조의 알을 분석하여 염소계의 농약이 아닌 불명 물질을 발견하였으며, 젠센(S.J. Jensen, 1966)은 물까마귀와 흰꼬리수리의 장기와 날개를 분석하여 P.C.B를 처음으로 확인하였다.

1968년 2월에 일본에서 약 70마리의 닭이 중독 사고를 일으켰는데, 폐유인 '다크유'에 의한 원인으로 밝혀졌다. 그리고 미강유를 식용한 사람에게서 좌창양피진을 주증상으로 하는 중독증(쌀겨유 중독)이 집단적으로 발생하였는데 이환자 수가 총 14,320명에 달하였다. 임상증상은 손톱이나 발톱의 변색이다. 좌창양피진으로 일반 증상으로는 식욕부진, 오심, 구토, 관절통, 월경이상, 체중감소 등이다. 이는 미강유 제조 시에 탈취 공정에서 가열 매체로 사용하는 P.C.B가 누출되어 기름에 혼입됨으로써 일어난 중독 사고임이 밝혀졌다.

3. 수질오염의 피해

① 인체에 대한 피해로 메틸수은, 카드뮴, P.C.B. 비소, 납 등 각종 유해 · 유독물질에 의한 피해가 있다(건강장애).
② 농작물의 고사, 곡물의 오염 등 농업 피해가 있다.
③ 플랑크톤, 어패류 등의 사멸 및 중독, 선체, 어망의 손상 등 어업 피해가 있다.
④ 상수 및 공업용수의 오염 등이 있다.
⑤ 자연환경계의 파손 등이 있다.

4. 수질오염 방지 대책

① 수질오염 방지 계획의 정비 : 국토계획, 도시계획, 공업 입지 계획, 하수도 정비, 폐수 처리장의 확충 등이 있어야 한다.
② 계속적인 감시 · 측정 · 관리 및 법적 규제가 있어야 한다.

3-5. 토양오염(land pollution)

토양오염은 지하에 침투한 오염물질이 지질을 오염시키는 현상이다. 토양은 물과 대기와 접하고 상호물질의 교환이 일어나는데, 이 과정에서 오염물질이 토양에 유입되면 토양의 물리, 화학, 생물학적 작용에 의한 자정 능력이 있지만 그 속도가 느리기 때문에 오염물질은 축적된다. 토양 오염물질이 어느 한계 농도 이상 높아져 토양생물의 생육에 지장을 초래하고, 먹이사슬을 통한 동물 농축 현상이 일어나면 생태계에 큰 변화를 일으킨다.

1. 토양오염의 원인

1) 대기오염

불소계 가스, 염소가스, 오존, 질소화합물 등 대기 오염물질이 강우나 분진 등으로 식물에 직접 영향을 주거나 토양에 유입되어 농작물에 피해를 준다.

2) 수질오염

생활하수, 공장폐수, 금속광산 배출수로부터 유입되는 각종 중금속과 독성이 있는 화학물질 등에 의한 수질오염으로 토양이 오염된다.

3) 농업용 자재

농약과 비료에 포함된 각종 유해한 물질로 농약을 과다하게 사용하면서 천적의 사멸, 해충의 농약 저항성 증가, 토양 오염을 심화시키고 있다. 화학비료의 과다 사용은 토양의 산성화를 촉진시켜 토양을 황폐화하고, 하천이나 호수의 부영양화를 촉진시킨다.

4) 폐기물

생활 폐기물, 가축 폐기물에 다량의 유기물질이 포함되어 있는데, 이 유기물질이 토양에 다량 유입되면 분해할 때 발생하는 메탄가스 및 유기산 등이 발생하게 된다. 특히 생활 폐기물인 플라스틱, 비닐 등 분해되지 않는 물질이 땅속에 매몰되어 토양의 황폐화를 촉진시킨다.

3-6. 소음(noise)

소음이란, '듣기 싫은 음', '불쾌한 음', '일상생활을 방해하는 음', '생리적 기능에 변화를 주는 음', '청력을 방해하는 음' 등을 말한다.

일반적으로 소음이란 원하지 않는 불유쾌한 소리를 말한다.

소음의 주 발생원은 ① 공장 ② 건설 작업장 ③ 자동차, 기차, 전차, 항공기 등 ④ TV, 악기, 발전기, 냉난방기, 영업장 및 시장 등이다.

1. 소음에 의한 장애 및 피해

① 불쾌감, 수면장애
② 생리적 장애(교감신경에 작용하면 흥분, 불안, 두통 및 위장기능 저하)
③ 맥박수 증가, 호흡곤란 및 신진대사 항진
④ 체중 증가 및 발육장애, 청력장애
⑤ 회화 방해 및 작업 능률 저하 등이 있다.

2. 소음 방지 대책

① 소음원을 제거(공장, 건설장 및 교통 소음의 발생을 방지)한다.
② 도시계획을 정비하며 소음의 확산을 방지한다.
③ 소음 피해자의 대책 수립 및 소음 방지의 지도·교육을 실시한다.
④ 법적 규제 등이다.

3-7. 진동(vibration)

진동이란, 어떤 물체가 좌우 및 전후의 방향으로 주기적인 운동을 하는 것을 말한다. 진동의 주 발생원은 ① 착암기 ② 분쇄기 ③ 병타기 ④ 전기톱 공장 ⑤ 자동차, 기차, 전차 등의 교통기관 등을 들 수 있다.

1. 진동에 의한 건강장애

1) 전신장애

① 동요감, 압박감, 동통감, 공포감 및 오한을 느낀다.
② 시력, 청력장애, 신장, 심장, 폐, 뇌, 장, 기타 복부 장기의 기계적 손상(위장장애)을 일으킨다.
③ 불쾌감, 요추부의 동통, 운동지각, 자세반사 등의 장애가 있다.

2) 국소장애

① 레이노이드 증후군(Raynaud's phenomenon) : 손가락에 있는 말초혈관 운동의 장애로, 혈액순환이 저하되어 손가락이 창백하여지며 동통을 일으킨다.
② 뼈 및 관절장애 : 심한 진동을 받으면 뼈, 관절, 신경, 근육, 건, 인대, 혈관 등 연부조직에 장애가 나타난다.

2. 진동 방지 대책

① 진동원을 제거한다.
② 진동의 전파 경로의 차단 및 완충물을 설치한다.
③ 보호용 장갑 및 의복을 착용한다.
④ 작업시간의 단축 등이 있다.

3-8. 환경호르몬(내분비 교란 물질)

1. 개요

콜본(Theo Colborn, 1992)은 《환경독성학의 진보》라는 저서에서 자연환경에서 관찰

된 동물 세계의 이상한 현상을 처음으로 소개하였으며, 1996년 미국에서 출판된 《우리의 빼앗긴 미래(our stolen future)》가 소개되면서 환경호르몬이 세계적인 관심을 일으켰다. 또한, 캐드버리(Cadbury, 1997)는 《생태계의 여성화》라는 저서에서 자연생태계는 기이한 현상이 소리 없이 진행되고 있다고 하였다.

2. 정의

환경호르몬에 대한 정의는 학자에 따라서 여러 가지로 내려지고 있으나, 미국환경부(EPA)에 의하면 환경호르몬이란, 항상성의 유지와 발달 과정의 조절을 담당하는 체내 자연 호르몬의 생산, 방출, 이동, 대사, 결합, 작용, 배설 등을 간섭하는 체외 물질이라고 하였다.

일반적으로 환경호르몬이란, 생체의 항상성, 생식, 발생, 행동에 관여하는 여러 가지 생체 내 호르몬의 합성과 저장, 분비, 체내 수송, 결합, 호르몬 작용 등의 여러 가지 과정을 저해하는 외래성 물질이라고 정의한다. 즉 정상적인 인체의 호르몬 작용을 저해하는 물질이다.

3. 원인 물질

환경호르몬은 각종 화학물질과 중금속 등이 주요 원인 물질인데, 현재 지구상에 있는 화학물질은 1,000만 종 이상이다. 이 중 세계적으로 현재 사용하고 있는 화학물질은 약 10만 종이며, 상업적으로 사용하고 있는 화학물질만 하더라도 약 5만 종이고 매년 약 1,000종의 화학물질이 새로 등록되고 있다.

이 중 환경호르몬으로 지정된 것은 세계 야생보호기금(WWP)의 경우 67개 화학물질과 중금속을 지정하였으며, 일본 후생성의 경우 142개 화학물질과 중금속을 지정하였다. 근래 사회 문제가 되고 있는 환경호르몬은 농약, 살충제, 식품 첨가물, 공업용 염료, 플라스틱 원료, 페인트, 생물 특수 생성 물질, 전자제품(휴대전화), 스트레스 등인데, 특히 비닐 소각 시 다량 발생되는 다이옥신, P.C.B, 쓰레기 소각 시 다량 발생되는 질소화합물, 주석 화합물로서 PVC 안정제, 플라스틱 첨가제, 산업용 촉진제, 살충제, 살균제, 목제 보존제, 오염 방지용 선박 페인트 등으로 사용하는 tributyltin(TBT), trycyclohexyltin, 농약, 살충제로 사용하는 BHC, DDT, 빈클로졸린, 언도설폰, 클로르타로닐, 펜빌러레이트, 그리고 라면 용기로 사용하는 stylene trimer, stylene dimer 등이다.

4. 보건 대책

1966년부터 일본에서는 환경청 산하에 다이옥신 위험 평가 검토회를 설치 운영하고 있으며, 미・영 등 서구 선진국에서는 환경호르몬에 대한 각종 예방대책기구를 설치 운영하고 있다. 그러나 근본적인 예방대책은 강력한 환경호르몬의 작용을 하는 각종 화학물질의 생산을 세계적으로 제한하고 사용을 금지시키는 것이 가장 바람직 하지만, 이는 쉽지 않은 일이다.

그러므로 우선 시급한 보건대책을 제시하여 보면, 과일 및 채소는 흐르는 물에 잘 씻어 먹고, 기타 식품은 끓여서 먹으며, 플라스틱 용기와 랩의 사용을 삼가하고, 어린이용 장갑은 PVC제품을 사용하지 말고, 강한 세제인 노닐페놀 에톡시 레이트류의 사용을 삼가해야 하겠다.

이 외에도 현대의 환경오염은 다양화 경향이 있기 때문에 악취, 방사능, 일조 방해 등 대단히 많다.

3-9. 환경영향평가

우리의 생활환경이 아무 제한 없이 계속해서 개발될 경우, 우리의 생활환경은 회복될 수 없을 정도로 파괴될 가능성이 있다. 근래 개발된 환경 관리기술인 환경영향평가(environmental impact assessment) 제도는 각종 개발 사업으로 인하여 파생될 자연 및 생활환경의 파괴를 미연에 예측 및 평가하여 환경에 대한 악영향과 피해를 예방함으로써 그 피해를 최소화하거나 방지하는 것이다.

환경 영향평가는 1970년 1월 1일 미국에서 국가환경정책법(National Environmental Policy Act, NEPA)을 제정・공포함으로써 세계에서 가장 먼저 법적으로 제도화하였다.

1. 대상 사업

우리나라의 환경 영향평가 사업은 환경정책기본법 제26조에 법적인 근거를 두고 실시하고 있다.

① 도시의 개발
② 산업 입지 및 공단 조성
③ 에너지 개발
④ 항만 건설
⑤ 도로 개설

⑥ 수자원 개발

⑦ 기타 대통령령이 정하는 사업

대통령령이 정하는 환경 보전에 미치는 사업으로서는 철도 건설, 공항 건설, 하천의 이용 및 개발, 매립 및 개간 사업, 관광단지 개발, 체육시설 설치, 산지 개발, 특정 지역 개발, 폐기물 처리시설의 설치 등이다.

2. 환경 영향평가 방법

환경 영향평가 방법은 다음과 같다.

1) 환경 영향평가 과정의 기본 요소

적절한 환경 영향평가가 이루어지기 위해서는 다음과 같은 조건이 필요하다.

① 관련 지침에 대한 지식

② 종합적인 과학팀의 구성

③ 연구 지식 등이다.

2) 주위 환경에 대한 지식

주위 환경에 대한 기준 자료를 들어 보면 다음과 같다.

① 당해 사업과 관련된 영향의 종류에 대한 환경 영향평가에 대한 지식

② 환경 요소를 구체적으로 기술하는 데 필요한 각종 지침

③ 다른 기관이 작성해 놓은 환경 영향 평가서

④ 각종 환경 영향분석 방법론 등이다.

3) 영향 예측과 평가

과거의 추세 변화를 근거로 해서 현재의 환경이 앞으로 어떻게 변화하여 갈 것인가를 예측하고 평가하여야 한다. 이는 문화, 사회, 경제, 환경, 보건 등 광범위한 예측과 평가가 요구된다.

II

질병관리

제4장

역학 및 질병관리

Epidemiology & Disease control

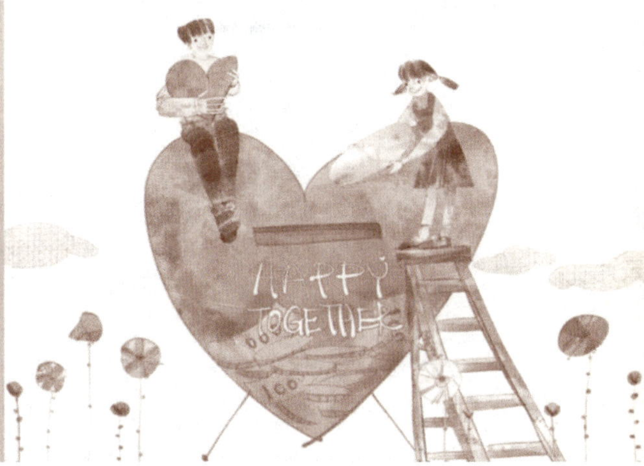

4-1. 개요

1. 역학의 정의

역학(疫學, epidemiology)은 희랍어 epi(=upon, on), demos(=people, population), ology(= science, study, knowledgy)의 합성어로서, 인구집단에 관한 학문(study on the pepole), 인구집단의 질병에 관한 학문의 의미를 내포하고 있다.

학자들이 내린 역학의 정의는 여러 가지가 있는데, 몇 가지를 들어 보면 다음과 같다.

- 클라크(Clark)는 '역학은 인간의 집단사회에서 일어나는 질병, 불구, 무능력 또는 사망의 발생과 분포에 영향을 주는 여러 가지 요인을 연구하는 학문'이라고 했다.
- 맥시(Maxcy)는 '역학은 인간 사회에서의 질병의 발생과 분포를 결정하는 여러 가지 요인과 조건의 관련성을 연구하는 보건학의 한 분야이며, 지역사회의 공공기관이 그 질병의 예방 및 관리를 위하여 효과적으로 이용할 수 있도록 연구하는 학문'이라고 하였다.
- 앤드슨(Anderson)은 '질병 발생을 연구하는 학문'이라고 하였고,
- 그린우드(Greenwood)는 '모든 질병을 집단 현상으로 연구하는 학문'이라고 하였다.

이와 같이 역학을 여러 가지로 정의를 내리고 있다.
즉, 역학이란
① 인간 사회 집단을 대상으로,

② 그 속에서 질병의 발생, 분포 및 경향 등의 양상을 규명하고,
③ 그 원인을 탐구하며,
④ 이에 대한 예방 대책을 세우도록 하는 학문이라고 정의를 내릴 수 있다.

2. 역학의 목적

역학의 목적은 인간 집단에서 발생하는 질병을 예방하는 것으로 질병 양상에 관한 자료를 종합해 의심되는 발생 원인을 가설로 설정하고, 가설을 과학적 방법으로 검증하고, 수립된 가설이나 지식이 일치하는지 여부를 알아보는 것이다. 연관성이 의심되는 요인이 있다면, 이를 원인으로 간주해 예방에 활용한다.

3. 역학의 역할

- 기술적 역할 : 역학의 기본적인 역할로 의도적 설계나 조작 없이 기존 자료나 수집한 자료를 분석해 역학적 해석을 붙여 기술하는 것으로 질병이나 건강 수준 등의 연령, 지역, 계절, 시기의 분포 등을 기술하는 것을 말한다.

- 원인 규명의 역할 : 역학의 중요한 역할로 질병 발생의 원인이나 유행의 원인을 찾아내는 것이다. 질병 발생의 원인 규명은 병인, 숙주, 환경 등 다인론적 원인 분석으로 판단한다.

- 연구 전략 개발의 역할 : 의학이나 보건학에서는 연구 대상이 사람이기 때문에 실험적 방법은 여러 면에서 많은 제약을 받고 있어 사람의 건강에 전혀 영향을 미치지 않으면서 도덕적 면에서 사람에게 허용될 수 있는 연구 방법의 개발이 필요하다.

- 질병 유행 발생의 감시 역할 : 질병의 유행과 확대를 방지하려면 항상 질병의 이상 상태를 감시해야 한다.

- 보건사업 평가의 역할 : 보건사업의 필요도를 측정 및 평가하고 새로 도입될 사업계획 및 설계에 대한 평가와 사업의 진행 과정과 그 효율성에 대한 평가 및 실제 그 사업에 의해 얻어진 효과에 대한 평가로 구성된다.

4. 역학의 기본 요인

역학의 기본 요인은 병인, 숙주, 환경이라고 할 수 있는데, 한 가지의 요인에 의해서

질병이 발생하는 것이 아니라, 두 가지 이상 요인의 상호작용에 의해 질병이 나타나며, 그 요인들의 역학관계에 의해 질병의 종류와 정도가 결정된다.

1) 병인(agent) : 질병 발생에 직접적 원인이 되는 요소로서 반드시 필요한 요인

- 생물학적 병인 : 일반적으로 많이 알려진 병인으로서 곰팡이, 세균, 바이러스, 기생충 등 동물계, 식물계의 살아 있는 미생물을 말한다.

- 화학적 병인 : 농약, 중금속, 일산화탄소 등 유독가스 및 독물질과 같이 숙주와 접촉하거나 체내에 들어갔을 때 질병을 일으킬 수 있는 모든 화학물질을 말한다.

- 물리적 병인 : 햇빛, 온도, 기압, 소음, 진동 등의 요인으로 신체에 상해를 일으킬 수 있는 것으로 화상, 동상, 잠함병, 고산병, 방사선에 의한 백혈병과 암, 물리적 힘에 의한 외상 등을 말한다.

- 사회・문화적 병인 : 환경오염에 의한 공해, 산업재해로 인한 직업성 질환, 의료행위 부작용에 따른 외인성 질환 등을 말한다.

- 영양적 병인 : 영양소 결핍 또는 과잉에 의한 비만증, 당뇨병, 심장병 등을 말한다.

2) 숙주(host) : 인체 내부 요인으로 병원체가 기생할 수 있는 활성 매체로 질병 발생에 영향을 주는 요소

- 유전적 요인 : 혈액형, 선천적 인자, 면역성 등
- 인적 요인 : 성별, 연령, 종족, 직업, 사회경제적 계급 등

3) 환경(environment) : 인체 외부 요인으로 숙주를 둘러싸고 있는 모든 것을 말한다.

- 생물학적 환경 : 질병의 전파 또는 발생과 관계가 있는 모든 생물로서 감염균, 병원소, 매개곤충, 식품, 약품, 꽃가루, 동물의 깃털, 옻나무 등
- 사회학적 환경 : 사회적 관습, 인구밀도, 경제수준, 사회문화, 정치 수준, 주민들의 태도 등 인간의 건강에 직・간접적으로 영향을 미치는 요인
- 물리・화학적 환경 : 지형, 기후, 기압, 물, 주택시설, 공기 및 환경오염 등 인간이 생활하는 데 관여되는 모든 물리・화학적 요인

5. 질병발생 모형

질병은 위에서 언급한 요인이 서로 상호작용이 일어나 복합적으로 발생할 것이라는 질병 발생의 다인설이 받아들여지고 있으며, 질병 발생의 다인설에는 역학적 삼각형 모형설, 수레바퀴 모형설, 원인망 모형설이 있다.

1) 역학적 삼각형 모형설(epidemiological triangle model)

질병 발생의 생태학적 모형 중 가장 보편적으로 사용되어 온 모형으로 모든 질병의 발생이 그 병을 일으키는 원인인 병인과 병인이 사람에게 침입되는 것을 도와주는 환경, 그리고 질병의 대상인 숙주 등 세 가지 요소의 상호작용에 의해 결정된다는 이론이다.

특히 감염성 질환은 결핵균에 노출된 사람 중에 실제 결핵에 걸리는 사람은 많지 않다. 즉 병인이 침투했어도 숙주인 인간의 영양 상태, 체중 등과 환경 상태 등이 복합적으로 작용해 질병이 발생하거나 질병이 발생하지 않게 된다는 것이다. 질병의 발생은 병인의 한 요인에 달려 있는 것이 아니고 숙주의 상태나 환경적인 여건도 중요한 역할을 한다.

2) 수레바퀴 모형(wheel model)

인간의 질병 발생 과정에서 인간과 환경의 상호관계를 설명하는 모형으로, 인간인 숙주를 수레바퀴의 중심 부분에 놓고, 숙주의 내적 요인인 유전적 요인과 숙주의 외적 요인인 생물학적·사회적·물리적인 환경이 서로 상호작용을 일으켜 질병이 발생한다는 것이다. 유전적 질환은 유전적 요인이 큰 비중을 차지하듯이 이 모형은 질병에 따라 질병의 발생에 기여하는 정도가 다르다.

3) 거미줄 모형(web of causation model)

원인망 모형이라고도 불리우며, 맥마혼(MacMahon)과 동료들이 말한 것으로 질병 발생은 한 가지 요인에 의해서 이뤄질 수 없으며, 그 질병의 발생과 관계되는 직·간접적 여러 요인들이 거미줄처럼 서로 복잡하게 연결되어 질병이 발생한다는 다인설이다.

이 모형은 병인, 숙주, 환경을 구분하지 않고 모두 질병 발생에 영향을 주는 요인으로 파악하므로 비감염성 질환의 발생을 이해하는데 유리하다. 이 모형은 질병 발생의 많은 요소 중 몇 가지만 제거하면 질병 예방이 가능하다는 것을 알 수 있다.

4-2. 역학적 연구 방법 분류

역학적 연구 방법은 크게 나눠 관찰 연구와 실험 연구로 분류할 수 있다. 관찰 연구는 실험적 자극이나 행위를 가하지 아니한 자연 상태에서 일어나는 현상으로부터 정보를 수집해 비교 분석하는 연구를 말하고, 실험 연구란 직접 실험을 통한 연구 방법으로 이론상으로는 가장 이상적인 방법이나 인간이 대상인 역학에서는 실험 연구를 적용할 수 있는 경우는 드물기 때문에 대부분의 역학적 연구 방법은 관찰 연구에 의존한다.

관찰 연구는 기술역학과 분석역학으로 나눌 수 있으며, 기술역학은 생태학적 연구, 사례보고, 사례군 보고가 있다.

분석역학은 다시 단면조사 연구와 환자대조군 연구, 코호트 연구로 구분할 수 있다. 실험 연구에는 임상 연구와 지역사회 연구가 있다.

기술역학은 단순한 상황의 설명으로 1단계 역학이라고도 하며, 분석역학은 인과관계를 증명하기 위해 사용되므로 2단계 역학, 이론역학은 3단계 역학이라고 한다.

1. 기술역학(descriptive epidemiology)

기술역학은 질병 발생 사실을 파악해 기술하고, 질병 분포와 시간적 변화를 예측해 질병을 규명하기 위한 가설을 세우고 가설 검증을 실시해 이를 기초로 새로운 가설을 얻기 위해 시행되는 것이다.

기술역학에서 다루는 주요 분야는 인간 집단에서 발생하는 질병을 발생에서부터 종결까지의 경과인 질병의 자연사를 기술하는 것이다. 기술 역학의 주요 변수는 아래와 같다

- 인적 변수 : 개인적, 가족 관련 특성으로 성, 연령, 직업, 수입, 혼인 상태, 인종, 종교, 사회 계층, 가족 수, 가족 형태 등
- 지역적 변수 : 국가나 지역사회의 특성으로 행정지역, 기온 차이에 따른 열대와 한 대, 위도, 고도, 도시 및 농촌 등
- 시간적 변수 : 토착성, 유행성, 추세변화, 주기변화, 계절변동, 단기변동(시간별, 일자별로 질병 발생 양상이 변화하는 것을 말하며, 주로 급성 감염병의 집단 발생 양상이 보임), 불규칙 변동(외래 감염병의 국내 침입 시 돌발적으로 유행하는 경우를 말하며, 장티푸스, 콜레라 등을 말함) 등

2. 분석역학(analytic epidemiology)

분석역학은 설정된 구체적 가설을 증명하기 위한 것으로 기술역학 연구를 통하여 특정 요인과 그 결과 간의 인과관계를 알아낼 수 있도록 설계된 2단계 역학이다.

1) 단면조사 연구(cross-sectional study)

단면조사 연구는 질병 원인 요소와 질병을 동시에 조사하기 위해 서로 간의 관련성을 보는 방법으로 상관관계 연구라고도 한다. 따라서 접근방법은 기술역학과 동일하나 기술역학의 목적은 구체적 가설이 없는 상태에서 상황을 알아보기 위해 시행하는 것이고, 단면조사 연구는 구체적인 가설을 가진 상태에 가설을 검증하기 위해 시행하는 것으로 목적에 차이가 있다.

(1) 장점

- 비교적 신속하고 쉽게 수행할 수 있으며, 타 연구 방법에 비해 경제적이다.
- 여러 종류의 질병과 발생 요인과의 관련성을 동시에 비교 조사할 수 있다.

(2) 단점

- 위험 요인 노출 여부와 질병 유무를 도시에 조사하기 때문에, 위험 요인의 질병 선행 여부를 구분하기 어렵다. 즉 상관관계만 알 수 있고 인과관계를 분별하는 것은 어렵다.
- 빈도가 낮은 질병이나 표본 규모가 작은 경우에는 부적절하다.

2) 환자대조군 연구(case-control study)

환자대조군 연구는 어떤 특정 질환에 걸린 집단을 환자군으로 선정하고, 해당 질병이 없는 집단을 대조군으로 선정한다. 두 집단 간에 질병의 원인 또는 위험 요인이라고 의심되는 요인에 대해 과거에 노출된 비율을 비교해 두 집단 간의 차이를 비교분석하는 연구이다. 즉, 현재의 질병에 대한 것을 갖고 과거에서 그 원인을 찾고자 하는 것으로 후향적 연구(retrospective study)라고도 한다.

(1) 장점

- 비교적 용이하고 경비가 적게 든다.
- 연구 대상자가 적어도 가능하다.
- 비교적 빠른 시간 내에 결론을 얻을 수 있다.

(2) 단점

- 비교하려는 위험 요소 외에 다른 특성이 비슷한 대조군을 찾기가 어렵다.
- 필요한 정보가 과거 행위이기에 각종 편견이 발생할 수 있다.

3) 코호트 연구

코호트는 특성이 같은 연구집단이라는 의미로, 질병의 원인과 관련 있다고 생각되는 어떤 특성 있는 연구집단과 갖고 있지 않은 연구집단을 관찰해 특정 질병의 발생을 시간의 경과에 따라 전향적으로 추적 관찰해 비교하는 연구방법이다.

코호트 연구에서는 많은 사람을 장기간 추적 관찰하여야 하기 때문에 시간, 비용이 많이 소요되며, 추적 도중에 사망, 이주, 전직, 조사 거부 등으로 관찰 대상에서 탈락되는 경우도 있다. 결과 분석 시 분모를 몇 명으로 하여야 하느냐 등 어려운 문제가 생긴다. 따라서 이러한 단점을 개선하기 위해 후향성 코호트 연구(retrospetive cohort study)가 고안되었다. 후향성 코호트 연구란, 과거의 기록이 보전되어 있는 사람을 대상으로 과거의 기록에 의하여 원인으로 생각되는 요소를 가진 사람과 가지지 않는 사람을 분류하고 그 이후 현재까지 두 집단 간에 질병 발생률의 차이가 있는가를 비교분석하는 방법이다.

(1) 장점

- 단일 노출 요인에 대해 여러 가지 결과에 대한 가설을 검증할 수 있다.
- 연구결과를 모집단에 적용할 수 있으며, 정보들의 편견을 줄일 수 있다.
- 직접적인 질병 발생 위험률의 산출이 가능하다.

(2) 단점

- 대규모 인구집단을 장기간에 걸쳐 추적해야 하기에 일반적으로 연구에 소요되는 시간과 경비가 막대하다.
- 연구하고자 하는 원인에 노출되는 정도가 낮은 경우에는 부적절하다.

3. 실험역학(experimental epidemiology)

질병 발생 원인을 실험적으로 규명하려는 역학으로 연구 대상인 사람에게 직접 적용해 질병의 예방과 진단 및 치료에 활용할 수 있도록 수행하는 연구이다. 실험 대상이 인간이기 때문에 윤리적 측면에서 보면 어려운 점이 있어서 동물실험을 이용한다.

(1) 장점

- 인과관계를 정확하게 알 수 있고, 연구하고자 하는 많은 요인이 연구자에 의해 조작이 가능하다.
- 시간적 속발성에 대한 판단이 용이하다.

(2) 단점

- 도덕적, 윤리적 문제가 발생하며, 실험결과의 실제 적용상 한계점이 있다.

4-3. 감염병관리

1. 감염병의 개념

감염(infection)이란 병원체가 숙주에 침입한 후 증식하거나 발육할 때 숙주가 임상적 증상을 나타내거나 항체를 만드는 등 숙주가 나타내는 반응을 말한다.

질병에서 감염은 환자 또는 감염원으로부터 새로운 환자를 만들 수 있는 감염성 질병과 전파하지 않고 감염원으로서 작용하지 않는 비감염성 질병으로 구분된다. 지난 여러 세기 동안 감염병 발생을 감소시켰지만 광우병, 에볼라 출혈열, 중증 급성 호흡기 증후군(SARS), 조류독감, 메르스, 코로나바이러스 등 과거에 없었던 새로운 감염병이 세계 곳곳에 등장하고 있다.

2. 감염병의 변천사

1) 종교설 시대(religious era)

원시시대 사람들은 선신(善神)과 악신(惡神)이 있다고 봤는데, 종족의 번영은 선신과 관련돼 있고, 질병, 기아, 홍수 등 자연재해 등은 악신과 관련돼 있다고 여겼다. 그 당시 치료법은 악령을 진정시키거나 악마를 떼 내는 것이었다. 종교적 사고가 발전하면서 질병에 대한 개념도 악신의 저주가 아니라 신이 죄에 대한 벌로 질병을 내리는 것으로 신벌설을 믿게 되었다.

2) 점성설 시대(astrology era)

신벌설을 믿지 않는 것은 아니었지만, 자연에 대한 인식이 높아지면서 질병의 발생이 환경과 물리적 상태와 관련돼 있다고 믿게 되었다. 그 예로 별자리 이동에 따라 질병, 기아, 전쟁 등이 발생한다는 점성설의 시대였다.

3) 장기설 시대(miasma theory era)

자연 관찰을 통해 질병이 계절, 기후, 온도, 청결 등과 관련 있다는 것을 알게 되었다. 장기설이란 이 시대를 대표하던 설로서, 지구에서 발산하고 바람에 따라 전파되는 유독물질 때문에 질병이 발생한다는 설이다. 오염된 공기를 정화하기 위해 대포를 발사하거나, 가옥에 불을 지르거나, 연기로 소독을 했으며 이를 통해 환경위생 향상에 공헌을 하였다.

4) 접촉 감염설 시대(contagious communicable theory era)

점성설, 장기설이 질병 발생의 원인으로 지배적이기는 했지만, 질병에 대한 경험이 쌓이면서 인간이 서로 접촉하면서 다른 사람으로부터 전파되어 감염될 수 있다고 믿는 접촉감염설이 나타나게 되었다. 고대 기록을 보면 아리스토텔레스는 페스트 환자 가까이에 있는 건강한 사람에게 잘 전파된다고 언급했다. 16세기 초에 매독이 유럽 전역에 만연했다고 한다.

5) 미생물 병인설 시대(bacteriological era)

1676년 네덜란드에서 레벤후크(Anton van Leeuwenhoek)는 현미경을 통해 설사변을 검사하면서 미소동물(animalcula)이라는 것을 관찰해 그림으로 그렸다. 이것이 세균을 포착한 일이라고 알려졌으며, 질병의 발생 원인이 미생물이라는 사실이 증명되었다.

프랑스 파스퇴르(Louis Pasteur)는 1980년대 부패나 발효가 미생물의 작용임을 설명하였고, 로버트 코흐(Robert Koch)는 탄저균, 결핵균, 콜레라균 등을 발견해 미생물 병인설이 확립되었다. 이 외에도 많은 학자들에 의해서 병원체가 발견되었고, 이를 통해 세균학 및 면역학이 발달되면서 질병을 예방하는 백신이 개발되어 감염병 예방에 크게 공헌되었다.

3. 감염병의 발생 및 유행

감염병 발생 조건으로 감염원(병원체), 감염 경로(환경), 감수성(저항력) 있는 숙주가 있어야 하며, 이를 감염병 유행의 3대 요인이라고 한다.

1) 감염병 발생 조건

(1) 감염원(infectious agent, 병원체)

감염을 일으킬 수 있는 감염병의 병원체를 가지고 병을 전파시키는 세균, 바이러스, 기생충뿐만 아니라 환자, 보균자, 감염 동물, 균을 지닌 동물, 감염된 물·식기·생활도구 등이 모두 감염원으로 작용할 수 있다.

(2) 감염 경로(route of transmission, 환경)

감염원에게서 감수성이 있는 숙주 집단으로 병원체가 운반되는 과정을 말하며, 감염 경로는 직·간접 접촉 감염, 공기 전파, 동물에 의한 전파, 활성 전파, 비활성 전파 등이 있다.

(3) 감수성 있는 숙주(susceptible host)

감수성 있는 숙주란 특정 감염병에 저항성이나 면역성이 없어서 감염이 잘되는 인간의 숙주를 말한다. 즉, 감수성이 높으면 감염병 유행이 쉽게 되며, 감염된 숙주가 면역성이 높으면 감염병 유행이 잘 되지 않는다.

2) 감염병의 생성

감염병의 발생 과정을 보면 병원체 → 병원소 → 병원소로부터 병원체 탈출 → 전파 → 새로운 숙주에 침입 → 숙주의 감수성(저항력) 등의 과정이 연쇄적으로 작용하여 감염병이 발생한다. [그림 4-1]와 같다.

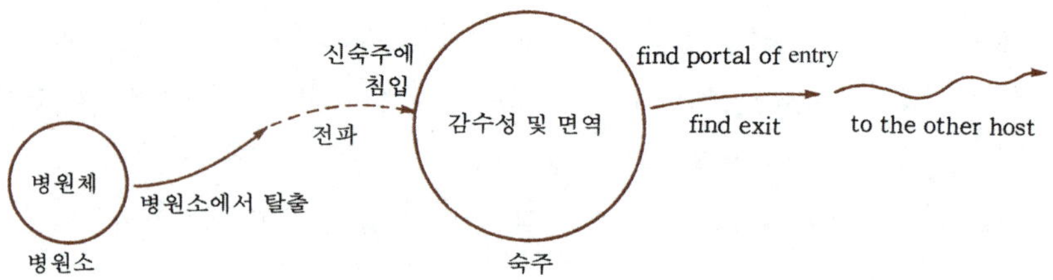

【그림 4-1】 감염병 발생 과정

3) 병원체(causative agent)

숙주에 침입해 질병을 일으키는 미생물로 감염을 일으키는 중요한 역할을 하는 요소이다.

(1) 병원체의 종류

① 세균(bacteria)

세균은 육안으로 관찰할 수 없는 생물로 우리 환경 어디에서나 존재한다. 엽록소가 없어서 광합성을 할 수 없고, 알맞은 양분, 습도, 산소가 필요하다. 세균이 일으키는 질병으로 콜레라, 장티푸스, 디프테리아, 결핵, 한센병, 백일해, 페스트 등이 있다.

② 바이러스(virus)

병원체 중에서 가장 작은 생물로 구조 및 화학적 성분은 세균과 비슷하고, 화학적 치료제(항생제)에 감수성이 있는 점이 바이러스와 다르다. DNA, RNA 중 어느 한쪽만 갖고 있으면서 증식은 숙주세포에 의존하고 있다. 바이러스가 일으키는 질병에는 홍역, 폴리오, 유행성이하선염, 일본뇌염, 공수병, 후천성면역결핍증, 간염 등이 있다.

③ 기생충(parasite)

동물성 기생체로서 육안으로 볼 수 있다. 기생충이 일으키는 질병으로는 말라리아, 사상충, 아메바성이질, 회충증, 간흡충증, 폐흡충증, 유구조충증, 무구조충증 등이 있다.

④ 진균(fungus)

곰팡이, 효모, 버섯 등을 포함한 균종으로 구성하는 미생물군이다. 핵막이 있는 진핵생물에 속하며, 미토콘드리아, 소포체 등의 세포소기관이 발달하고, 키틴, 글루칸 등으로 구성된 세포벽이 있다. 대부분은 세포성인 균사를 형성하여 신장, 발육하고 유성생식 및 무성생식을 하고 번식체로서 포자형성을 하지만, 일부 균종(효모)은 단세포성 증식을 한다. 주로 부생균으로서 자연계의 유기분해에 관여하지만, 일부는 동식물에 기생 또는 공생한다. 광합성이나 운동성이 없는 생물로서 단단한 세포벽을 가진 것으로 백선, 칸디다증 등을 발생시킨다.

⑤ 리케차(rickettsia)

세균보다 작고 살아 있는 세포 안에서만 기생하는 특성으로 세균과 구분된다. 예전에는 클라미디아와 함께 바이러스로 분류되기도 했다. 리케차가 일으키는 질병은 발진티푸스, 발진열, 쯔쯔가무시증, 록키산홍반열 등이 있다.

⑥ 후생동물(metazoa)

단세포 원생동물을 제외한 모든 동물에 대한 총칭으로 많은 세포로 구성돼 있다. 육안으로 볼 수 있으며 크기와 형태가 다양하다. 회충, 십이지장충 등이 있다.

(2) 병원체의 병원성과 독성

병원성(pathogenesis)은 감염된 숙주로 하여금 발병하게 하는 병원체의 능력을 말하며, 독성(virulence)은 중증 질병을 일으키는 능력을 말한다.

$$\text{병원성} = \frac{\text{발병자 수}}{\text{총감염자}}, \ \text{독성} = \frac{\text{중증환자 및 사망자 수}}{\text{총발병자 수}}$$

4) 병원소(reservoir of infection)

병원체가 생활하고 증식하며 생존을 계속하여 다른 숙주에게 전파시킬 수 있는 상태로 저장되는 장소를 말한다. 병원소의 종류로 인간 병원소, 동물 병원소, 토양 등이 있다.

(1) 인간 병원소

인간 병원소는 뚜렷한 증상을 나타내는 환자(case), 임상증상이 아주 미약하여 간과되기 쉬운 무증상 감염(subclinical infection), 인지할 만한 임상 증상이 없지만 체내에 병원체를 보유하여 항시 또는 때때로 균을 배출하는 보균자(carrier)로 나눌 수 있다.

보균자는 건강 보균자(healthy carrier), 잠복기 보균자(incubatory carrier), 회복기 보균자(convalescent carrier), 만성 보균자(chronic carrier)로 나눌 수 있다.

(2) 동물 병원소

동물 병원소는 동물이 방원체를 갖고 있다가 인간 숙주에게 감염시키는 감염원이 된다. 사람과 가축에 공통으로 옮기는 질병을 인수공통감염병(zoonosis)이라고 하며, 장출혈성대장균감염증(O-157), 일본뇌염, 브루셀라증, 탄저, 공수병(광견병), 조류인플루엔자 인체감염증, 중증급성호흡기증후군(SARS), 변종 크로이츠펠드-야콥병(vCJD), 큐열, 결핵, 메르스, 코로나바이러스(MERS-CoV) 등이 이에 해당한다.

① 광견병(rabies) : 개, 이리, 여우, 자칼, 코요테, 고양이, 스컹크, 박쥐, 기타 온혈동물
② 일본뇌염(japanese encephalitis) : 돼지, 조류, 뱀
③ 황열(yellow fever) : 원숭이
④ 발진열(murine typhus) : 쥐
⑤ 양충병(scrub typhus) : 쥐, 기타 설치류
⑥ Q fever : 소, 양
⑦ 선페스트(bubonic plague) : 쥐, 기타 설치류
⑧ 탄저(anthrax) : 소, 말, 양, 산양, 돼지, 코끼리, 낙타, 개, 고양이, 조류
⑨ 브루셀라(brucellosis) : 소, 돼지, 산양, 양, 사슴, 말, 쥐, 닭, 개, 물소, 토끼
⑩ 보툴리누스중독증(botulism) : 소, 말, 양, 오리, 밍크, 조류
⑪ 파상풍(tetanus) : 소, 말, 양, 돼지
⑫ 우형결핵(bovine tuberculosis) : 소, 돼지, 양, 산양, 말, 낙타, 고양이, 원숭이, 기니피그, 토끼, 앵무새
⑬ 살모넬라증(salmonellosis) : 쥐, 소, 양, 산양, 말, 돼지, 개, 고양이, 원숭이, 닭, 칠면조, 오리, 꿩, 비둘기, 거위, 파충류
⑭ 야토병(tularemia) : 토끼, 산토끼, 설치류
⑮ 렙토스피라증(leptospirosis) : 쥐, 돼지, 개, 소, 설치류
⑯ 톡소플라스마증(toxoplamosis) : 쥐, 고양이, 개, 토끼
⑰ 일본주혈흡충(schistosomiasis japonicum) : 개, 고양이, 쥐, 소, 물소, 돼지, 말, 양, 산양, 사슴, 스컹크, 두더지

(3) 기타 병원소(토양, 물 등)

토양을 병원소로 하는 것은 보툴리늄균, 히스토플라즈마, 파상풍균 등이며, 물을 병원소로 하는 것은 레지오넬라균 등이다. 특히 토양은 진균류와 파상풍 등의 병원소가 된다.

5) 병원소로부터 병원체 탈출(escape from reservior)

감염병의 전파는 병원소로부터 병원체가 탈출함으로써 감염병을 전파하게 된다. 병원체의 탈출 경로는 인체에 침입한 경로와 대체로 동일하다.

(1) 호흡기계 탈출

비말감염 혹은 공기 매개 감염이라고도 한다. 기침이나 재채기, 대화 등을 통해 코 또는 입을 통해 탈출해 호흡기계 전염병을 전파한다. 폐결핵, 폐렴, 백일해, 홍역, 수두, 두창 등이 이에 해당한다.

(2) 소화기계 탈출

감염원으로 물, 음식물을 경구 섭취함으로 생기는 전염성질환이다. 기생충 질환의 경우 분변이나 구토물에 의해서 탈출하며, 이질, 콜레라, 장티푸스, 파라티프스, 전염성 설사증 등 수인성 감염 병을 감염시킨다.

(3) 비뇨기계 탈출

주로 소변이나 생식기를 통해 탈출한다.

(4) 개방 병소로 직접 탈출

신체 표면의 농양, 피부병 등 상처 부위에서 병원체가 탈출하는 것을 말한다. 한센병 등이 이에 해당된다.

(5) 기계적 탈출

곤충의 흡혈이나 주사기를 통해 탈출한다. 발진티푸스, 발진열, 말라리아, 매독, AIDS 등이 이에 해당된다.

6) 전파(transmission)

병원소로부터 탈출한 병원체가 새로운 숙주에 운반되는 것을 전파라 하며, 탈출한 병원체가 생존하고 증식할 수 있는 능력에 따라 직접 전파, 간접 전파로 나눌 수 있다.

(1) 직접 전파(direct transmission)

환자로부터 탈출한 병원체가 중간 전파체(매개체) 없이 바로 새로운 숙주에게 전파되는 경우를 말하며, 성병과 같이 육체적 접촉에 의한 전파와 감기, 홍역, 결핵 등 기침이나 재채기, 대화를 통한 비말감염이 있다.

(2) 간접 전파(indirect transmission)

병원체가 공기, 물, 음식과 같은 중간 매개체를 거쳐 전파되는 감염을 말한다. 간접 전파는 균이 숙주 밖의 환경에서 어느 정도 견딜 수 있는 능력이 있어야 하며, 소량으로도 감을 일으킬 수 있어야 한다. 활성 전파체는 생물에 의한 매개로 전파되는 것을 말하며, 비활성 전파는 식품, 물, 생활용구, 수술기구 등 무생물을 통한 전파를 말한다. 식품은 소화기계 감염병의 전파체, 물은 수인성 감염병의 전파체로 작용하기에 식품 및 물 관리는 감염병 관리에 있어서 중요하다.

(3) 절지동물에 의한 전파

① 생물학적 전파(biological transmission)
매개곤충 내에서 일정 기간 동안 발육 및 증식 등 생물학적 변화를 거쳐 전파되는 경우를 말한다. 증식형 전파, 발육형 전파, 발육·증식형 전파, 배설형 전파, 경란형 전파로 나눌 수 있다.

- 증식형 전파 : 병원체가 뚜렷한 형태 변화 없이 수적 증식만 하여 전파되는 형태 (발진티푸스, 일본뇌염, 페스트, 재귀열, 황열 등)
- 발육형 전파 : 수적 증식은 없지만 발육하여 전파되는 형태 (사상충증, 로아로아 등)
- 발육·증식형 전파 : 발육과 수적 증식을 통해 전파되는 형태 (말라리아, 수면병 등)
- 배설형 전파 : 병원체가 매개 곤충 내에서 증식한 후 위장관을 거쳐 배설물로 배출된 것이 피부 상처 부위, 호흡기계 등으로 전파되는 형태 (발진티푸스, 발진열, 페스트 등)

- 경란형 전파 : 곤충의 난자를 통해 다음 세대까지 전달되어 전파되는 형태 (록키산홍반열, 재귀열 등)

② 기계적 전파(mechanical transmission)

매개 곤충의 체표면이나 체내에 있던 병원체가 침입해 병원체의 변화 없이 그대로 전파되는 것을 말하며, 매개 곤충 내에서 균 증식은 일어나지 않는다.

7) 새로운 숙주에 침입(reach to new host)

병원체가 새로운 숙주로 침입하는 양식은 병원소에서 탈출하는 경로와 대게 일치한다. 즉, 호흡기계 감염병은 호흡기로 침입하고, 소화기계 감염병은 경구로 침입하며, 비뇨생식계통, 피부 등을 통해서도 침입한다.

잠복기는 병원체가 몸 안에 들어가서 증상을 나타내기까지 기간을 말하며, 감염 기간은 잠복기 경과 후 병원체가 인체 내에서 증식한 다음에 균이 발견되기 시작한 기간, 세대기는 숙주 체내에 침입한 후 그 병원체가 숙주 체내에서 증식하여 다시 배출되어 다른 숙주에게 가장 높은 전염을 시킬 수 있을 때까지의 기간을 말한다.

8) 숙주의 감수성(susceptible host)

숙주 내에 병원체가 침입했다고 모두가 감염되거나 발병하는 것은 아니며, 숙주의 감수성, 면역력에 따라 좌우된다.

(1) 감수성(susceptibility)

감수성은 숙주에 침입한 병원체에 대해 감염이나 발병을 막을 수 없는 상태를 말한다.

고트스타인(Gottstein)은 감수성이 있는 사람이 환자와 접촉했을 때, 질병이 발병하는 비율을 감수성 지수(감염지수)라고 하였고, 드루더(De Rudder)는 다음과 같이 백분율로 산출하였다. 두창과 홍역 95%, 백일해 60~80%, 성홍열 40%, 디프테리아 10%, 폴리오 0.1% 등이다.

(2) 면역(immunity)

면역은 특정 감염균에 대해 자기 몸을 방어하고, 임상적인 증상을 없애거나 가볍게 하는 능력을 말한다. 면역을 분류하여 보면 [그림 4-2]와 같다.

- 면역
  - 선천성 면역(inherent immunity)
    - 종속 면역(species immunity) : 다른 종의 병원체에 이환되지 않는다.
    - 인종 면역(racial immunity) : 에스키모인은 디프테리아에 이환되지 않는다.
    - 개체 면역(individual immunity) : 내분비 및 연령 등에 따라서 차이가 있다.
  - 후천성 면역(acquired immunity)
    - 능동 변역(active immunity)
      - 자연 능동면역(natural active immunity) : 감염 후 얻은 면역
      - 인공 능동면역(artificial active immunity) : 사균(salk), 생균(sabin), toxoid 등에 의해서 얻은 면역
    - 수동 면역(passive immunity)
      - 자연 수동면역(natural passive immunity) : 유즙을 통해 얻는 면역
      - 인공 수동면역(artificial passive immunity): 동물면역 혈청 및 성인혈청에서 얻은 면역

【그림 4-2】 면역의 분류

① 선천성 면역

숙주가 선천적으로 갖고 있는 것으로 항원과 상관없이 자연히 존재하는 면역이며, 종속 저항성, 인종 저항성, 개인 특이성에 따라 면역이 형성되는 것을 말한다.

② 후천성 면역

어떤 질병에 걸려 완쾌된 후 또는 예방접종 등을 통해서 후천적으로 형성되는 면역이며, 능동 면역과 수동 면역으로 구분할 수 있다.

- 능동 면역 : 숙주 스스로 활동하면서 면역체를 형성해 면역력을 지닌 것으로 항원의 자극에 의해 항체가 형성되는 것을 말한다. 항원은 생체 내에 들어가서 항체를 생산하는 물질로, 백신은 생균이나 사균 모두가 항원으로 작용할 수 있는 것을 말한다. 능동 면역에는 자연 능동 면역과 인공 능동 면역이 있다.
  자연 능동 면역은 각종 질환에 완쾌된 이후 자연적으로 생기는 면역을 말하며, 천연두, 수두, 콜레라, 장티푸스 등이 이에 해당된다. 인공 능동 면역은 항원을 체내에 인위적으로 투입해 항체가 생성되도록 하는 면역으로 생균 백신, 사균 백신, 순화독소 등을 사용하는 예방접종으로 얻어지는 면역을 말한다.

- 수동 면역 : 다른 숙주에 의해 형성된 면역체를 받아서 면역력을 지닌 것으로 자연 수동 면역과 인공 수동 면역이 있다. 자연 수동 면역은 태아가 모체에서 태반

이나 수유를 통해 얻는 면역을 말하며, 홍역, 디프테리아 등이 이에 해당된다. 인공 수동 면역은 면역 혈청 등 인공 제제를 인체에 투입해 잠정적으로 질병에 대한 방어를 할 수 있도록 하는 것으로 B형 간염이 이에 해당된다. 수동 면역은 능동 면역에 비해 면역효력이 빨리 나타나지만, 효력 지속 시간은 짧은 것이 특징이다.

4-4. 감염병 관리의 일반적인 방법

감염병 관리의 일반적인 방법을 요약하여 보면 다음과 같다.

1. 전파 과정의 차단

① 병원소를 제거한다.
② 감염력을 감소시킨다.
③ 병원소를 격리한다. 격리는 다른 사람에게 감염시킬 염려가 있는 환자나 보균자를 격리하는 환자 격리와 감염병의 감염을 받았을 가능성이 있는 사람을 격리하는 건강 격리가 있다.
④ 환경 위생관리를 철저히 한다.

2. 면역 증강

감수성이 있는 사람에게 예방접종을 실시하여 방어기전을 증가시키는 것이다. 황열을 제외하고는 기본 접종 후에도 항체[1]의 지속 기간이 길지 않기 때문에, 일정한 간격을 두고 추가 접종을 실시하여야 한다(표 4-1 참조).

【표 4-1】 해외여행자에게 권장하는 성인예방접종

백신 종류	벡신이 필요한 지역	고위험 여행의 특징	기타 참고 사항
입국에 필요하므로 투여하는 예방 접종			

1) 항체(抗體, antibody) : 항원(抗原, antigen)으로 면역된 동물의 혈청 중에 존재하며 항원과 특이적으로 작용하는 물질이다. 항원은 생체 내 항원성(antigenicity in vivo)과 시험관 내 항원성(antigenicity in vitro)을 겸비한 완전 항원(complete antigen) 및 양자 중 하나만 가지고 있는 불완전 항원(partial antigen, haptene)이 있다.

황열	아프리카와 중남미의 황열 발생 지역 중 황열 백신 증명서를 요구하는 국가 도착 10일 전까지 국립중앙의료원이나 검역소로 의뢰		1회, 10년마다 재접종
수막알균	사우디아라비아 성지순례 도착 10일 전까지		1회, 결합백신은 5년마다 재접종
개발도상국 여행 시 일반적으로 필요한 예방 접종			
A형간염	개발도상국 모든 지역	면역이 없는 모든 여행객 (특히 30세 이하)	2회(0, 6~12개월)
장티푸스	인도, 파키스탄, 방글라데시, 네팔, 인도네시아, 필리핀, 파푸아뉴기니	2주 이상 여행하거나 시골을 여행하는 사람	1회, 2년마다 재접종
수막알균	아프리카 중부 국가들, 사우디아라비아	선교 또는 의료 봉사	1회, 5년 후 재접종
수두	개발도상국 모든 국가	면역이 없는 일부 30대 이하 여행객	항체 검사 필요 : 2회 (0, 1~2개월)
홍역-풍진-볼거리	개발도상국 모든 국가	면역이 없는 일부 20~30대 여행객	항체 검사 불필요 : 1회
광견병	남아메리카, 멕시코, 아시아	동물 연구, 1개월 이상 시골을 여행하거나 봉사활동	3회
황열	아프리카와 중남미의 황열 발생 지역	정글 탐험가	1회, 국립보건연구원이나 검역소에 의뢰
폴리오	인도, 파키스탄, 아프가니스탄, 우즈베키스탄, 타지스탄, 나이지리아를 포함한 아프리카	40세 이하 성인, 시골 여행	1회
인플루엔자	남반구	여름에 여행하는 인플루엔자 고위험군	1회
통상의 관광 여행이 아닌 경우 추가되는 예방 접종			
진드기 매개 뇌염	러시아, 동유럽	삼림에서 여름에 활동시	국내에 백신 없음
콜레라		난민 보호소에서 봉사활동을 할 경우	경구 불활화 백신(듀코랄)이 선호됨
여행을 계기로 면역 상태를 검사하거나 투여하는 예방 접종			
표준 예방접종료 참조			

출처 : 대한감염학회(www.ksid.or.kr)

3. 예방되지 못한 환자의 조치

예방되지 못한 환자는 가능한 한 피해를 최소화하도록 조치를 하여야 한다. 일단 질병이 발생하였을 때에는 조기 진단 및 치료를 하여 환자 사망이나 영구적 불구, 그리고 합병증을 예방하여야 한다. 또한, 2차 전파 예방에 관심을 두어야 한다.

4-5. 감염병의 유행 조사

감염병의 유행 조사(epidemic survey)는 특정 지역에서 발생된 감염병의 구체적인 발생 과정의 요소들을 역학적인 방법으로 구명하기 위하여 실시하는 활동인데, 이것을 토대로 하여 그 유행을 효과적으로 관리하려는 것이 그 목적이다. 감염병의 유행 시 조사해야 할 중요한 점을 들어 보면 다음과 같다.

1. 진단의 확인

감염병의 정확한 진단은 유행조사를 위한 가장 기본적인 일이다.

2. 유행의 확인

확실한 진단으로 확인된 질병의 과거 연도별, 월별, 지역별 발생 등을 비교・검토한다.

3. 유행의 시간별 분포

발병 날짜, 시간별로 유행곡선(epidemic curve)을 그려보고 관찰하여야 한다.

4. 유행의 지리적 분포

유행의 지리적 분포와 지역별 집적성과 그 질병의 전파 방향을 파악하는 데 도움이 될 수 있다.

5. 유행의 인적 특성별 분포

환자의 성별, 연령별, 직업별, 인종별, 사회・경제적 계층별 이환율 등의 분포를 조사한다.

6. 유행의 분포

발생 시간, 장소, 인적 사항 등을 단시간 내에 수집·분석하고 그 결과를 종합하여 유행을 전파 방식에 따라서 다음과 같이 분류한다.

① 공동 매개체에 의한 전파(common vehicle epidemics) : 동일 매개체에 의해 발생하는 경우이며, 많은 사람들이 공동으로 이용하는 음식, 물 등을 통해 다수 사람들에게 질병이 발생하는 것으로 소화기 계통의 세균성 질환이 대부분임

- 단수 노출(single exposure, point source epidemic) : 식중독과 같이 많은 사람이 한꺼번에 감염되는 경우로 특정 지역이나 특정 집단에만 발병하며, 2차 감염은 거의 없음
- 복수 노출(multiple exposure) : 오염된 식수와 같이 오염된 공동 매개체에 여러 사람이 계속 노출되는 경우로 수인성 감염병이 대표적이다. 환자가 기하급수적으로 늘어난다.

② 진행성 유형(propagated, progressive epidemic) : 감염균이 한 숙주에서 다른 숙주로 연속 전파되는 경우로 감염된 환자가 새로운 환자를 발생시키는 전파 형식임. 발생 초기에는 환자 수가 계속 증가하다가 유행이 진행되면서 유행 후기에 감수성이 있는 사람의 수가 어느 수준에 이르면 환자 발생이 감소하는 유형

7. 대책 수립과 보고서 작성

유행 조사 후에는 단기·중장기 예방대책을 수립하고 보고서를 작성한다.

제5장

기생충질환 관리

Parasitic Disease Control

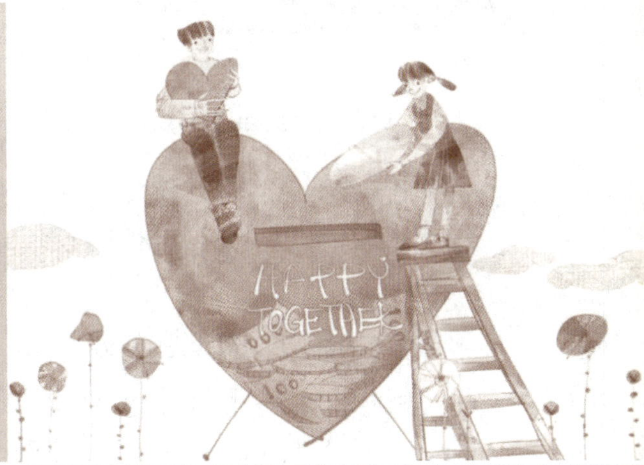

5-1. 개요

한 생물체가 그 생애의 일부나 전부를 다른 생물체의 체내·외에 기생하여 영양물질을 섭취하거나, 생활공간을 확보하는 생활양식을 기생생활이라고 한다. 거처를 제공하는 쪽을 숙주(host), 거처를 빌리는 쪽을 기주(parasite)라고 하며, 기주는 이익을 취하고 숙주는 이롭지 않거나 해를 받고 있는 경우를 기생생활(parasitism)이라고 한다. 사람의 몸에 기생하는 기생충은 주로 수육류, 어패류와 같은 동물성 식품을 불완전 가열해 섭취하는 경우, 또는 오염된 채소를 먹으면서 주로 경구로 감염된다. 기생충은 앞뒤로 긴 선형을 보이는 선충류, 편평한 형태를 보이는 흡충류, 촌충류 등이 있다. 기생충은 일반적으로 미세하고 형태도 다양하다. 기생충은 대부분 운동감각, 감각기관은 약화돼 있고, 기생에 필요한 고착기관, 생식기관은 발달되어 있다.

5-2. 기생충질환의 종류

1. 선충류(nematoda)

선충류는 좌우 대칭이며, 양 끝은 뾰족하고 자웅이 분리돼 있다. 색은 유백색 또는 담홍색이다.

1) 회충증(ascariasis)

(1) 병원체(infectious agent) : 회충(*Ascaris lumbricoides*)

(2) 병원소 및 전파 방법(reservoir & mode of infection)

감염된 사람, 돼지, 개, 고양이이다. 분변을 통해 토양, 채소, 파리를 매개체로 하여 경구 침입한다. 위장을 통과하여 소장에 정착하게 된다.

(3) 임상 증상(clinical symptom)

미열, 전신 권태, 식욕감퇴, 구토, 복통 등이 있고, 간농양, 담남염 등과 유충으로 인한 폐렴 등이 있다.

(4) 예방 대책(methods of control)

분변 관리를 철저히 하고 환경 개선, 위생적 식생활이 필요하다

2) 구충증(hook worm disease)

(1) 병원체(infectious agent) : 십이지장충(*Anchylostoma duodenale*), 아메리카구충(*Necator americanus*)

(2) 병원소 및 전파 방법(reservoir & mode of infection)

인체 소장에 기생하면서 산란을 해 분변으로 탈출하며, 1~2일 동안에 부화해 간상유충이 된다. 1주일 후에 감염성 있는 사상유충이 되어, 피부 또는 경구를 통해 침입해 심장, 폐, 식도, 위를 거쳐 소장에 도달한다.

(3) 임상 증상(clinical symptom)

기침, 구토, 충체의 흡열로 인한 빈혈, 소화장애 등이 있다.

(4) 예방 대책(methods of control)

오염 우려가 있는 밭에서 작업 시 피부를 보호해 경피적 침입을 막아야 한다.

3) 요충증(enterobiasis)

(1) 병원체(infectious agent) : 요충(*enterobius vermicularis)*

(2) 병원소 및 전파 방법(reservoir & mode of infection)

충란이 경구 침입해 소장에서 부화하고, 맹장 및 결정에 도달해 성충으로 성장해 기생한다. 산란기가 되면 항문 주위로 나와 산란하며 이때 전염력을 가진다. 오염된 손이나 음식물을 통해 경구에 침입한다.

(3) 임상 증상(clinical symptom)

항문 부위, 회음부 등에 기어 나와 충란을 산란할 때 심한 소양증이 발생하며, 긁게 되면 습진, 종창을 일으키며 2차적 세균 감염을 유발한다.

(4) 예방 대책(methods of control)

가족 또는 집단으로 쉽게 감염되므로 집단 구충을 실시해야 하며, 손을 자주 씻는 등 개인위생에 철저히 해야 한다.

4) 말레이사상충증(filariasis, elephantiasis)

(1) 병원체(infectious agent) : 말라리아 사상충(*Brugia malayi*)

(2) 병원소 및 전파 방법(reservoir & mode of infection)

감염자로부터 중간숙주인 모기가 흡혈할 때 사상충의 자충을 흡혈한 뒤에 사람을 흡혈하게 되면 인체에 침입해 림프조직에 기생하게 된다.

(3) 임상 증상(clinical symptom)

사상충은 림프관이 분포돼 있는 생식기관, 사지 등에 기생하며, 림프선 부종, 음낭의 상피증 등이 일어난다.

(4) 예방 대책(methods of control)

환경위생 강화 및 모기 구제를 해야 한다.

2. 흡충류(trematoda)

흡충류는 편형동물에 속한 것으로 대부분 좌우 대칭이며, 소화관은 불완전하며 2개의 흡반을 갖고 있다.

1) 간흡충증(clonorchiasis, chinese liver fluke 간디스토마)

(1) 병원체(infectious agent) : 간흡충(*clonorchis sinensis*)

(2) 병원소 및 전파 방법(reservoir & mode of infection)

병원소는 감염된 인체와 민물고기 등이다. 간흡충은 인체 내 간의 담관에 기생한다. 성충이 산란하면 장을 거쳐 분변으로 배출한다. 배출된 분변은 민물에 서식하는 제1중간숙주인 왜우렁이에 침입한 후에 제2중간숙주인 잉어, 참붕어 등의 피하조직에서 피낭유충이 된다. 감염된 민물고기를 덜 익혀서 먹거나, 조리 과정에서 다른 음식물을 거쳐 경구로 감염된다.

(3) 임상 증상(clinical symptom)

충체의 독소에 의해 간경변의 원인이 되며, 비장 비대, 부종, 황달, 소화장애 등이 나타날 수 있다.

(4) 예방 대책(methods of control)

조리 도구를 깨끗이 씻고, 민물고기 생식 또는 회를 먹는 습관을 자제한다.

2) 폐흡충증(paragonimiasis, oriental lung fluke, 폐디스토마증)

(1) 병원체(infectious agent) : 폐흡충증(*paragonimiasis westerman*)

(2) 병원소 및 전파 방법(reservoir & mode of infection)

객담이나 변으로 나온 충란이 수중에서 부화해 제1중간숙주인 다슬기에 침입한 후, 제2중간숙주인 가재, 게 등의 아가미, 근육 내에 침입한다. 제2중간숙주를 생식하면 감염된다. 인체 내에서 복강, 횡경막 등을 거쳐 폐에 침입해 성충으로 성장한다.

(3) 임상 증상(clinical symptom)

기침, 객혈, 흉통, 위장장애가 나타나며, 뇌에 기생하면 간질 증상, 신경 증상, 반신불수 등의 증상이 나타난다.

(4) 예방 대책(methods of control)

가재나 게를 생식하지 말고, 숙주 동물의 철저한 관리가 필요하다.

3. 조충류(cestoda)

조충류는 편형동물의 총칭으로 내부기생성을 띤다. 상피세포와 입, 소화관은 없고, 몸은 두부와 경부 그리고 많은 편절로 되어 있다. 편절에는 배설계, 신경계 외에 암수 한 몸의 생식계가 있다.

1) 유구조충증(pork tape worm, 갈고리촌충)

돼지고기를 생식하는 지역주민에게 많이 감염된다

(1) 병원체(infectious agent) : 유구조충(*Taenia solium*)

(2) 병원소 및 전파 방법(reservoir & mode of infection)

분변과 함께 외부로 배출된 충란이 돼지에 침입해 중간숙주인 돼지의 장에서 부화해 유구낭충이 된다. 감염된 돼지고기를 덜 익힌 채로 먹게 되면 인체로 침입하게 된다.

(3) 임상 증상(clinical symptom)

성충이 인체 내 소장에 기생하므로 불쾌감, 복통, 식욕부진 등이 일어나고, 섬유조직 석회화가 일어난다. 뇌에 침입하게 되면 뇌낭충증이 발생하게 되며 두통, 구토, 경련, 간질 등의 증상이 나타나며, 안부에 침입하면 안구통, 실명 등의 증상이 나타난다.

(4) 예방 대책(methods of control)

돼지고기를 충분히 익혀 먹어야 하고, 구충을 실시해야 한다.

2) 무구조충(beef tape worm, 민촌충)

유구조충과 혼동돼 사용되다가 1782년 고오지(Goeze)에 의해 독립종으로 인정되었다. 소고기에 의해서 감염된다.

(1) 병원체(infectious agent) : 무구조충(*Taenia saginata*)

(2) 병원소 및 전파 방법(reservoir & mode of infection)

분변과 함께 외부로 배출된 충란이 소에 침입해 장관에서 부화해 근육 속에 들어가 무구낭충이 된다. 감염된 소고기를 날것으로 먹으면 인체 내로 침투해 소장 점막에 붙어서 성충으로 성장한다.

(3) 임상 증상(clinical symptom)

설사, 복통, 소화장애, 구토 등의 소화기계 장애를 일으킨다.

(4) 예방 대책(methods of control)

소고기를 충분히 익혀 먹고, 구충을 해야 한다.

4. 원충류(protozoa)

원충류는 단일세포로 돼 있으며, 운동성, 소화, 영양분 섭취, 생식 등의 기능을 수행한다.

1) 이질아메바증(amoebeasis)

(1) 병원체(infectious agent) : 이질아메바(*Entamoeba histolytica*)

(2) 병원소 및 전파 방법(reservoir & mode of infection)

제2군 법정전염병으로 분변으로 배출되어 음식물, 물 등에 오염되어 경구로 침입한다. 위를 통과한 후 대장 점막에 침입하며, 분열 증식한다.

(3) 임상 증상(clinical symptom)

급・만성 이질이 일어나고, 간, 폐, 뇌에 심각한 병변이 나타날 수 있다.

(4) 예방 대책(methods of control)

음료는 끓여 마시고, 분변을 위생적으로 관리해야 한다.

2) 질트리코모나스(trichomonasvaginalis)

(1) 병원체(infectious agent) : 질트리코모나스(*Trichomonas vaginalis*)

(2) 병원소 및 전파 방법(reservoir & mode of infection)

제4의 성병으로 지칭되고 있으며, 여성의 질, 남성의 전립선, 요도, 방광에 기생한다. 성교에 의해 감염되거나 욕조나 변기를 통한 감염도 있다. 이 원충은 여성이 감염원이다.

(3) 임상 증상(clinical symptom)

남성의 경우 무증상이거나 경미한 증상이 나타나며, 여성은 대하증, 빈뇨, 악취, 질점막 발적 등이 나타난다.

(4) 예방 대책(methods of control)

불결한 성행위를 하지 말아야 한다.

제6장

급 · 만성 감염병관리

Acute & Chronic Communicable Disease Control

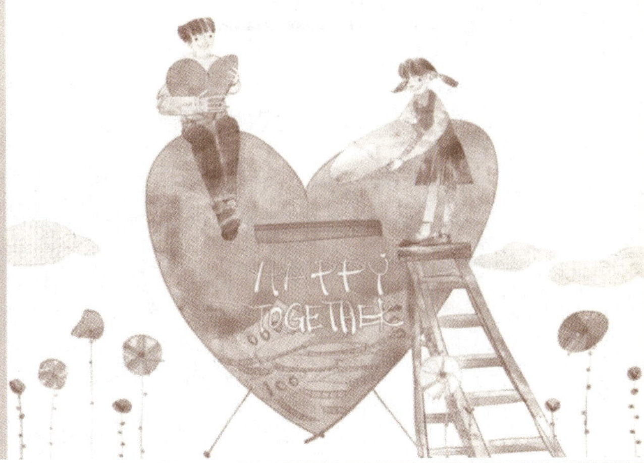

6-1. 개요

질병이 발생하기 위해서는 원인이 되는 병원체가 있어야 하고 그 병원체에 숙주(인간)가 폭로되어야 하며 병원체는 숙주 내로 침입하여 숙주 내에서 자리를 잡아 증식하여 감염을 일으키고 발병하는 과정을 거쳐야 한다.

숙주, 병원체, 환경을 둘러싸고 있는 여러 가지 요인들에 의해서 많은 변화가 일어나는데, 병원체인 바이러스, 박테리아 등은 끊임없이 새로 변종이 생긴다. 우리나라의 감염병 발생률은 경제발전과 생활환경의 개선에 의해서 크게 감소되었다.

1. 법정감염병

감염병 전파를 예방하는 대책으로 국가가 관리해야 할 법정 감염병을 규정하고, 법정 감염병의 발생 현황을 파악해 법정 감염병의 관리 체계 확립 등이 필요하다.

우리나라도 감염병 발생과 유행을 예방하여 국민 건강을 향상시키기 위해 감염병 예방법을 규정하고 있으며, 감염병 종류를 법으로 제정해 이를 근거로 신고와 등록의 의무, 예방접종 등의 각종 규정을 실행하고 있다.

감염병 예방법이 규정하고 있는 법정 감염병은 제1군 6종류, 제2군 10종류, 제3군 20종류 등 총 36종류가 있고, 보건복지부령으로 정하는 감염병은 제4군, 제5군 감염병과 고위험 병원체 질병 등이 있다.

보건복지부장관이 지정하는 지정감염병과 보건복지부장관이 고시하는 감염병으로 세계보건기구 감시 대상 감염병, 생물테러 감염병, 성매개 감염병, 인수공통 감염병, 의료관련 감염병 등이 있다.

1) 제1군감염병(발생즉시 환자격리 필요)

마시는 물 또는 식품을 매개로 발생하고 집단 발생의 우려가 커서 발생 또는 유행 즉시 방역대책을 수립하여야 하는 감염병을 말한다. 콜레라, 장티푸스, 파라티푸스, 세균성이질, 장출혈성대장균감염증, A형간염 등이 지정되어 있다.

2) 제2군감염병(예방접종대상)

예방접종을 통하여 예방 및 관리가 가능하여 국가 예방접종사업의 대상이 되는 감염병을 말한다.

디프테리아, 백일해, 파상풍, 홍역, 유행성이하선염, 풍진, 폴리오, B형간염, 일본뇌염, 수두(水痘) 등이 지정되어 있다.

3) 제3군감염병(모니터링 및 예방홍보중점)

간헐적으로 유행할 가능성이 있어 계속 그 발생을 감시하고 방역대책의 수립이 필요한 감염병을 말한다.

말라리아, 결핵, 한센병, 성홍열, 수막구균성수막염, 레지오넬라증, 비브리오패혈증, 발진티푸스, 발진열, 쯔쯔가무시증, 렙토스피라증, 브루셀라증, 탄저, 공수병, 신증후군출혈열, 인플루엔자, 후천성면역결핍증(AIDS), 매독, 크로이츠펠트-야콥병(CJD) 및 변종크로이츠펠트-야콥병(vCJD) 등이 지정되어 있다.

4) 제4군감염병(방역대책 긴급수립)

국내에서 새롭게 발생하였거나 발생할 우려가 있는 감염병 또는 국내 유입이 우려되는 해외 유행 감염병으로서 보건복지부령으로 정하는 감염병을 말한다.

페스트, 황열, 뎅기열, 바이러스성 출혈열, 두창, 보툴리눔독소증, 중증 급성호흡기 증후군(SARS), 조류인플루엔자 인체감염증, 신종인플루엔자, 야토병, 큐열, 웨스트나일열, 신종감염병증후군, 라임병, 진드기 매개뇌염, 유비저, 치쿤구니야열 등이 지정되어 있다.

5) 제5군감염병(유행여부조사 감시)

기생충에 감염되어 발생하는 감염병으로서 정기적인 조사를 통한 감시가 필요하여 보건복지부령으로 정하는 감염병을 말한다.

회충증, 편충증, 요충증, 간흡충증, 폐흡충증, 장흡충증 등이 지정되어 있다.

【표 6-1】 법정감염병의 분류 및 종류

구분	제1군감염병	제2군감염병	제3군감염병	제4군감염병	제5군감염병	지정감염병
특성	물 또는 식품 매개발생(유행) 즉시 방역대책 수립 요 (6종)	국가예방접종사업 대상 (12종)	간헐적 유행 가능성 계속 발생 감시 및 방역대책 수립 요 (19종)	국내 새로 발생 또는 국외유입 우려 (18종)	기생충 감염증 정기적 조사 요 (6종)	유행 여부조사 · 감시 요 (17종)
종류	가. 콜레라 나. 장티푸스 다. 파라티푸스 라. 세균성이질 마. 장출혈성대장균감염증 바. A형간염	가. 디프테리아 나. 백일해 다. 파상풍 라. 홍역 마. 유행성이하선염 바. 풍진 사. 폴리오 아. B형간염[1] 자. 일본뇌염 차. 수두 카. b형헤모필루스 인플루엔자 타. 폐렴구균	가. 말라리아 나. 결핵 다. 한센병 라. 성홍열 마. 수막구균성수막염 바. 레지오넬라증 사. 비브리오패혈증 아. 발진티푸스 자. 발진열 차. 쯔쯔가무시증 카. 렙토스피라증 타. 브루셀라증 파. 탄저 하. 공수병 거. 신증후군출혈열 너. 인플루엔자[2] 더. 후천성면역결핍증(AIDS) 러. 매독 머. 크로이츠펠트-야콥병(CJD) 및 변종크로이츠펠트-야콥병(vCJD)	가. 페스트 나. 황열 다. 뎅기열 라. 바이러스성출혈열 (마버그열, 라싸열, 에볼라열 등 마. 두창 바. 보툴리눔독소증 사. 중증급성호흡기증후군 아. 동물인플루엔자 인체감염증 자. 신종인플루엔자[3] 차. 야토병 카. 큐열 타. 웨스트나일열 파. 신종감염병증후군[4] 하. 라임병 거. 진드기매개뇌염 너. 유비저 더. 치쿤구니야열 러. 중증열성혈소판감소증후군	가. 회충증 나. 편충증 다. 요충증 라. 간흡충증 마. 폐흡충증 바. 장흡충증	가. C형간염 나. 수족구병 다. 임질 라. 클라미디아감염증 마. 연성하감 바. 성기단순포진 사. 첨규콘딜롬 아. 반코마이신내성황색포도알균(VRSA) 감염증 자. 반코마이신내성장알균(VRE) 감염증 차. 메티실린내성황색포도알균(MRSA) 감염증 카. 다제내성녹농균(MRPA) 감염증 타. 다제내성아시네토박터바우마니균(MRAB) 감염증 파. 카바페넴내성장내세균속균종(CRE) 감염증 하. 장관감염증 1. (살모넬라균 감염증, 장염비브리오균 감염증, 장독소성대장균(ETEC) 감염증, 장침습성대장균(EIEC) 감염증, 장병원성대장균(EPEC) 감염증, 캄필로박터균 감염증, 클로스트리듐 퍼프린젠스 감염증, 황색포도알균 감염증, 바실루스 세레우스균 감염증, 예르시니아 엔테로콜리티카 감염증, 리스테리아 모노사이토제네스 감염증, 그룹 A형 로타바이러스 감염증, 아스트로바이러스 감염증, 장내 아데노바이러스 감염증, 노로바이러스 감염증, 사포바이러스 감염증, 이질아메바 감염증, 람블편모충 감염증, 작은와포자충 감염증, 원포자충 감염증) 거. 급성호흡기감염증 (아데노바이러스 감염증, 사람 보카바이러스 감염증, 파라인플루엔자바이러스 감염증, 호흡기세포융합바이러스 감염증, 리노바이러스 감염증, 사람 메타뉴모바이러스 감염증, 사람 코로나바이러스 감염증, 마이코플라즈마균 감염증, 클라미디아균 감염증) 너. 해외유입기생충감염증 (리슈만편모충증, 바베스열원충증, 아프리카수면병, 주혈흡충증, 샤가스병, 광동주혈선충증, 악구충증, 사상충증, 포충증, 톡소포자충증, 메디나선충증) 더. 엔테로바이러스감염증
감시방법	법정감염병감시	법정감염병감시	법정감염병감시 (예외: 인플루엔자는 표본감시)	법정감염병감시	표본감시	표본감시
신고	지체없이	지체없이	지체없이	지체없이	7일 이내	7일 이내
보고	지체없이	지체없이	지체없이	지체없이	매주 1회	매주 1회

출처 : 질병관리본부(2015. 8)

6) 지정감염병

제1군감염병부터 제5군감염병까지 감염병 외에 유행 여부를 조사하기 위해 감시 활동이 필요한 감염병으로 보건복지부장관이 지정하는 지정감염병이다.

7) 보건복지부장관의 고시 대상 감염병

- 국제 공중보건의 비상사태에 대비하기 위한 '세계보건기구 감시대상 감염병' (두창, 폴리오, 신종 인플루엔자, 중증급성호흡기증후군(SARS), 콜레라, 폐렴형 페스트, 황열, 바이러스성 출혈열, 웨스트나일열〔보건복지부 고시 제2010-125호〕)
- 고의 또는 테러 목적으로 이용된 병원체에 의해 발생된 '생물테러감염병' (탄저, 보툴리눔독소증, 페스트, 마버그열, 에볼라열, 라싸열, 두창, 야토병〔보건복지부 고시 제2010-125호〕)
- 성 접촉으로 전파되는 '성매개감염병' (매독, 임질, 클라미디아, 연성하감, 성기단순포진, 첨규콘딜롬)
- 사람과 동물 간에 서로 전파되는 병원체에 의해 발생되는 '인수공통감염병' (장출혈성대장균감염증, 일본뇌염, 브루셀라증, 탄저, 공수병, 조류인플루엔자 인체감염증, SARS, 변종크로이츠펠트-야콥병, 큐열, 결핵)
- 환자 또는 임산부 등이 의료행위 과정 중에서 발생한 '의료관련감염병' 등 (반코마이신내성황색포도알균 감염증, 반코마이신내성장알균 감염증, 메티실린내성황색포도알균 감염증, 다제내성녹농균 감염증 등)

6-2. 급성감염병(acute communicable disease)

급성감염병은 잠복기는 짧고 발생률은 높은 반면 유병률은 낮다. 주요 급성감염병은 아래와 같다.

1. 소화계통 감염병

소화계통 감염병은 입을 통해 감염되는 감염병으로 환자나 보균자의 분변을 통해 오염된 음식이나 식수가 입을 통해 침입하면서 감염되는 질병을 말한다.

소화계통 감염병은 콜레라, 장티푸스, 파라티푸스, 세균성 이질, 폴리오, 유행성 간염, 아메바성 이질 등이 있다. 소화계통 감염병의 일반적인 예방대책은 음식, 주변 환경의 철저한 위생관리와 정기적인 예방접종이다.

1) 콜레라(cholera)

콜레라는 괴질이라고도 불리며, 제1군감염병이며 검역감염병이다.
콜레라 2017년 2018년에 국내에는 없었으며, 국외에서 2017년에 3명, 2018년에 2명 발생보고가 있었다.

(1) 병원체(infectious agent)

비브리오 콜레라는 2가지 형이 있는데, 현재 분리된 콜레라균의 생물학적 형에는 인도지방 등에서 유래한 진성 콜레라균과 생물학적 변이형인 용혈성 콜레라균이 있다.

(2) 병원소 및 감염원(reservoir & source of infection)[1)]

병원소는 환자, 보균자이며 감염원은 환자의 분변 및 구토물 등에 의한 식품이나 음용수, 용기 등이다.

(3) 전파 방법(mode of transmission)

환자 및 보균자의 분변, 구토물에 배출된 병원체가 오염되어 전파되며, 오염된 식수, 음식물, 과일, 채소 등을 먹고 경구 감염된다. 환자의 균 배출 기간은 약 2~3일 정도로 짧고, 잠복기는 12~48시간이다.

(4) 임상 증상(clinical symptom)

발병이 빠르고 설사, 구토 등 탈수 증세를 일으키나 열이 없다. 치료하지 않으면 환자의 25~50%가 치명적일 수 있으나, 적절한 치료를 할 경우 사망률은 1% 미만이다.

(5) 감수성 및 저항성(susceptibility & resistance)

감수성은 높고, 회복 후에 약간의 면역을 얻을 수 있으며, 사균백신에 의해 인공능동면역을 얻을 수 있다.

---

1) 병원소(病原巢, reservoir) : 병원체가 생존하고 증식하며 생존을 계속하여, 인간에게 전파할 수 있는 상태로 저장되는 장소를 말한다. 인간, 동물, 토양 등이 있다.
감염원(感染源, source of infection) : 병독을 직접 사람에게 가져오는 수단이 될 수 있는 것을 말한다. 환자, 보균자, 병원체 보유 동물, 토양, 물 등이 있다.

(6) 예방 대책(methods of control)

철저한 검역관리가 중요하며, 국내 침입 후에는 환자의 신속한 보고 및 격리가 필요하다. 철저한 환경위생관리가 필요하다.

2) 장티푸스(typhoid fever)

일종의 열병으로 제1군감염병, 수인성 감염병 중 세균성 이질 다음으로 많이 발생한다.

(1) 병원체(infectious agent)

장티푸스균(*Salmonella typhi*, =*Salmonella typhosa*, *Eberthella typhi*)으로 간상균(bacilli)이다.

(2) 병원소 및 감염원(reservoir & source of infection)

병원소는 환자 및 보균자이며 감염원은 오염된 음식, 해산물이다.

(3) 전파 방법(mode of transmission)

환자 및 보균자의 소변, 대변에 오염된 음용수 및 식품 등을 통해 전파되며, 파리와 바퀴벌레 등의 매개 곤충을 통해 전파되기도 한다. 잠복기는 보통 2주 정도이다.

(4) 임상 증상(clinical symptom)

몸이 나른하고 식욕 부진, 두통, 요통, 관절통이 일어나고, 오한과 함께 발열한다. 전신 홍반, 림프조직의 병변 등 열성 전신질환이다. 발병 2주에는 고열이 계속되고, 비장이나 간이 부어서 다소 커진다.

(5) 감수성 및 저항성(susceptibility & resistance)

감수성은 높고, 회복 후에는 영구 면역을 얻는다. 단, 화학요법으로 치료한 경우에는 영구 면역을 얻기는 힘들다. 능동 면역은 사균 백신이 이용된다.

(6) 예방 대책(methods of control)

환경위생을 철저히 하고, 예방접종을 맞는다. 그리고 보균자를 색출해 감염 경로를 차단시킨다.

3) 파라티푸스(paratyphoid fever)

파라티푸스균(*Salmonella paratyphi*)에 의하여 일어나며 A · B · C의 3형이 있다. 제1군감염병으로 장염을 일으켜 장티푸스와 증세가 비슷하지만, 증세가 미약하고 기간이 짧다. 환자나 보균자의 손에 의해 오염된 조개류, 우유, 및 유제품 등의 음식물에 의해 전파되며 잠복기는 1~3주이다. 회복 후에는 수년간 재감염되지 않으며, 면역 항체를 갖게 된다.

4) 세균성이질(bacillary dysentery, shigellosis)

원인체에 따라 세균성, 아메바성, 바이러스성으로 구분되는데, 세균에 의한 감염을 세균성이질이라고 한다.

(1) 병원체(infectious agent)

시겔라 감염병(시겔라증)의 원인 시겔라(Shigella) 혈청 균종에는 Shigella dysenteriae, Shigella flexneri, Shigella boydii 과 Shigella sonnei 등이 있다.

(2) 병원소, 감염원 및 전파 방법(reservoir, source of infection & mode of transmission)

병원소는 환자이며, 감염원은 오염된 물과 식품이다. 전파 방법은 분변으로 탈출하여 파리나 불결한 손을 통해 음식물 등으로 경구침입하며 잠복기는 3~4일이다. 장염과 위장염을 일으킨다.

(3) 감수성 및 저항성(susceptibility & resistance)

감수성은 소아에게서 비교적 높고, 완쾌 후에는 가벼운 면역이 형성되고, 균주 간 교차 면역은 없다.

(4) 예방 대책(methods of control)

위생관리를 철저히 시행하고, 보건교육을 실시한다. 이질은 가족 감염률이 높으므로 가족이나 음식물을 함께 먹은 사람은 보건소에서 검변을 받는 것이 좋다.

5) 폴리오(poliomyelitis, infantile paralysis, 급성회백수염)

급성회백수염이라고도 불리며, 제2군 법정감염병으로 주로 소아에게 나타나며, 소아마비라고도 한다. 중추신경계통의 손상으로 나타나며 때로는 여러 가지 마비를 초래하는 급성 전신질환이다.

(1) 병원체(infectious agent) : Poliovirus Ⅰ형, Ⅱ형, Ⅲ형

(2) 병원소, 감염원 및 전파 방법(reservoir, source of infection & mode of transmission)

병원소는 환자이며, 인간에서 인간으로의 직접 감염이다. 감염원은 호흡기 분비물 및 분변 등에 오염된 음식물에 의한 경구전파가 주요 경로이다. 잠복기는 7~14일이다. 임상 증상으로는 발열, 두통, 구토 변비, 지각과민, 목 부분 강직 등이 나타나며, 마비형에서는 주로 다리에 이완성 마비를 보인다. 대부분 감염은 무증상 또는 경미하게 지나간다. 60일 이후에도 지속되면 영구히 남게 된다.

(3) 감수성 및 저항성(susceptibility & resistance)

미감염자는 연령에 상관없이 감염되나, 일반적으로 소아기에 면역을 획득한다.

(4) 예방 대책(methods of control)

예방접종이 제일 좋은 예방책이며, 예방접종은 세균 백신을 경구에 투여하거나 사균 백신을 주사한다. 예방접종은 생후 2개월부터 2개월 간격으로 3회 실시하고, 추가 접종은 18개월에 실시한다.

6) 유행성 간염(infectious hepatitis, A형 간염)

유행성 간염은 A형은 제1군감염병으로 갑자기 발병하며 치명률이 낮으며, 간세포의 변성과 염증성 변화가 생기는 질병이다. 반면, B형은 제2군감염병으로 천천히 발생하며 치명률이 비교적 높다.

(1) 병원체(infectious agent) : Hepatitis virus A형

(2) 병원소 및 전파 방법(reservoir & mode of transmission)

병원소는 환자이다. 감염원은 환자의 분변이다. A형 간염 바이러스에 오염된 음식물에 의해 전파되는데, 환자의 대변을 통한 경구 감염, 주사기를 통한 감염, 혈액제제를 통

해 전파되거나 환자를 통해 가족이나 친척에게 전파되거나, 인구밀도가 높은 곳에서 집단 발생한다. 감염 기간은 증상 발현 후 2주 전부터 황달 발생 후 2주까지 바이러스 배출이 가장 왕성하다.

(3) 잠복기 및 임상 증상(incubation period & clinical symptom)

잠복기는 15~45일, 보통 25일이다. 임상 증상은 발열, 오한, 식욕감퇴, 피로, 황달, 구토, 복부 불쾌감 등이 나타난다. 소아는 거의 증상이 없는 불현성 감염을 보이나, 연령이 높아질수록 증상이 심해진다.

(4) 감수성 및 저항성(susceptibility & resistance)

어린 연령층에서 감수성이 높으며, 완쾌 후에는 다소의 저항성이 있다. 한 번 감염되어 회복한 후에는 영구면역력이 생긴다.

(5) 예방 대책(methods of control)

손을 잘 씻는 등 개인위생을 철저히 하고, 오염된 지역에서 잡힌 어패류는 꼭 익혀서 먹는다. 수동면역으로 감마글로불린의 주사가 효력이 있는 것으로 알려졌다.

7) 아메바성이질(amoebic dysentery, amoebiasis)

(1) 병원체(infectious agent)

병원체는 *Entamoeba histolitica*이며 발육기에 따라서 다음과 같이 3형으로 나누어진다.

① 영양형(운동형, trophozoite, vegetative form)
② 포낭전기형(precystic form, minuta form)
③ 포낭형(낭자형, cystic form)

(2) 병원소, 잠복기 및 임상 증상(reservoir, incubation period & clinical symptom)

병원소는 환자이며 분변으로 탈출하여 경구적으로 침입한다. 아메바성이질은 세균성이질에 비하여 만성적이며, 치명률은 병발증이 없는 한 거의 없다. 잠복기는 보통 3~4주이다.

(3) 예방 대책(methods of control)

위생적으로 식품과 급수를 관리하며 소독을 철저히 하여야 한다.

2. 호흡계통 감염병(air borne disease)

호흡계통 감염병은 환자나 보균자의 객담, 콧물 등으로 배설되어 감염되는 비말감염(droplet infection)과 먼지에 의한 공기전파 감염 등이 있다. 호흡계통 감염병의 일반적 특징은 대부분 보균자에게서 감수성자에게 직접 전파되고, 대체로 초기에 다량의 분비물을 배출해 계절적으로 민감한 양상을 보인다. 연령, 성, 사회경제적 상태에 따라 차이를 보인다. 호흡계통 감염병의 관리 방법은 예방접종을 실시하는 것으로, 디프테리아, 백일해, 인플루엔자, 홍역, 두창, 결핵 등이 그 예이다.

1) 디프테리아(diphtheria)

(1) 병원체(infectious agent) : 디프테리아균(*Corynebacterium diphtheriae*)

(2) 병원소 및 감염원(reservoir & source of infection)

병원소는 환자 및 보균자이고, 감염원은 환자 및 보균자의 코, 인후의 분비물이다.

(3) 잠복기 및 임상 증상(incubation period & clinical symptom)

제2군 법정감염병으로 보통 2~7일이며 평균 3~5일이다. 인후와 코 등에 국소적 염증이 일어나는 것이 일반적이며, 체외 독소를 분비해 다른 신경조직, 심근 등에 장애를 일으키는 급성질환이다. 후두에 나타날 때에는 호흡장애를 일으키는 위막형성이 있다.

(4) 감수성 및 저항성(susceptibility & resistance)

신생아는 감수성이 없다. 저항력은 생후 6~8개월부터 소실되나, 완쾌 후 영구면역을 얻을 수 있다.

(5) 예방 대책(methods of control)

환자의 격리 및 소독을 철저히 하고, DPT 접종을 실시한다. DPT 예방접종은 생후 2개월부터 2개월 간격으로 3회 접종하며, 추가 접종은 18개월과 5~6세에 한다.

2) 백일해(whooping cough, pertussis)

(1) 병원체(infectious agent)

백일해균(*Bordetella pertussis*) 인데, 운동성이 없는 작은 그람음성균이며 아포나 편모는 없다.

(2) 병원소 및 전파 방법(reservoir & mode of transmission)

환자가 병원소이며, 감염자와 직접 접촉, 비말감염, 오염된 물품에 의해 전파된다.

(3) 감수성 및 저항성(susceptibility & resistance)

감수성은 보편적이고, 모체로부터 받는 수동면역은 없다. 7세 이하 어린이에게서 발생률이 높고, 신생아에게 잘 전염된다. 완쾌된 이후에는 영구면역을 얻는다.

(4) 잠복기 및 임상 증상(incubation period, clinical symptom)

제2군 법정감염병으로 잠복기는 보통 7일이다. 기관지에 염증이 생겨 발작성 기침이 일어난다.

3) 인플루엔자(influenza, 유행성 감기)

(1) 병원체(infectious agent)

인플루엔자 바이러스 A, B, C형이 있다.

(2) 병원소 및 감염원(reservoir & source of infection)

환자가 병원소이고, 환자이 비말이 감염원이다.

(3) 전파 방법(mode of transmission)

주로 비말에 의한 직접 전파이며, 오염된 물건에 의한 간접 전파도 일어난다.

(4) 감수성 및 저항성(susceptibility & resistance)

어린이에게 감수성이 높으며, 완쾌 후에는 유행하는 바이러스 균에 대해서는 면역력이 생긴다.

(5) 잠복기 및 임상증상(incubation period & clinical symptom)

제3군 법정감염병으로 잠복기는 24~72시간을 짧으며, 38℃ 이상의 발열, 두통, 근육통, 피로감 등의 전신 증상과 인후통, 기침 등의 호흡기 증상을 보인다.

4) 홍역(measles)

(1) 병원체(infectious agent) : 파라믹소 바이러스 (*Paramyxo virus*)

(2) 병원소 및 전파 방법(reservoir & mode of infection)

병원소는 환자이며 환자의 객담, 비 · 인 · 후 분비물의 비말감염에 의하여 전파한다.

(3) 감수성 및 저항성(susceptibility & resistance)

법정감염병 중에 감염력이 가장 강하다. 신생아는 모체로부터 받은 면역으로 일시적인 저항성을 갖지만 선천적인 면역은 없으며 완쾌 후에는 영구적인 면역을 얻는다.

(4) 잠복기 및 임상 증상(incubation period, clinical symptom)

제2군 법정감염병으로 잠복기는 8~21일, 보통 10~14일이며 안면부에 피부발진이 나타나기 시작하여 아래 부위로 확산되며 전신에 생긴다.

(5) 예방 대책(methods of control)

예방접종이 중요하며, 예방접종은 생후 12~15개월, 4~6세에 시행한다.

5) 유행성이하선염(mumps, 볼거리)

(1) 병원체(infectious agent) : 유행성이하선염 바이러스 (*mumps virus*)

(2) 병원소 및 전파 방법(reservoir & mode of infection)

병원소는 환자이며, 환자의 비말을 통해 전파된다.

(3) 감수성 및 저항성(susceptibility & resistance)

모체로부터 수동면역을 받아 6~12개월까지 면역이 존재한다. 완쾌 후에는 영구적인 면역을 얻는다.

(4) 잠복기 및 임상 증상(incubation period, clinical symptom)

제2군 법정감염병으로 잠복기는 2~4주이다. 발열, 두통, 근육통, 구토 등의 전조 증상이 나타나면서 한쪽 또는 양쪽의 이하선 부위가 붓는다. 고환, 난소 등에도 발병한다.

(5) 예방 대책(methods of control)

환자를 격리하고, 예방접종(MMR백신)이 필요하다.

6) 풍진(german measles, rubella)

(1) 병원체(infectious agent): rubella virus

(2) 병원소 및 전파 방법(reservoir & mode of infection)

병원소는 환자이며, 환자의 코, 인두의 비말을 통해 전파된다.

(3) 감수성 및 저항성(susceptibility & resistance)

감수성이 높으며, 출생 후 모체로부터 받은 면역은 6~12개월이며, 완쾌 후 영구적인 면역을 얻는다.

(4) 잠복기 및 임상 증상(incubation period, clinical symptom)

제2군 법정감염병으로 잠복기는 2~4주이다. 목 뒤의 림프절이 커지면서 발진이 생기며, 발열을 동반한다.

(5) 예방 대책(methods of control)

환자를 격리하고, 예방접종(MMR백신)이 필요하다. 단, 임산부에게는 예방접종을 금한다.

3. 절족동물 매개 감염병

수많은 절족동물 중에 일부 인간에게 질병을 전파하는 것으로 알려져 있다.

1) 페스트(pest, plague : 흑사병)

북 · 중남미 대륙, 중앙 · 남부아프리카, 중동지역 남부와 중앙아시아에 분포하고 우리나라는 유행 기록이 없다. 페스트는 림프선종 또는 폐렴을 일으키는 감염병으로서 패혈증을 일으키는 선페스트와 폐페스트로 나누어진다. 4세기 유럽에서 대유행을 하여 전 인구의 1/4(약 2,500만 명)이 희생되었다. 1910~1911년 만주에서 대유행을 하였으며 일본에서도 소유행이 있었고, 1945년 8월 15일 해방 후, 북한에서도 발생하였다는 보고가 있다.

(1) 병원체(infectious agent) : *Pasteurella pestis*으로 그람음성균

(2) 병원소 및 전파 방법(reservoir & mode of infection)

야생 설치류와 집쥐가 병원소이다. 쥐벼룩에 의해서 쥐에서 쥐로 전파되며, 선페스트는 쥐벼룩이 사람을 흡혈한 경우에 벼룩의 위장으로부터 페스트균을 토출하여 사람에게 전파시킨다. 폐페스트는 비말감염으로 사람에게서 사람으로 감염된다.

(3) 감수성 및 저항성(susceptibility & resistance)

감수성은 전반적이며 완쾌 후에는 일시적인 면역이 인정된다.

(4) 잠복기 및 임상 증상(incubation period, clinical symptom)

제4군 감염병으로 잠복기는 2~6일 정도이다. 고열, 림프선종, 폐렴을 일으키는 급성 감염병으로 폐혈증을 일으킨다.

(5) 예방 대책(methods of control)

검역을 강화하고, 구충 및 구서의 구제가 필요하다. 예방접종은 사균백신을 이용한다.

2) 일본뇌염(japanese encephalitis)

(1) 병원체(infectious agent) : 일본뇌염 바이러스(*Japanese encephalitis B virus*)

(2) 병원소 및 전파 방법(reservoir & mode of infection)

병원소는 돼지이며, 바이러스에 감염된 돼지를 일본뇌염모기가 흡혈한 뒤에 사람을 흡혈할 경우 감염이 일어난다.

(3) 감수성 및 저항성(susceptibility & resistance)

감수성은 보편적이고, 3~15세 어린이에게서 감수성이 높으며, 완쾌 후에 영구적 면역을 얻는다.

(4) 잠복기 및 임상 증상(incubation period & clinical symptom)

제2군 법정감염병으로 잠복기는 보통 5~15일이며, 구토, 두통, 설사 등 소화기 증상이 나타나며, 의식장애, 고열, 혼수까지 이를 수 있다. 대부분 뇌염까지 진행되지 않지만, 뇌염으로 진행되면 50~70% 사망률, 약 75%의 장애율을 보인다.

(5) 예방 대책(methods of control)

신속히 보고하며, 매개 모기의 구제 및 예방접종을 해야 한다. 사람 간 전파는 없기에 격리는 필요 없다.

3) 발진티푸스(epidemic typhus)

(1) 병원체(infectious agent) : 리케치아 프로바제키(*rickettsia prowazeki*)

(2) 병원소 및 전파 방법(reservoir & mode of infection)

병원소는 환자와 보균자이다. 감염된 이(louse)의 배설물에 리케치아균이 섞여 나오는데, 사람의 피부 찰과상을 통해 전파되거나, 먼지를 통해 호흡기계로 감염된다.

(3) 감수성 및 저항성(susceptibility & resistance)

감수성은 보편적이다. 어린이와 백신을 접종한 성인은 경증 또는 불현성 감염이 되며, 완쾌 후에 영구적 면역을 얻는다.

(4) 잠복기 및 임상 증상(incubation period & clinical symptom)

제3군 법정감염병으로 WHO의 국제 감시 감염병이기도 하다. 잠복기는 보통 7~14일이며, 고열, 몸에서부터 팔다리까지 발진이 퍼지는 열성, 급성 감염병이다.

(5) 예방 대책(methods of control)

신속히 보고하며, 이의 구제 및 예방접종이 필요하다.

4) 말라리아(malaria)

(1) 병원체(infectious agent) : 3일열 말라리아(*plasmodium vivax*), 4일열 말라리아(*P.malaria*), 열대성 말라리아(*P. falciparum*), 난형열 말라리아(*P. ovale*)

(2) 병원소 및 전파 방법(reservoir & mode of infection)

병원소는 환자와 보균자이다. 모기에 의해서 전파되는데 인체 내에서는 무성생식을 하기 때문에 모기가 종말숙주, 사람은 중간숙주가 된다.

(3) 감수성 및 저항성(susceptibility & resistance)

감수성은 보편적이다. 면역은 형성되지 않지만 저항력이 있다.

(4) 잠복기 및 임상 증상(incubation period & clinical symptom)

제3군 법정감염병으로 잠복기는 3일열・난형열은 13~15일이고, 열대열은 12일, 4일열은 30일이다. 두통, 피로감, 오심, 발열로 시작해 황달, 신부전, 급성 뇌병증 등으로 진행될 수 있다.

(5) 예방 대책(methods of control)

모기에 물리지 않도록 조심해야 한다. 말라리아 위험 지역에 체류할 경우, 예방적으로 화학적 예방 등 항생제 복용을 출발 일주일 전에 먹기 시작해서, 여행에서 돌아온 후 4주일 이후까지 매일 항생제를 복용한다.

5) 신증후군 출혈열(epidemic hemorrhagic fever : 유행성출혈열)

(1) 병원체(infectious agent) : 한탄 바이러스(*hanthaan virus*), 서울 바이러스(*seoul virus*)

(2) 병원소 및 전파 방법(reservoir & mode of infection)

병원소는 야생설치류의 들쥐의 일종인 등줄쥐이다. 등줄쥐의 배설물과 등줄쥐에 기생하는 좀진드기가 전파한다. 늦가을, 늦봄에 들쥐의 배설물이 건조되면서 호흡기를 통해 전파된다.

(3) 감수성 및 저항성(susceptibility & resistance)

상습 발생 지역에 새로 이주하는 사람은 일정한 감수성이 있다.

(4) 잠복기 및 임상 증상(incubation period & clinical symptom)

제3군 법정감염병으로 잠복기는 9~35일이다. 감기와 비슷한 증세를 보이다가 출혈, 신장 병변이 발생한다. 치사율이 약 7%이다.

(5) 예방 대책(methods of control)

건조기에 잔디 위에 눕는 것을 삼가야 한다. 예방백신이 최근에 개발되어 예방이 가능하다.

6) 쯔쯔가무시증(tsu-tsugamushi disease, scrub typhus : 양충병)

(1) 병원체(infectious agent) : 리케치아(*rickettsia tsutsugamushi*)

(2) 병원소 및 전파 방법(reservoir & mode of infection)

병원소는 야생 들쥐 및 털진드기(양충) 유충이다. 감염된 들쥐에서 털진드기가 매개체 역할을 하며, 털진드기 유충이 병원체를 보유하고 있다가 사람을 물어서 전파시킨다.

(3) 감수성 및 저항성(susceptibility & resistance)

야외 활동이 많은 젊은 연령층, 농부에게서 감수성이 높다.

(4) 잠복기 및 임상 증상(incubation period & clinical symptom)

제3군 법정감염병으로 잠복기는 8~11주이며, 고열, 오한, 피부발진, 림프절 비대가 나타나고, 진드기가 문 곳에 피부 궤양이 나타난다. 기관지염, 수막염 증세가 나타나며, 일시적 신경마비 등 합병증이 나타날 수 있다. 적절한 치료를 안할 경우 심부전, 폐렴 등에 이르러 사망률은 30%에 이른다.

(5) 예방 대책(methods of control)

산림 지역, 목초지 등에서는 피부 노출을 피하고, 위험 지역에서는 좀진드기 구제에 힘써야 한다.

4. 동물 매개 감염병

1) 공수병(rabies : 광견병)

(1) 병원체(infectious agent) : 광견병 바이러스(*rabies virus*)

(2) 병원소 및 전파 방법(reservoir & mode of infection)

공수병에 전염된 개, 고양이, 늑대 등이며, 감염된 동물의 타액을 통해 전파된다. 사람에서 사람으로의 전파 기록은 있지만 드물다.

(3) 감수성 및 저항성(susceptibility & resistance)

온혈동물은 모두 감수성이 있다.

(4) 잠복기 및 임상 증상(incubation period & clinical symptom)

제3군 법정감염병으로 잠복기는 보통 2~8주이지만, 수 개월로 더 길어질 때도 있다. 침입 부위가 저리거나 쑤시는 경우가 있으며, 질병이 진행되면서 목, 인후, 경부 근육 경련이 일어나고 혼수상태에 이르러 호흡근육마비로 사망하게 된다.

(5) 예방 대책(methods of control)

개에 대한 광견병 예방접종을 실시하고, 물린 후 상처를 비누로 깨끗이 씻고, 면역혈청접종을 한다. 사람을 문 동물은 10일간 격리한다.

2) 렙토스피라증(leptospirosis)

(1) 병원체(infectious agent) : *leptosia icterahaemorrhagiae*

(2) 병원소 및 전파 방법(reservoir & mode of infection)

병원소는 들쥐이며, 감염된 동물의 배설물을 통해 균이 배설되는데, 감염된 동물의 배설물에 오염된 젖은 풀, 흙, 물 등과 접촉할 때 점막이나 상처 난 피부를 통해 감염된다.

주요 발생 국가는 극동 및 동남아시아 벼농사 지역으로, 농부가 논에서 농사지으면서 많이 감염된다. 오염된 음식을 먹거나 비말을 통해서 감염되기도 한다.

(3) 감수성 및 저항성(susceptibility & resistance)

감수성은 논밭에서 일할 수 있는 20~60세 연령층에서 많이 발생한다.

(4) 잠복기 및 임상 증상(incubation period & clinical symptom)

제3군 법정감염병으로 잠복기는 보통 10일이며, 2일~4주 정도이다. 급성 열성질환, 폐출혈, 뇌막염, 간 · 신장 기능장애 등이 나타난다. 무증상 감염자도 많고, 경증 환자 90% 정도이며, 황달이 나타나는 중증 환자는 5~10% 정도 된다.

(5) 예방 대책(methods of control)

농촌에서 작업 시 오염된 흙이나 물과의 직접 접촉을 피하기 위해 긴 옷을 입고 장화, 장갑을 착용하고 작업한다. 작업 후에는 깨끗한 물로 손발을 씻어야 한다.

3) 탄저(anthrax)

(1) 병원체(infectious agent) : 탄저균(*bacillus anthracis*)

(2) 병원소 및 전파 방법(reservoir & mode of infection)

병원소는 소, 말, 양 등이다. 가축은 오염된 사료를 통해 경구 감염되고, 사람은 감염된 가축의 털이나 가죽을 통해서 피부 감염과 기도로 감염된다. 드물게 오염된 육류를 섭취해 탄저를 일으키기도 한다.

(3) 감수성 및 저항성(susceptibility & resistance)

사람은 자연 면역이 잘 안 되지만, 개, 고양이, 조류는 면역력이 있다.

(4) 잠복기 및 임상 증상(incubation period & clinical symptom)

제3군 법정감염병, 인수공통감염병이다. 탄저는 피부탄저, 위장관 탄저, 폐탄저 등이 있다. 초기에는 구토, 발진이 나타나며, 토혈, 혈변 등이 나타나고 폐혈증으로 사망한다.

사람 탄저는 드물지만 대부분 피부탄저이며, 얼굴이나 목 부위의 구진, 궤양 등을 형성한다. 동물의 치명률은 75%이다.

(5) 예방 대책(methods of control)

가축은 약독 생균 백신을 접종해야 한다. 감염동물은 도살하며 가축과 접촉이 많은 경우 위생적으로 청결을 유지해야 한다.

6-3. 만성감염병(chronic communicable disease)

만성감염병은 다른 질병에 비해 유병률이나 사망률에서 많은 영향을 끼치고 있어서 각별한 관리가 필요하다. 결핵, 한센병, 성병, 후천성면역결핍증, B형 간염, 성 전파 질환 등이 있다.

1. 결핵(tuberculosis)

1) 병원체(infectious agent) : 결핵균(*Mycobacterium tuberculosis, Tubercle bacillus*)인데, 직사광선 및 열에 약하다.

2) 병원소 및 전파 방법(reservoir & mode of infection)

병원소는 주로 환자이지만, 감염된 소로부터 오기도 한다. 결핵균을 갖고 있는 부위에 따라 전파 방법이 다르다. 폐결핵은 결핵 환자의 비말을 통해 감염된다. 신장결핵은 소변으로 장결핵은 분변으로 탈출하며, 소의 경우는 우유, 분변으로 탈출한다. 인체는 비말감염, 우유로 인한 감염, 균에 의해 오염된 식기 또는 식품으로 감염된다.

3) 감수성 및 저항성(susceptibility & resistance)

감수성은 일반적이며, 도시가 농촌보다 유병률이 높고, 남자가 여자보다 유병률이 높다. 3세 이하 소아가 가장 감수성이 높고, 3~12세가 가장 낮고, 청년기에 다시 높아진다.

4) 잠복기 및 임상 증상(incubation period & clinical symptom)

제3군 법정전염병으로 가벼운 기침 등의 증상을 수반하며, 대부분의 환자가 만성이 되며, 질병이 상당히 진행될 때까지는 뚜렷한 증상이 없어서 초기에 발견하기는 어렵다. 피로감, 식욕감퇴, 체중감소의 증세가 있다.

5) 예방 대책(methods of control)

BCG 예방접종을 해야 한다. 국내에서는 생후 1개월 이내에 접종하고, 늦어도 돌 전에는 접종하도록 권하고 있다. 영양 섭취를 골고루 해서 저항력을 높이는 방법도 좋다.

2. 한센병(leprosy)

한센병은 나병이라고도 불렸으며, 중세 유럽에 대유행했던 만성 감염병으로 하늘이 내린 형벌이라고 저주받아 왔다. 1940년대 효과적 치료제 개발로 현재는 발생이 드문 질병이다.

1) 병원체(infectious agent) : 나균(*Mycobacterium leprae*)으로 결핵균과 같은 항산성 간균이다.

2) 병원소 및 전파 방법(reservoir & mode of infection)

병원소는 환자이며, 감염 환자의 배설물, 분비물, 비말을 통해 직 · 간접적으로 전파된다.

3) 감수성 및 저항성(susceptibility & resistance)

감수성은 약한 편이지만, 아동은 감수성이 비교적 높은 편이다. 균의 전파력은 약한 편으로 사람과 사람의 직접 접촉에 따른 전파는 장기간 접촉해야 전염되는 것으로 알려져 있다.

4) 잠복기 및 임상 증상(incubation period & clinical symptom)

잠복기는 평균 3~5년이며, 10년까지 잠복기가 이어질 수도 있다. 증상은 피부와 피하신경에 침투해 지각 상실과 감각신경이상에 의한 사지 상실, 운동신경장애에 의한 마비 등 후유증을 동반한다.

5) 예방 대책(methods of control)

환자를 조기 발견해 격리하여 치료하고, 환자 접촉자 관리가 필요하다. 가족 중에 한센병 환자가 있어 아동이 장기간 노출되었지만 증상이 없는 어린이를 미감아(未感兒)라고 하는데, 5년을 주기로 정기검진을 실시하며 사회활동에 제약은 없다.

3. 성병(venereal disease, sexually transmitted disease : STD)

성행위에 의해 전파되는 질환을 통칭해 성병이라고 한다. 성병(VD)을 세계보건기구에서 성행위 전파질병(STD)로 부르고 있다. 매독, 임질, 연성하감은 세균성 질환이고, AIDS, 성기단순포진, 뾰족콘딜로마 등은 바이러스성 질환으로 분류된다.

1) 매독(syphilis)

매독은 제3군 법정감염병으로 성기 구진, 무통성하감 등의 1차적 증상, 피부 발진 등의 2차적 증상, 심맥 관계와 중추신경계의 병변을 보이는 3차적 증상을 나타낸다. 병원체는 spirochaeta pallida이며, 환자가 병원소이다. 성적 접촉으로 인해 발생하며, 매독 환자의 혈액을 통해서도 감염될 수 있다.

2) 임질(gonorrhea)

임질은 성행위 전파질병 중 비임균성 요도염과 함께 가장 많이 발생하는 질병으로 남성에게는 소변 시 통증과 요도에서 종창이 생긴다. 여성은 요도염과 자궁경부염으로 되어 질 분비물이 나타난다. 증상이 악화되면 남성은 부고환염, 여성은 자궁내막염의 원인이 되며 나팔관과 난소까지 감염되어 불임의 원인이 될 수 있다.

병원체는 임질균(Neisseria gonorrhoea)이며, 환자가 병원소이다. 성행위 시 성기 접촉으로 전파되며 모성이 환자일 경우에는 신상아에 결막염이 생길 수 있다. 감수성이 전반적으로 높고, 반복 감염이 된다.

3) 후천성면역결핍증후군(acquired immune deficiency syndrome : AIDS)

후천성면역결핍증은 1981년 6월 미국 캘리포니아 주에서 처음으로 확인되었다. 이후, 환자는 기하급수적으로 증가하였으며, 아직까지 치료 방법이 개발되지 않았다. 그러나 항HIV 제제 발달로 완치는 아니지만, 증상이 악화되는 것을 어느 정도 막을 수 있고, 전염성을 막을 수 있게 되었다. AIDS 자체는 질병이라고 할 수 없으며, 인체에 바이러스가 침입할 경우 면역 기능을 상실하게 되어 각종 병원균이 아무런 저항을 받지 않고 침입하게 된다.

병원체는 인간면역결핍바이러스(human immunodeficiency virus : HIV)이다.

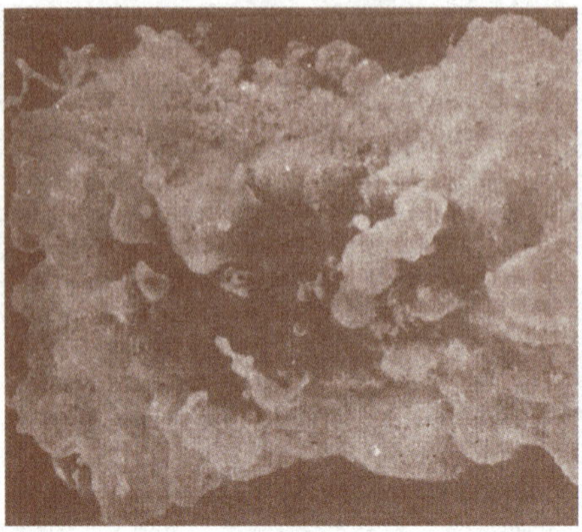

【그림 6-1】 T림프구를 공격하고 있는 AIDS virus(좁쌀과 같은 모양)

(1) 병원소 및 전파 방법(reservoir & mode of infection)

환자 및 감염자가 병원소이다. 환자의 혈액, 타액, 정액, 눈물, 모유, 소변 등으로 전파된다. 성행위뿐만 아니라 수혈, 주사기를 통해서도 감염되는 것으로 확인되었다.

(2) 잠복기 및 임상 증상(incubation period, clinical symptom)

잠복 기간은 보통 1~6주이지만, 길게는 수년까지 갈 수 있다. 감염 후 2~3개월이면 항체 양성 반응을 보인다. AIDS 증상은 4단계로 나눠 볼 수 있다. 1단계는 급성감염기로 설사, 체중감소, 설사, 발열, 2단계는 면역기능 저하로 목 부위의 통증, 객담 등이 나타난다. 3단계는 면역 체계가 파괴되며 비강출혈, 혈뇨, 피부에 출혈성 반점, 토혈 등이 나타난다. 4단계는 면역기능이 상실되어 각종 질병이 발생하는 시기이다.

(3) 예방 대책(methods of control)

보건교육을 강화해 건전한 성문화를 정착시켜야 하며, 환자를 조기에 발견해 전파 방지 대책이 필요하다. 또한, 혈액제제에 대한 철저한 검사, 주사기 공용사용 금지, 개인위생 철저 등의 노력이 필요하다.

III

보건관리

제7장

산업보건

Industrial Health

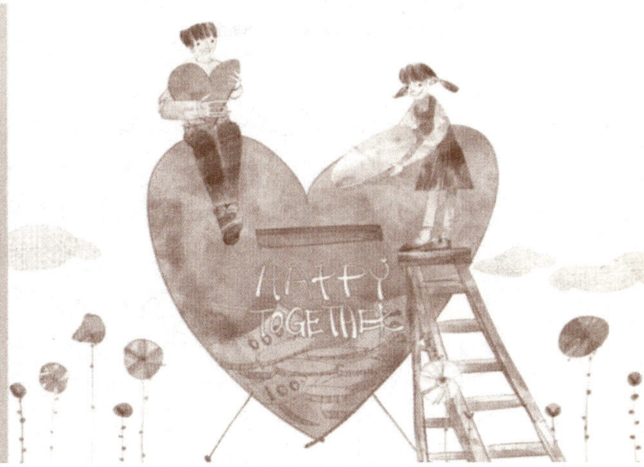

7-1. 산업보건 개요

산업보건은 모든 근로자들이 신체적, 정신적, 사회적으로 최상의 안녕 상태를 유지 증진하는 데 있다. 국제노동기구(ILO)와 세계보건기구(WHO)는 산업보건의 정의를 내리고 있다.

"The Industrial Health is the promotion and maintenance of the highest degree of physical, mental, and social well-being of workers in all occupation."

"산업보건이란, 모든 직업인들이 육체적, 정신적, 나아가서는 사회적인 안녕이 최고도로 유지·증진 되도록 하는 데 있다."

우리나라 산업안전보건법을 살펴보면 다음과 같다.

산업안전보건법[시행 2018. 10. 18.] [법률제15588호, 2018. 4. 17. 일부개정]

<출처 법제처>

제1장 총칙

제1조(목적) 이 법은 산업안전·보건에 관한 기준을 확립하고 그 책임의 소재를 명확하게 하여 산업재해를 예방하고 쾌적한 작업환경을 조성함으로써 근로자의 안전과 보건을 유지·증진함을 목적으로 한다.

제2조(정의) 이 법에서 사용하는 용어의 뜻은 다음과 같다.

1. "산업재해"란 근로자가 업무에 관계되는 건설물·설비·원재료·가스·증기·분진 등에 의하거나 작업 또는 그 밖의 업무로 인하여 사망 또는 부상하거나 질병에 걸리는 것을 말한다.

2. "근로자"란 「근로기준법」 제2조 제1항 제1호에 따른 근로자를 말한다.
3. "사업주"란 근로자를 사용하여 사업을 하는 자를 말한다.
4. "근로자대표"란 근로자의 과반수로 조직된 노동조합이 있는 경우에는 그 노동조합을, 근로자의 과반수로 조직된 노동조합이 없는 경우에는 근로자의 과반수를 대표하는 자를 말한다.
5. "작업환경측정"이란 작업환경 실태를 파악하기 위하여 해당 근로자 또는 작업장에 대하여 사업주가 측정계획을 수립한 후 시료(試料)를 채취하고 분석·평가하는 것을 말한다.
6. "안전·보건진단"이란 산업재해를 예방하기 위하여 잠재적 위험성을 발견하고 그 개선대책을 수립할 목적으로 고용노동부장관이 지정하는 자가 하는 조사·평가를 말한다.
7. "중대재해"란 산업재해 중 사망 등 재해 정도가 심한 것으로서 고용노동부령으로 정하는 재해를 말한다.

제3조(적용 범위) ① 이 법은 모든 사업 또는 사업장(이하 "사업"이라 한다)에 적용한다. 다만, 유해·위험의 정도, 사업의 종류·규모 및 사업의 소재지 등을 고려하여 대통령령으로 정하는 사업에는 이 법의 전부 또는 일부를 적용하지 아니할 수 있다.

② 이 법과 이 법에 따른 명령은 국가·지방자치단체 및 「공공기관의 운영에 관한 법률」 제5조에 따른 공기업에 적용한다.

제4조(정부의 책무) ① 정부는 제1조의 목적을 달성하기 위하여 다음 각 호의 사항을 성실히 이행할 책무를 진다.

1. 산업안전·보건정책의 수립·집행·조정 및 통제
2. 사업장에 대한 재해 예방 지원 및 지도
3. 유해하거나 위험한 기계·기구·설비 및 방호장치(防護裝置)·보호구(保護具) 등의 안전성 평가 및 개선
4. 유해하거나 위험한 기계·기구·설비 및 물질 등에 대한 안전·보건상의 조치기준 작성 및 지도·감독
5. 사업의 자율적인 안전·보건 경영체제 확립을 위한 지원
6. 안전·보건의식을 북돋우기 위한 홍보·교육 및 무재해운동 등 안전문화 추진
7. 안전·보건을 위한 기술의 연구·개발 및 시설의 설치·운영
8. 산업재해에 관한 조사 및 통계의 유지·관리
9. 안전·보건 관련 단체 등에 대한 지원 및 지도·감독
10. 그 밖에 근로자의 안전 및 건강의 보호·증진

② 정부는 제1항 각 호의 사항을 효율적으로 수행하기 위한 시책을 마련하여야 하며, 이를 위하여 필요하다고 인정할 때에는 「한국산업안전보건공단법」에 따른 한국산업안전보건공단(이하 "공단"이라 한다), 그 밖의 관련 단체 및 연구기관에 행정적·재정적 지원을 할 수 있다.

제5조(사업주 등의 의무) ① 사업주는 다음 각 호의 사항을 이행함으로써 근로자의 안전과 건강을 유지·증진시키는 한편, 국가의 산업재해 예방시책에 따라야 한다.

1. 이 법과 이 법에 따른 명령으로 정하는 산업재해 예방을 위한 기준을 지킬 것
2. 근로자의 신체적 피로와 정신적 스트레스 등을 줄일 수 있는 쾌적한 작업환경을 조성하고 근로조건을 개선할 것
3. 해당 사업장의 안전·보건에 관한 정보를 근로자에게 제공할 것

② 다음 각 호의 어느 하나에 해당하는 자는 설계·제조·수입 또는 건설을 할 때 이 법과 이 법에 따른 명령으로 정하는 기준을 지켜야 하고, 그 물건을 사용함으로 인하여 발생하는 산업재해를 방지하기 위하여 필요한 조치를 하여야 한다.

1. 기계·기구와 그 밖의 설비를 설계·제조 또는 수입하는 자
2. 원재료 등을 제조·수입하는 자
3. 건설물을 설계·건설하는 자

제6조(근로자의 의무) 근로자는 이 법과 이 법에 따른 명령으로 정하는 기준 등 산업재해 예방에 필요한 사항을 지켜야 하며, 사업주 또는 근로감독관, 공단 등 관계자가 실시하는 산업재해 방지에 관한 조치에 따라야 한다.

제7조 삭제 <2009. 10. 9.>

제8조(산업재해 예방계획의 수립·공표) ① 고용노동부장관은 산업재해 예방에 관한 중·장기 기본계획을 수립하여야 한다.

② 고용노동부장관은 제1항에 따라 수립한 산업재해 예방계획을 「산업재해보상보험법」 제8조 제1항에 따른 산업재해보상보험및예방심의위원회의 심의를 거쳐 공표하여야 한다. 이를 변경하려는 경우에도 또한 같다.

제9조(협조의 요청 등) ① 고용노동부장관은 제8조에 따라 수립된 산업재해 예방계획을 효율적으로 시행하기 위하여 필요하다고 인정할 때에는 관계 행정기관의 장 또는 「공공기관의 운영에 관한 법률」 제4조에 따른 공공기관의 장에게 필요한 협조를 요청할 수 있다.

② 행정기관(고용노동부는 제외한다. 이하 이 조에서 같다)의 장은 사업장의 안전 및 보건에 관하여 규제를 하려면 미리 고용노동부장관과 협의하여야 한다.
③ 고용노동부장관이 제2항에 따른 협의과정에서 해당 규제에 대한 변경을 요구하면 행정기관의 장은 이에 응하여야 하며, 고용노동부장관은 필요한 경우 국무총리에게 협의·조정 사항을 보고하여 확정할 수 있다.
④ 고용노동부장관은 산업재해 예방을 위하여 필요하다고 인정할 때에는 사업주, 사업주단체, 그 밖의 관계인에게 필요한 사항을 권고하거나 협조를 요청할 수 있다.

제9조의2(사업장의 산업재해 발생건수 등 공표) ① 고용노동부장관은 산업재해를 예방하기 위하여 대통령령으로 정하는 사업장의 산업재해 발생건수, 재해율 또는 그 순위 등(이하 "산업재해 발생건수등"이라 한다)을 공표하여야 한다.
② 고용노동부장관은 대통령령으로 정하는 사업장의 도급인이 사용하는 근로자와 수급인[하수급인(下受給人)을 포함한다. 이하 같다]이 사용하는 근로자가 같은 장소에서 작업을 하는 경우에 도급인의 산업재해 발생건수등에 수급인의 산업재해 발생건수등을 포함하여 제1항에 따라 공표하여야 한다.
③ 고용노동부장관은 제2항에 따라 산업재해 발생건수등을 공표하기 위하여 도급인에게 수급인에 관한 자료의 제출을 요청할 수 있다. 이 경우 요청을 받은 자는 특별한 사유가 없으면 이에 따라야 한다.
④ 제1항 및 제2항에 따른 공표의 절차 및 방법 등에 관하여 필요한 사항은 고용노동부령으로 정한다.

산업보건사업 조직에는 정부 행정조직인 노동부 산하 지방노동사무소와 공공조직인 한국산업안전공단, 민간조직인 산업보건협회 등이 있다.

따라서 산업보건은 작업환경에서 근로자의 건강과 생명을 위협하는 여러 인자를 제거하거나, 예방책을 강구하여 생산 능력을 높이고 근로자의 체력의 소모나 피로를 합리적으로 회복시키고자 하는 과학 및 기술이다. 작업 조건으로 인한 질병을 예방하고 건강에 유해한 작업 조건으로부터 근로자들을 보호하며, 근로의 환경 조건을 정비 개선 관리하기 위하여 연구하는 과학 및 기술이다.

즉 근로자 건강에 영향을 주는 인자로는 작업환경 외에 노동의 어려움이나 노동시간 등이 있으며, 산업 보건의 범위는 산업장의 환경관리, 근로자의 심리관리, 근로자의 영양관리, 연소 근로자의 보호 대책, 산업재해 방지, 산업피로 과로 방지, 직업병 예방, 생산능률 향상 등이라 할 수 있다.

7-2. 환경관리

1. 근로의 조건

① 안전 및 위생적 조건 : 폭발, 화재, 오수, 폐기물 처리, 환경오염, 각종 산업 사고 요인 등이 없어야 한다.
② 근로 능률 : 주거, 교통, 오락 및 위생시설 등이 좋아야 한다.
③ 생산 능률 : 부지, 용수, 운반, 기후, 풍토 등이 적합하여야 한다.

2. 작업 환경 조건

① 채광 및 조명설비
② 난방, 냉방 및 온·습도 조절
③ 환기설비 및 공기 조정 설비
④ 소음 및 진동 방지 설비
⑤ 제진, 유해가스 및 악취 배제 설비
⑥ 방수 및 방습 설비
⑦ 재해예방 및 사고 발생 시 피신 설비 등이다.

3. 폐기물 처리 시설

① 폐기물 정리 및 적치장
② 폐기물 처리장
③ 폐기물 이용 시설 및 배수처리 시설 등이다.

4. 근로자 복지후생 시설

① 탈의실
② 휴게실 및 식당
③ 세면장 및 욕실
④ 세탁실 및 화장실
⑤ 진료실
⑥ 필수품 보급소 등이다.

5. 근로자의 적정 배치

산업의 합리적인 운영을 기하기 위해서는 여러 가지가 고려되어야 하겠으나, 근로자를 중심으로 하여 근로자의 건강 상태와 적성 등을 고려하여 적정한 근로 배치가 중요하다.

신체계측, 기능검사, 건강진단 및 정신적인 적성검사 등을 실시하여, 이를 종합 검토하여 적재적소에 배치한다.

① 신체계측 : 신장. 체중, 앉은키, 가슴둘레, 상완위 등
② 기능검사 : 시력, 색맹, 청력, 평형감각, 배근력, 악력 등
③ 건강진단 : 결핵, 고혈압, 간질 등
④ 정신적 적성검사 : 지능검사, 체격검사, 적성검사 등

6. 작업 동작 시간 배분의 합리화

작업 자세의 안정도, 작업 동작의 안정도, 동작의 능률성 등을 조사 · 배치한다.

근로 시간과 통근 시간, 몸차림 시간, 식사 시간, 휴식 시간, 오락 시간 및 수면 시간 등의 생활 시간을 고려하여 작업 시간을 합리적으로 배분한다.

7. 작업 강도(labour intensity)별 작업관리의 합리화

작업 강도 혹은 노동 강도라고도 한다. 이는 노동의 밀도 · 집약도 · 긴장도를 나타내며 노동 강도를 구분하는 기초가 되는 에너지 대사율이다. 육체적인 작업의 강도를 나타내는 지표로서 에너지대사율(relative metabolic rate, R.M.R.)을 이용한다.

$$\text{R.M.R.} = \frac{\text{작업 시 소비에너지} - \text{동시간의 안정 시 소비에너지}}{\text{기초대사량}} = \frac{\text{노동대사값}}{\text{기초대사값}}$$

기초대사는 인간이 생존하는 데 필요한 최저 에너지 소비량이다. 노동의 R.M.R.은 0.1~10.0을 넘는 경우까지 분포하고 있다. 주작업의 R. M. R. 이 0~1은 최경노동, 1~2은 경노동, 2~4를 중등노동, 4~7을 중노동, 7 이상을 격노동 혹은 최상중노동이라 한다. 보통 사무실 근무를 최경노동, 생산적 노동의 대부분은 경노동 이상 중등노동이다. 농업, 임업, 토목, 광산 등에서 대부분이 중노동 이상이다. 사무실 근무에서도 기계화에 따라 노동의 밀도가 높아지고 신경성 피로가 증가하고 있으며, 노동자의 피로가 증가되어 재해와 질병을 증대시키는 결과를 가져오게 된다.

① 작업 자세를 편리하며 알맞도록 한다.
② 작업 속도를 경제적 속도에서 생리적 속도에 접근시킨다.
③ 작업 시설의 설계, 조작, 운반 등에 인간공학을 고려한다.
④ 작업 시간, 휴식 시간, 교대제, 휴일 등을 적정 조정한다.

【표 7-1】 R. M. R.에 의한 작업 강도와 분류

구분	노동 강도	실효율 (%)	주작업의 R.M.R.	근무시간 중의 R.M.R.	근무시간 중의 소비열량(kcal)	소비열량 (kcal)/일	비 고
A	경노동	80 이상	0~1	0~0.8	남 : 920 이하 여 : 720 이하	2,200 이하 1,920 이하	의자에 앉아서 손으로 하는 작업
B	중등 노동	80~76	1~2	0.8~1.5	남 : 920~1,250 여 : 720~1,020	2,200~2,550 1,970~2,220	6시간 이상 쉬지 않고 지속하는 작업
C	강노동	76~67	2~4	1.5~2.7	남 : 1,250~1,750 여 : 1.020~1,420	2,550~3,050 2,220~2,620	전형적인 지속 작업
D	중노동	67~50	4~7	2.7~3.5	남 : 1,750~2,170 여 : 1,420~2,920	3.050~3,500 2.620~2.920	휴식의 필요가 있는 작업
E	격노동	50 이하	7 이상	3.5 이상	남 : 2,170 이상 여 : 1,780 이상	3.500 이상 2.980 이상	중근적(重筋的) 작업

8. 기술훈련 및 보수교육

신규 채용자, 일반 근로자, 작업반장 및 감독관 등에게 책임별 기술교육을 실시하여 작업의 효율화를 기한다.

7-3. 근로와 영양

근로자의 영양은 작업 능률에 크게 영향을 주게 되며 필요한 영양섭취를 하여야 한다. 근육 노동자의 에너지 공급은 당질을 주로 하며 그 일부를 지방질로 보충한다. 중노동자는 단백질의 공급이 필요하며 근육 내의 에너지 공급을 원활하게 하기 위해서 비타민 B_1의 공급이 필요하다. 근로자의 근로 강도별 소요 열량 및 영양소는 [표 7-2]과 같다. 작업 종류별 영양소를 들어 보면 다음과 같다.

① 고온 작업 : 식염, 비타민 A, 비타민 B_1, 비타민 C
② 저온 작업 : 지방질, 비타민 A, 비타민 B_1, 비타민 C, 비타민 D
③ 강 노동자 : 비타민류, Ca 강화 식품
④ 소음 작업 : 비타민 B_1

【표 7-2】 근로 강도별 소요 영양소

노동	열량 (kcal)	단백질 (g)	Ca (g)	철 (mg)	식염 (g)	V.A (IU)	$V.B_1$ (mg)	$V.B_2$ (mg)	Niacin (mg)	V.C (mg)	V.D (IU)
경노동	남 2,200	80	0.6	10	15	2,000	1.1	1.1	11	65	400
	여 1,700	65	0.6	10	15	2,000	0.9	0.9	9	60	400
중등 노동	남 2,500	85	0.6	10	15	2,000	1.3	1.3	13	65	400
	여 2,000	70	0.6	10	15	2,000	1.1	1.1	11	60	400
강 노동	남 2,800	90	0.6	10	20	2,000	1.5	1.5	15	65	400
	여 2,000	75	0.6	10	20	2,000	1.2	1.2	12	60	400
중 노동	남 3,100	95	0.6	10	20	2,000	1.8	1.8	18	65	400
	여 2,000	80	0.6	10	20	2,000	1.4	1.4	14	60	400
격 노동	남 3,450	100	0.6	10	20	2,000	2.0	2.0	20	65	400
	여 -	-	-	-	-	-	-	-	-	-	-

출처 : 노동부, ILO《Yearbook of Labour Statistics》

7-4. 여성 및 연소 근로자

여성 근로자의 수가 날로 증가함에 따라 여성은 임신, 분만, 수유, 월경에서 오는 생리적 부담이 보호되어야 한다. 또한, 우리나라 근로 기준법에는 15세 미만자는 근로자로 채용하지 못하도록 규제하고 있고, 여자와 18세 미만자는 보호 연령으로 규정되어 있다.

1. 여성 근로자

여성 근로자들에게 다음과 같은 조건을 갖추어야 한다.

① 주 작업의 근로 강도는 R.M.R. 2,0 이하로 중량물 취급 작업에 있어서 중량을 제한하고 있다.

② 서서 하는 작업의 경우 기간 조건과 휴식 시간을 조정 고려하여야 한다.
③ 공업 화학물 납, 벤젠, 비소, 수은 작업 시 유산 조산의 우려가 있으므로 고려하여야 한다.
④ 생리 휴가, 산전, 산후휴가 등 고려하여 실시하여야 한다.

2. 연소 근로자의 특성

연소 근로자의 특성을 들어 보면 다음과 같다.

① 연소자는 중노동 시 성장발육 저하, 추진력, 통찰력, 신경작용 및 운동 조절 능력 등의 저하가 올 수 있다.
② 직업병 및 공업 중독 등에 대한 감수성이 예민하다.
③ 인격 형성이 왜곡되기 쉽다.

3. 연소 근로자의 보호

우리나라는 근로기준법에서 15세 미만자는 근로자로 채용하지 못하도록 규제하고 있으며, 여자와 18세 미만자는 도덕상 또는 유해하거나 위험한 사업장에 채용하지 못하도록 되어 있으며, 15~18세까지를 보호 연령으로 규정되어 있다.

7-5. 산업재해(industrial accidents)

1. 산업재해

근로자가 산업장에서 발생한 사건을 산업재해라고 한다. 사고의 결과로 인명의 상해나 재산상의 손해를 산업재해라고 한다.

1) 재해지표(incidence rate)

① 건수율 = $\frac{\text{재해 건수}}{\text{평균 실 근로일수}} \times 1{,}000$

② 도수율 = $\frac{\text{재해 건수}}{\text{연 근로 시간 수}} \times 1{,}000{,}000 = \frac{\text{재해 건수}}{\text{연 근로일수}} \times 100{,}000$

③ 강도율(強度率, 重篤率) = $\frac{\text{근로 손실일수}}{\text{연 근로시간 수}} \times 1{,}000$

단, 사망과 영구폐질의 경우에는 손실일수를 7,500일로 계산한다.

2) 각종 작업 동태지수

① 결근 도수율 $= \frac{\text{총결근 건수}}{\text{평균 제적인원수}} \times 1,000$

② 결근 일수율 $= \frac{\text{연 결근일수}}{\text{평균 제적인원수}}$

③ 질병 결근 발생률 $= \frac{\text{질병별 총건수}}{\text{평균 제적인원수}}$

④ 결근 손실률 $= \frac{\text{연 결근인원수}}{\text{평균 제적인원수}}$

⑤ 결근 손실 시간율 $= \frac{\text{총 결근시간}}{\text{소정 연 노동시간}}$

3) 재해로 인한 상병의 분류

(1) 재해 정도별 분류

① 사망 ② 중상 : 휴업 14일 이상 ③ 중등상 : 휴업 8~13일
④ 경상 : 휴업 3~7일 ⑤ 미상 : 휴업 1~2일 ⑥ 불휴재해 : 휴업무

4) 재해의 원인 분류

재해의 원인은 다음과 같이 인적 원인과 물적 원인(환경적 원인)으로 나누어 생각할 수 있다.

(1) 인적 원인(personal factors)

① 관리상 원인 : 작업 지식 부족, 작업 미숙, 인원 부족 또는 과잉, 작업 진행의 혼란, 작업 방법 불량, 연락 불충분, 작업 속도의 부적합, 산업 피로 등
② 생리적 원인 : 체력 부족, 신체적 결함, 수면 부족, 여성 생리 및 임신, 음주, 약물복용 등
③ 심리적 원인 : 정신 집중력 부족, 부주의, 경솔 및 무기력, 착오 및 심로(心勞), 규칙 및 명령 불이행 등

(2) 물적 원인(환경적 원인, environmental factors)

시설물 불량, 작업장의 불량, 정돈 불량, 공구의 불량, 취급품의 부적, 복장의 불량 등이다.

5) 재해 발생의 특징

재해 발생의 특징은 다음과 같다.

① 계절 : 7~9월(더운 여름)과 12~2월(추운 겨울)에 다발한다.
② 주일 : 목·금요일에 많이 발생하며 토요일에는 감소한다.
③ 시간 : 오전 업무 시작 후 3시간 경과한 시간과 오후 업무 시작 2시간 경과 시기에 많이 발생한다.

6) 재해 방지 대책

재해 방지의 대표적인 대책으로 허버트 윌리엄 하인리히(Herbert William Heinrich)가 발견한 하인리히의 법칙(Heinrich's law)으로 대형사고 1건이 발생하기 전 관련된 소형사고는 29회 발생하고, 소형사고 발생하기 전에 관련된 사소한 징후가 300회 나타난다는 법칙이다.

- 재해를 정확히 관찰 분석하며 대책을 세운다. 하인리히(Heinrich)에 의하면, 현성 재해 : 불현성 재해 : 잠재성 재해=1 : 29 : 300이다.
- 재해의 정확한 사례를 조사한다.
- 안전관리를 충분히 실시한다.

(1) 하인리히의 사고발생 5단계

도미노법칙 사고 발생 5단계는 반복된 사고는 이미 예견된 큰 인재 사고로 이어진다는 것이다.

① 사회적 환경과 유전적 요소(선천적 결함)
② 개인적 결함
③ 불안전한 행동 및 불안전한 상태
④ 사고발생
⑤ 재해

(2) 하인리히의 사고예방 5단계

① 제1단계 안전조직
경영자의 안전상의 목표와 안전조직 설정이 있어야 한다. 이를 이행하기 위한 안전 활동의 방침과 계획 수립을 통한 활동 등이다.

② 제2단계 사실의 발견
작업 분석, 점검, 검사, 사고, 사고 조사를 통하여 각종 안전 회의 및 근로자의 제안 및 여론조사 등으로 적극적으로 사실을 발견하는 등이다.

③ 제3단계 분석
근로자의 제안 및 여론조사를 토대로 작업의 적정배치의 정도 분석이 필요하다. 사고의 경우에는 원인을 분석하고 사고기록과 관계자료 분석하여 인적, 물적, 환경 조건, 작업공정 등의 분석이 있다. 또한, 교육훈련 및 안전수칙과 보호 장비의 적절성 등이다.

④ 제4단계 개선 및 전개
작업장의 개선 및 전개의 적절성, 기술적 개선, 배치 조정, 교육 훈련의 개선 안전 행정, 규정, 수칙 등 제도적으로 안전 운동 전개 등이다.

④ 제5단계 대책
행정적 대책, 교육적 대책, 기술적 대책, 관리적 대책 등이 있다.

7-6. 직업병(occupational diseases)

직업병은 특정 질환으로 특정 업무, 특정 물질, 특정한 환경 조건에서 종사한 사람에게만 발생하는 특정 질환을 말한다. 그 직업에 종사하고 있으면 누구든지 이환될 가능성이 있는 특징으로 급성 직업병과 만성 직업병으로 나누어 볼 수 있다. 만성 직업병인 경우는 장기간 서서히 진행하여 발생하므로 진단과 보상의 판단이 어렵고, 급성 직업병인 경우는 발생 시간, 원인 등이 명확하여 진단과 보상 여부의 판단이 만성보다 더 용이하다고 할 수 있다.

산업 발달로 직업의 종류는 다양화 되어 가고 있으며 또 다른 새로운 특정 환경, 특정 조건, 특정 물질의 종류에 따라서 발생하는 직업병이 새로운 유형의 질병으로 나타날 수 있다.

1. 직업병의 발생 원인

직업병의 발생 원인은 환경, 작업의 특성에 따라 나타날 수 있다.

1) 작업 환경에 기인하는 직업병

(1) 이상고온 조건

이상고온 조건으로 열중증(heat attack)에는 열경련(heat cramp), 열사병(heat stroke), 열허탈증(heat exhaustion) 및 열쇠약증(heat prostration) 등이 있다.

① 열경련(heat cramp) : 고온 환경에서 심한 근육 노동을 하여 발한량이 증가하면 탈수와 함께 염분의 현저한 감소로 현기증, 이명, 두통, 구역질, 구토, 호흡곤란 경련이 나타나는 것이 특징이다. 쾌적한 곳에 환자를 안정시키고 작업복을 벗기며 체온 발산을 촉진시키는 동시에 생리적 식염수를 정맥에 주사한다. 증상이 가벼울 때에는 생리적 식염수를 먹도록 한다.

② 열사병 및 일사병(heat stroke & sun stroke) : 주로 체온조절 중추의 기능장애로 고온다습한 환경에서 격심한 육체노동을 하면 발한에 의한 체온 방산이 장애를 일으켜 체내에 열이 축적되며 두통, 현기증, 이명 등을 호소하며 졸음과 혼수상태에 빠진다.

③ 열허탈증(heat exhaustion) : 고온 환경에 장시간 폭로되면 말초혈관 신경의 조절장애 및 심박수량의 부족으로 발생하는 순환장애가 주원인이다. 피부혈관의 확장 및 탈수 상태가 요인이 된다. 고온 작업에서 중노동에 종사하는 사람 특히 미숙련공에게 많이 발생한다. 전구 증상으로 전신의 권태감, 탈력감을 느끼며 두통, 현기증, 이명, 구역질 등을 호소하고 허탈 상태에 빠져 의식을 잃는다.

④ 열쇠약증(heat prostration) : 만성적 소모로 인하여 발생하므로 만성열중증이라고 한다. 전신 권태, 식욕부진, 위장장애, 빈혈 등이 있다. 비타민 B_1의 투여와 영양 공급 및 쾌적한 곳에서 휴식시켜야 한다. 열중증의 대책을 들어 보면 다음과 같다.

㉠ 시설물과 작업 공정 중 열차단의 보건공학적인 개선이 필요하며 환기 및 냉송풍기의 설치가 필요하다.

㉡ 적정 배치, 근로와 휴식 시간의 적정 배분 및 고온 부적격자, 즉 비만자, 순환기장애자 등의 제외, 그리고 충분한 휴식과 수면이 필요하다.

㉢ 혈액의 농축을 방지하기 위해서 음용수를 충분히 공급하며 발한 방지를 위해 보호크림 등의 도포가 필요하다.

㉣ 식염, 소다, 비타민 B complex, 비타민 C 등의 투여가 필요하다.

※ TGE 지수(temperature glove energy index) : 고온작업자의 평가에 적용되고 있는 지수로 기온, 복사열(특수 온도), 에너지 대사율로 산출되며 발한량과 병행한다. 적정 범위 지수는 4,000이며 허용한계 지수는 6,000이다.

(2) 이상저온 조건

① 잠호족염(trench foot) : 한냉한 습기 또는 발이 물에 오랫동안 잠기면 잠호족 또는 침수족(immersion foot)이라고 하는 증후군을 나타낸다. 이것은 국소 조직의 산소 결핍과 한냉에 의하여 모세혈관벽이 손상되며 종창, 소양감, 심한 동통, 수포형성, 표재성 피부괴사, 궤양 등이 나타난다.

② 동상(frost bite) : 피부의 동결점은 0~2℃이나, 실제적으로 동상은 -5~-10℃ 이하의 한랭한 공기에 폭로되므로 일어난다. 동상은 단순한 피부의 홍조와 일시적인 지각마비, 표재성수포 형성 등을 일으키는 것으로부터 혈행장애, 혈전증, 청색증(cyanosis) 및 괴저를 일으킨다.

(3) 불량 조명에 의한 직업병

불량 조명에 의한 직업병은 다음과 같다.

① 안정피로(asthenopia) : 조도 불량, 현휘가 심한 장소에서 작업함으로써 발생한다. 증상은 눈, 전안부의 압박감, 통증, 두통 및 시력 감퇴가 있다. 대책은 적정 조명을 실시하여야 한다.

② 근시(myopia) : 주로 불량 조명 아래 근접 작업을 함으로써 발생한다. 그러므로 조명을 알맞게 하여야 하며 올바른 작업 자세, 휴식 등이 필요하다.

③ 안구진탕증(nystagmus) : 원인은 여러 가지 학설이 있으나 조명 불량으로 탄광부에서 발생 증례가 있어 직업병으로 인정되었다.

(4) 자외선과 적외선에 의한 장애

자외선의 피부 투과력은 체표에서 약 0.1~0.2mm이며, 적외선은 1.5~4cm이다. 자외선과 적외선에 의한 장애는 다음과 같다.

① 피부장애 : 자외선과 적외선은 피부에 홍반을 일으킨다. 심하면 동통, 수포가 생기며 흑변한다. 적외선은 심하면 화상을 입게 되며 자외선은 300mμ과 250mμ일 때 각각 최고점을 나타낸다.

② 눈의 장애 : 자외선은 얼음 위에서 작업하는 사람에게 설안염, 용접 작업자에 전기안염이 발생될 수 있으며 자외선의 과도한 장기간의 조사는 백내장(cataract)을 일으킨다.

(5) 방사선에 의한 장애

조혈기능의 장애, 피부점막의 궤양과 암의 형성, 생식기능 장애, 백내장 등을 일으킨다. 사람의 LD_{50} = 400±100 rem인데, 0.1 rem/주를 최대 허용량으로 하나, 이러한 양이 평생 계속되어도 무해한 것은 아니므로 주의하여야 한다.

(6) 이상기압에 의한 장애

① 고기압 작업장애 : 바다 밑에서 작업하는 잠수부에서 흔히 볼 수 있다. 기압은 수중 10.36m에 대하여 1기압씩 상승하는데, 1.6기압 이상이 되면 잠함병(caisson's disease)의 위험이 있다.

② 저기압 작업장애 : 저기압에 의한 장애는 고지대 농업, 고산지대 작업 및 등산, 고공비행 시 발생한다.

(7) 소음에 의한 장애

소음성 난청은 감음계의 장애 현상으로서 골지체나 청신경말초의 세포적 변성을 일으킨다. 소음의 단위는 다음과 같다.

① 데시벨 dB(decibel) : 음의 세기를 나타내는 단위

② 폰 phon : 소리로 들리는 주파수별 음압수준을 표시한 등감곡선으로 음의 크기를 폰으로 표시함

③ 손 sone : 음의 크기를 주관적으로 나타내는 단위로 음에 대한 감각단위를 말함

(8) 진동에 의한 장애

물체가 외부의 힘에 의해 흔들리는 것을 진동이라고 하며 이에 의한 건강장애는 전신장애, 국소장애로 진동 방지 대책은 다음과 같다.

① 진동원을 제거한다.

② 진동의 전파 경로 차단 및 완충 물을 설치한다.

③ 보호용 장갑 및 의복을 착용한다.

④ 작업 시간의 단축 등이 있다.

(9) 분진에 의한 장애

분진이란 공기 중에 떠 있는 고체상의 모든 물질이다. 주로 고체가 기계적인 작용에 의하여 폭발, 파쇄, 절단되는 작업에서 발생된다. 분진은 화산폭발, 바람, 암석파괴, 풍화, 운석 등의 작용에 의하여 공기 중에 부유하고 있기도 한다. 분진은 작업자의 호흡영역에 있는 분진이 호흡 할 때 코, 입 등 기류조건에 따라서 흡입된다. 분진의 크기에 따라서 입자가 큰 분진은 코, 인두, 후두에 흡착되고, 작은 입자는 기관, 기관지, 폐포에 흡착하게 되는데 대부분의 분진은 기도점막의 섬모정화작용에 의해서 소화관으로 옮겨져 가래로 배출되기도 한다.

진폐증은 분진이 호흡기를 통해 흡입되어 폐 속에 침착되고 폐조직과 반응하여 폐의 섬유화, 괴사, 석회화 등과 같은 이상상태를 일으키는 모든 질환을 말한다. 진폐증에 걸리게 되면 산소교환이 어렵게 되어 숨이 차는 것이 대표적인 증상으로 나타난다. 경우에 따라 폐기종, 혈관장해, 기관지염, 폐렴 등의 2차 질환이 발생되고 심해지면 결핵과 폐암 등이 발생할 수 있다. 분진을 흡입하여 폐에 축적되어 진폐증을 일으키는 직업병으로 규폐. 석면폐 등이 있다.

① 규폐(silicosis) : 규폐는 진폐 중에서 대표적인 것으로 유리규산(free silica, SiO_2)이 흡입되어 폐에 만성섬유 증식을 일으키는 직업병이다. 규폐발생에 노출되는 직업으로는 암석 채굴, 가공작업, 연마작업, 분사기를 사용하는 주물공장, 건물청소작업, 내화벽돌제거작업 등이 있다.

② 석면폐(pulmonary asbestosis) : 석면 광산, 석면분쇄 등으로 발생하는 직업병이다. 석면폐 발생에 노출되는 직업으로 석면포 방직작업으로 의복, 로프, 매트리스, 타일 등으로 석면 제품 제조 작업자 등이다.

③ 활석폐(talc pneumoconiosis) : 활석 채취, 도료, 리놀륨, 고무 및 화장품 제조 등의 활석분 사용 작업장의 근로자들이 주로 발생한다.

④ 면폐증(byssinosis) : 면이나 섬유에 의한 먼지로 생긴 진폐증의 일종이다. 갈색폐·갈색폐질환·면공장열(cotton-mill fever)·면설천식·면섬유침착증이라고도 한다. 원면공장, 면저장실, 혼면실, 소면실에서 수년 동안 근무한 근로자에게 발생하는 만성 호흡기 질환이다.

⑤ 농부폐증(farmer's lung) : 농부 및 농장 근로자들이 곰팡이가 발생한 마른 풀이나 식물성 분진을 흡입함으로써 생기는 질환이다. 2015년 건국대에서 발생한 집단 폐렴의 원인이 과민성 폐렴의 일종인 농부폐증으로 잠정 결론을 내렸다. 볏짚을 부패시켜 퇴비로 만드는 과정 중에 증식되어 이를 취급하는 농부에서 일으키는 질환이다.

2) 공업 중독(중금속 중독)

중금속 중독은 공업 분야에서 주로 사용하는 각종 원료, 제품과 제조공정 중에 발생되는 고체・액체・기체 등의 혼합물에 의해서 발생하는 건강장애를 말한다. 중금속 중독의 종류는 다음과 같다.

① 납 중독 : 중금속 납이 체내에 축적되어 일어나는 질병으로 연 중독(鉛中毒)이라고도 한다. 증상으로 언어장애, 두통, 복통, 빈혈, 운동마비 등이 나타나는 희귀한 병이다. 페인트(내구성이 좋도록 납을 첨가한 페인트), 휘발유(납 화합물을 첨가한 휘발유), 자동차 배기가스, 오염된 수돗물, 페인트 등을 통해 체내에 흡수된 납이 배출이 되지 않고 쌓이면 급성 중독을 일으킨다. 납(연)은 fume이나 분진 상으로 호흡기 및 경구적으로 체내에 침입한다.
예방 대책으로 작업장 공기 중의 연 농도를 허용 농도인 0.15㎎/m3 이하로 줄여야 하며, 환기 방법과 작업 환경의 개선이 필요하다. 또한, 개인보호구, 즉 분진마스크를 착용하여 체내 흡입을 방지하며, 작업 후에는 깨끗한 옷으로 갈아입는 등 개인위생(personal hygiene)을 철저히 지켜야 한다.

② 수은 중독 : 수은이나 수은 화합물의 흡입, 복용 또는 접촉을 통해 노출되어 기준치 이상의 수은이 몸에 축적되어 생기는 질환이다. 수은은 원소수은(elementary mercury),무기수은(inorganic mercury), 유기수은(organic mercury)으로 분류된다. 수은은 자연적, 인공적인 발생원으로부터 무기수은 형태로 환경 중에 방출되어 미생물의 활동으로 무기수은에 탄소가 붙어 유기수은 형태인 메틸수은으로 전환된다. 탄소와 결합된 유기수은은 소량만 흡수 하여도 쉽게 부작용을 일으킨다.
수은 중독의 위험성이 가장 높은 직종은 수은광산, 수은추출 작업이다. 증상은 피로, 기억력 감퇴, 두통, 구내염, 설사, 지각이상, 언어장애, 자폐증, 다발성 경화증과 관련이 있으며, 임산부에게 수은이 축적 되면 태아에게 영향이 미쳐서 자폐증, 기형아의 원인이 되기도 한다.
수은은 상온에서 액체로 존재하는 금속성 독성이 강한 물질로 수은이 함유된 농약, 폐건전지 등에서 수은이 유출되어 물이나 토양, 공기 등을 오염시키고, 식물이나 생선 등에 축적되어 사람에게도 수은이 축적되고 심하면 중독 증상이 나타난다.
수은 중독과 관련된 큰 사건은 1956년 일본에서 인근 화학공장에서 방류한 유기수은에 오염된 조개와 어류를 먹은 주민들에게 집단적으로 발생한 미나마타병이 있다. 이라크에서는 수은계 농약에 오염된 밀로 만든 빵을 먹고 수천 명이 중독되고 200여 명이 사망하는 사건이 있었다.

직업적인 수은 노출이 아닌 경우 가장 큰 원인은 생선과 어패류를 통한 노출이다. 수은은 포식성 생선인 참치 등에 축적되고, 우리 몸에도 축적되게 된다. 영국 식품표준청에서는 임신부, 가임여성, 16세 이하 어린이들은 수은 함량이 높은 황새치의 섭취를 피하도록 권장하고 있다. 우리나라의 정확한 기준은 아직은 없지만 회나 참치 등을 자주 많이 섭취하는 것은 피하는 것이 좋다.

③ 크롬 중독 : 크롬증기 또는 분진의 흡입에 의해서 장애를 일으킨다. 보통 금속크롬은 무해하나 산화물 및 그의 염이 문제가 된다. 장애 우려가 있는 직종으로서는 크롬 도금 작업과 크롬산염을 촉매로 취급하는 작업 등이다. 증상은 호흡기계로 흡입하면, 코・인두・기관에 영향을 끼쳐 비염, 인후염, 기관지염, 비중격천공증 등을 일으킨다. 피부에는 심한 궤양을 일으킨다.

④ 카드뮴 중독 : 카드뮴은 독성이 강하며, 화합물이 인체에 접촉, 흡수됨으로써 일어나는 장애를 말한다. 증상은 두통, 발한, 구토, 경련, 신장장애, 심한 아픔과 뼈 연화증, 혈변, 의식장애 등을 일으킨다. 장애를 일으킬 우려가 있는 직종으로 카드뮴 정련 가공, 도금 작업, 카드뮴 합금 제조 및 가공 작업, 카드뮴전지, 화합물 제조, 합성수지, 도료 및 안료 제조 등이다. 1945년 일본 도야마 현(富山縣) 가도가와(神通川) 유역에서 발생한 이타이이타이병(痛心痛心病, it-ai-itai disease)을 일으킨 원인 물질이다. 카드뮴이 함유된 식물, 음료수 등을 통해 사람의 인체에 카드뮴의 축적되어 일어난 만성중독이다.

⑤ 망간 중독 : 망간이나 산화물의 흡입에 의해서 만성신경장애를 일으키는데, 증상은 보행 장애, 안면의 무표정 등을 일으키며, 망간광의 채굴 작업이나 분쇄 작업 종사자가 중독의 위험성이 높다.

⑥ 이황화탄소 중독(CS_2) : 황과 탄소가 화합해 생기는 특이한 악취의 무색 액체. 인화성이 강하고 독성이 강하다. 증상은 정신질환, 하반신마비, 뇌신경마비 등으로 불치병으로 알려져 있다. 2차 세계대전 때 나치가 살상용 신경가스로 사용했으며, 강력한 용제로 유기물질이나 고무·황·질소 등을 잘 녹인다. 살충제 또는 비스코스 인견 제조에 사용된다. 1991년 4월 경기도 미금시 원진레이온 인조견사 생산업체인 원진레이온 노동자들이 중독 증세로 사회문제가 됐다. 이황화탄소의 허용기준치는 10ppm 이하인데, 이 공장에서는 32.7ppm으로 나타났다.

⑦ 기타 : 유기인제중독, 벤젠중독, 트리클로로에틸렌(TCE, trichloethylene) 중독, 아황산가스 중독(SO_2) 등이 있다.

7-7. 산업위생 보호구

산업위생 보호구는 돌발적인 사고나 2차적 대책으로 일시적으로 유해 물질이 인체 내 흡입되는 것을 막는 방법으로 사용자는 보호구 사용 및 보관 등에 대한 교육을 철저히 하여 안전하고 적합하게 사용할 수 있게 하여야 한다.

(1) 방진 마스크(mask)

방진 마스크는 분진의 포집 효율이 높고 흡기 저항이 적으며 중량이 가볍고, 시야의 방해가 없어야 한다. 그리고 분진의 종류와 크기에 적합하며 안면에 밀착되어 사강(死腔)이 적고 작업 강도에 적합하여야 한다.

(2) 호스 마스크(hose mask)

호스를 통하여 마스크에 신선한 공기를 공급하며 작업자가 유해 분진이나 가스를 흡입하지 않도록 한다.

(3) 방독 마스크(gas mask)

보통 가스용, 산성가스용, 유기가스용, CO가스용, 소방용, 연기용, 아황산가스용, 청산가스용, 황화수소용, 암모니아가스용 등이 있다.

(4) 일산화탄소 자기 구명기

CO 0.5~1.0% 갱내에서 2km를 탈출할 수 있다.

(5) 산소호흡기

고도의 산소 결핍 시 고농도의 유해가스나 연기가 있을 경우, 방독면을 착용할 수 없을 때에 사용한다.

(6) 방열면 · 방열의

복사열이 높은 작업장에서 사용한다.

(7) 안보호구(goggle)

유해 광선을 차단하는 보호구와 먼지와 이물을 막아주는 두 가지 종류가 있다.

(8) 귀마개(ear plug)

귀마개는 외이도에 삽입하여 소음을 차단하는 것이므로 외이에 잘 맞아야 한다.

(9) 귀덮개(ear muff)

보통 저음의 차음 효과는 20dB, 고음의 차음 효과는 45dB 정도이다.

(10) 보호의

보호의는 무기산류, 알칼리류, 광물 및 식물류, 방향족탄화수소류, 알코올류, 에테르류, 아세톤류, 염소화탄화수소류, 에스테르류, 유기산류 등의 작업에 필요하다. 이외에도 보호장갑, 보호장화, 산업용 피부 보호크림 등이 있다.

7-8. 산업보건관리

근로자의 모든 질병과 장애를 예방하여 근로자의 행복과 안전을 도모하며 노동 인력을 보전하여 생산성을 향상·발전시키는 데에 산업 보건관리의 목표가 있다. 산업 보건관리의 주 임무는 다음과 같다.

(1) 건강관리

건강진단, 폐결핵관리, 성인병관리, 직업병관리, 건강상담 등을 한다.

(2) 환경관리

환경 점검, 작업 환경의 조사·분석·개선, 보호구의 점검 및 정비, 생산시설의 개선, 급식시설의 위생지도 및 구충·구서 그리고 소독 등을 실시한다.

(3) 보건교육

산업장의 보건관리를 위한 교육 자료의 수집·정리·분석·제작 등을 하며 일반 근로자, 특수 근로자, 간부 및 근로자 가족들에게 보건교육을 실시한다.

제8장

모자보건

Maternal & Child Health

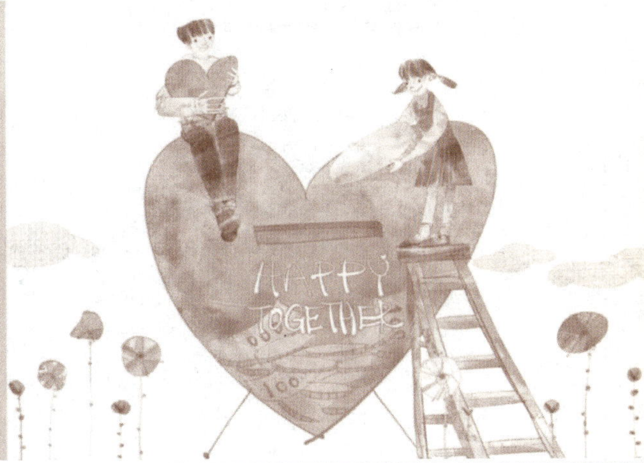

8-1. 모자보건의 개념

WHO 모자보건전문분과위원회에서는"모자보건은 모성의 건강 유지와 육아에 대한 기술을 터득 해 정상 분만과 정상자녀를 갖도록 예측 가능한 사고, 질환, 기형을 예방하는 사업이다."라고 정의하였다. 건강한 모성이 건강한 자녀를 낳을 수 있으며 건강하게 양육시킬 수 있기 때문에 모성과 영·유아는 건강관리상 분리해서 생각할 수 없다.

우리나라 모자보건법을 살펴보면 다음과 같다.

모자보건법[시행 2018. 9. 14.] [법률 제15444호, 2018. 3. 13.일부개정]

<출처 법제처>

제1조(목적) 이 법은 모성(母性) 및 영유아(嬰乳兒)의 생명과 건강을 보호하고 건전한 자녀의 출산과 양육을 도모함으로써 국민보건 향상에 이바지함을 목적으로 한다.

제2조(정의) 이 법에서 사용하는 용어의 뜻은 다음과 같다.

1. "임산부"란 임신 중이거나 분만 후 6개월 미만인 여성을 말한다.
2. "모성"이란 임산부와 가임기(可姙期) 여성을 말한다.
3. "영유아"란 출생 후 6년 미만인 사람을 말한다.
4. "신생아"란 출생 후 28일 이내의 영유아를 말한다.
5. "미숙아(未熟兒)"란 신체의 발육이 미숙한 채로 출생한 영유아로서 대통령령으로 정하는 기준에 해당하는 영유아를 말한다.
6. "선천성이상아(先天性異常兒)"란 선천성 기형(奇形) 또는 변형(變形)이 있거

나 염색체에 이상이 있는 영유아로서 대통령령으로 정하는 기준에 해당하는 영유아를 말한다.

7. "인공임신중절수술"이란 태아가 모체 밖에서는 생명을 유지할 수 없는 시기에 태아와 그 부속물을 인공적으로 모체 밖으로 배출시키는 수술을 말한다.
8. "모자보건사업"이란 모성과 영유아에게 전문적인 보건의료서비스 및 그와 관련된 정보를 제공하고, 모성의 생식건강(生殖健康) 관리와 임신·출산·양육 지원을 통하여 이들이 신체적·정신적·사회적으로 건강을 유지하게 하는 사업을 말한다.
9. 삭제 <2017. 12. 12.>
10. "산후조리업(産後調理業)"이란 산후조리 및 요양 등에 필요한 인력과 시설을 갖춘 곳(이하 "산후조리원"이라 한다)에서 분만 직후의 임산부나 출생 직후의 영유아에게 급식·요양과 그 밖에 일상생활에 필요한 편의를 제공하는 업(業)을 말한다.
11. "난임(難姙)"이란 부부가 피임을 하지 아니한 상태에서 부부간 정상적인 성생활을 하고 있음에도 불구하고 1년이 지나도 임신이 되지 아니하는 상태를 말한다.
12. "보조생식술"이란 임신을 목적으로 자연적인 생식과정에 인위적으로 개입하는 의료행위로서 인간의 정자와 난자의 채취 등 보건복지부령으로 정하는 시술을 말한다.

제3조(국가와 지방자치단체의 책임) ① 국가와 지방자치단체는 모성과 영유아의 건강을 유지·증진하기 위한 조사·연구와 그 밖에 필요한 조치를 하여야 한다.

② 국가와 지방자치단체는 모자보건사업에 관한 시책을 마련하여 국민보건 향상에 이바지하도록 노력하여야 한다.

제3조의2(임산부의 날) 임신과 출산의 중요성을 북돋우기 위하여 10월 10일을 임산부의 날로 정한다.

제3조의3(결혼이민자에 대한 적용) 이 법은 「재한외국인 처우 기본법」 제2조 제3호의 결혼이민자에 대하여도 적용한다.

제4조(모성 등의 의무) ① 모성은 임신·분만·수유 및 생식과 관련하여 자신의 건강에 대한 올바른 이해와 관심을 가지고 그 건강관리에 노력하여야 한다.

② 영유아의 친권자·후견인이나 그 밖에 영유아를 보호하고 있는 자(이하 "보호자"라 한다)는 육아에 대한 올바른 이해를 가지고 영유아의 건강을 유지·증진하는 데에 적극적으로 노력하여야 한다.

제5조(사업계획의 수립 및 조정) ① 보건복지부장관은 대통령령으로 정하는 바에 따라 모자보건사업에 관한 시책을 종합·조정하고 그에 관한 기본계획을 세워야 한다.
② 관계 중앙행정기관의 장과 지방자치단체의 장은 제1항의 기본계획을 시행하는 데에 필요한 세부계획을 수립·시행하여야 한다.

제6조 삭제 <2015. 12. 22.>

제7조(모자보건기구의 설치) ① 국가와 지방자치단체는 모자보건사업에 관한 다음 각 호의 사항을 관장하기 위하여 모자보건기구를 설치·운영할 수 있다. 이 경우 지방자치단체가 모자보건기구를 설치할 때에는 그 지방자치단체가 설치한 보건소에 설치함을 원칙으로 한다.

1. 임산부의 산전(産前)·산후(産後)관리 및 분만관리와 응급처치에 관한 사항
2. 영유아의 건강관리와 예방접종 등에 관한 사항
3. 모성의 생식건강 관리와 건강 증진 프로그램 개발 등에 관한 사항
4. 부인과(婦人科) 질병 및 그에 관련되는 질병의 예방에 관한 사항
5. 심신장애아의 발생 예방과 건강관리에 관한 사항
6. 성교육·성상담 및 보건에 관한 지도·교육·연구·홍보 및 통계관리 등에 관한 사항

② 제1항에 따른 모자보건기구의 설치기준과 운영에 필요한 사항은 대통령령으로 정한다.
③ 국가와 지방자치단체는 제1항 각 호의 사항을 대통령령으로 정하는 바에 따라 의료법인이나 비영리법인에 위탁하여 수행할 수 있다.

제8조(임산부의 신고 등) ① 임산부가 이 법에 따른 보호를 받으려면 본인이나 그 보호자가 보건복지부령으로 정하는 바에 따라 「의료법」 제3조에 따른 의료기관(이하 "의료기관"이라 한다) 또는 보건소에 임신 또는 분만 사실을 신고하여야 한다.
② 의료기관의 장 또는 보건소장은 제1항에 따른 신고를 받으면 이를 종합하여 보건복지부령으로 정하는 바에 따라 특별자치시장·특별자치도지사 또는 시장(「제주특별자치도 설치 및 국제자유도시 조성을 위한 특별법」 제10조제2항에 따른 행정시의 시장은 제외한다. 이하 같다)·군수·구청장(자치구의 구청장을 말한다. 이하 같다)에게 보고하여야 한다.
③ 의료기관의 장 또는 보건소장은 해당 의료기관이나 보건소에서 임산부가 사망하거나 사산(死産)하였을 때 또는 신생아가 사망하였을 때에는 보건복지부령으로 정하는 바에 따라 특별자치시장·특별자치도지사 또는 시장·군수·구청장에게 보고하여야 한다.

④ 의료기관의 장은 해당 의료기관에서 미숙아나 선천성이상아가 출생하면 보건복지부령으로 정하는 바에 따라 보건소장에게 보고하여야 한다.
⑤ 제4항에 따른 미숙아 또는 선천성이상아(이하 "미숙아등"이라 한다)의 출생을 보고받은 보건소장은 그 보호자가 해당 관할 구역에 주소를 가지고 있지 아니하면 그 보호자의 주소지를 관할하는 보건소장에게 그 출생 보고를 이송하여야 한다.

제9조(모자보건수첩의 발급) ① 특별자치시장 · 특별자치도지사 또는 시장 · 군수 · 구청장은 제8조 제1항에 따라 신고된 임산부나 영유아에 대하여 모자보건수첩을 발급하여야 한다.
② 제1항에 따른 모자보건수첩의 발급 절차 등에 필요한 사항은 보건복지부령으로 정한다.
제9조의2(미숙아등의 정보 기록 · 관리) 제8조 제4항과 제5항에 따라 미숙아등의 출생 보고를 받은 보건소장은 보건복지부령으로 정하는 바에 따라 미숙아등에 대한 정보를 기록 · 관리하여야 한다.

제10조(임산부 · 영유아 · 미숙아등의 건강관리 등) ① 특별자치시장 · 특별자치도지사 또는 시장 · 군수 · 구청장은 임산부 · 영유아 · 미숙아등에 대하여 대통령령으로 정하는 바에 따라 정기적으로 건강진단 · 예방접종을 실시하거나 모자보건전문가(의사 · 한의사 · 조산사 · 간호사의 면허를 받은 사람 또는 간호조무사의 자격을 인정받은 사람으로서 모자보건사업에 종사하는 사람을 말한다)에게 그 가정을 방문하여 보건진료를 하게 하는 등 보건관리에 필요한 조치를 하여야 한다.
② 특별자치시장 · 특별자치도지사 또는 시장 · 군수 · 구청장은 임산부 · 영유아 · 미숙아등 중 입원진료가 필요한 사람에게 다음 각 호의 의료 지원을 할 수 있다.

1. 진찰
2. 약제나 치료재료의 지급
3. 처치(處置), 수술, 그 밖의 치료
4. 의료시설에의 수용
5. 간호
6. 이송

제10조의2(고위험 임산부와 신생아 집중치료 시설 등의 지원) 국가와 지방자치단체는 고위험 임산부와 미숙아등의 건강을 보호 · 증진하기 위하여 필요한 의료를 적절하게 제공할 수 있는 고위험 임산부와 신생아 집중치료 시설 및 장비 등을 지원할 수 있다.
제10조의3(모유수유시설의 설치 등) ① 국가와 지방자치단체는 영유아의 건강을 유지 · 증진하기 위하여 필요한 모유수유시설의 설치를 지원할 수 있다.

② 국가와 지방자치단체는 모유수유를 권장하기 위하여 필요한 자료조사·홍보·교육 등을 적극 추진하여야 한다.

③ 산후조리원, 의료기관 및 보건소는 모유수유에 관한 지식과 정보를 임산부에게 충분히 제공하는 등 모유수유를 적극적으로 권장하여야 하고, 임산부가 영유아에게 모유를 먹일 수 있도록 임산부와 영유아가 함께 있을 수 있는 시설을 설치하기 위하여 노력하여야 한다.

제10조의4(다태아 임산부 등에 대한 지원) 국가와 지방자치단체는 다태아(多胎兒) 임산부의 건강하고 안전한 임신·출산 및 다태아로 태어난 영유아의 건강을 유지·증진하기 위하여 필요한 지원을 할 수 있다.

제10조의5(산전·산후 우울증 검사 등 지원) 국가와 지방자치단체는 임산부에게 필요하다고 인정되는 경우 산전·산후 우울증 검사와 관련한 지원을 할 수 있다.

제10조의6(중앙모자의료센터) ① 보건복지부장관은 고위험 임산부 및 미숙아등의 의료지원에 필요한 다음 각 호의 업무를 수행하게 하기 위하여 「공공보건의료에 관한 법률」 제2조 제3호에 따른 공공보건의료기관 중에서 중앙모자의료센터를 지정할 수 있다.

1. 고위험 임산부 및 신생아 집중치료 시설에 대한 지원 및 평가
2. 고위험 임산부 및 신생아 집중치료 시설 간의 연계 및 업무조정
3. 고위험 임산부 및 신생아 집중치료 시설 종사자에 대한 교육훈련
4. 고위험 임산부 및 미숙아등 관련 사례 분석 및 통계 작성
5. 그 밖에 고위험 임산부 및 신생아 집중치료 시설의 지원에 관하여 보건복지부장관이 정하는 업무

② 보건복지부장관은 중앙모자의료센터로 지정받은 의료기관이 다음 각 호의 어느 하나에 해당하는 경우에는 그 지정을 취소할 수 있다. 다만, 제1호에 해당하는 경우에는 지정을 취소하여야 한다.

1. 거짓이나 그 밖의 부정한 방법으로 지정을 받은 경우
2. 제3항에 따른 지정 기준에 미치지 못하게 된 경우
3. 지정받은 사항을 위반하여 업무를 수행한 경우

③ 중앙모자의료센터의 지정 기준 및 절차, 지정 취소 등에 필요한 사항은 보건복지부령으로 정한다.

모자보건사업은 국가가 책임지고 최우선적으로 수행해야 하는 공적 보건사업으로 임산부와 영·유아의 신체적, 정신적, 사회적 건강을 유지하고, 증진시키기 위해 실시되는 조직적·지속적 사업으로 국민 건강 육성을 위한 기초가 되는 사업이다.

우리나라의 모자보건법은 1973년에 제정되었으며, 모자보건법 제7조에 보건소에 모자보건센터를 설치하도록 하고 있다.

제7조 (모자보건기구의 설치) ① 국가와 지방자치단체는 모자보건사업 및 가족계획사업에 관한 다음 각 호의 사항을 관장하기 위하여 모자보건기구를 설치·운영할 수 있다. 이 경우 지방자치단체가 모자보건기구를 설치할 때에는 그 지방자치단체가 설치한 보건소에 설치함을 원칙으로 한다.

1. 임산부의 산전·산후관리 및 분만관리와 응급처치에 관한 사항
2. 영유아의 건강관리와 예방접종 등에 관한 사항
3. 모성의 생식건강 관리와 건강 증진 프로그램 개발 등에 관한 사항
4. 부인과 질병 및 그에 관련되는 질병의 예방에 관한 사항
5. 심신장애아의 발생 예방과 건강관리에 관한 사항
6. 성교육·성상담 및 보건에 관한 지도·교육·연구·홍보 및 통계관리 등에 관한 사항

이와 같이 보건소에서 모성의 생명과 건강을 보호하고 건강한 자녀의 출산과 양육을 도모하여 국민보건 향상에 기여하는 등의 사업을 펼치고 있다.

8-2. 모성보건(maternal health)

모성이란, 원래 광의로는 전체 여성을 말하나, 일반적으로 여성의 제2차 성징이 나타난 여성에서부터 폐경기에 이르는 가임 여성(15~49세)을 대상으로 한다. 모성보건관리는 모성뿐만 아니라 태아 및 출생아의 건강관리까지 포함하기 때문에 중요하며, 모성보건의 3대 사업은 산전관리, 분만관리, 산욕관리이다.

1. 모성 사망(임산부 사망)

모성 사망이란, 임신·분만·산욕과 연관된 질병 또는 임신 합병증 때문에 일어나는 임산부 사망을 말하며, 임신 중에 감염된 감염병, 만성 질병 및 사고에 의한 사망은 제외한다. 모성 사망의 주요 원인은 출혈성 질환, 고혈압성 질환, 자궁외임신, 감염증 등의 순이다. 모성 사망률은 일정 기간(보통 1년)의 출생아 10만 명에 대한 모성 사망자 수를 뜻한다.

$$\text{모성 사망률} = \frac{\text{연간 모성사망 수}}{\text{연간 출생아 수}} \times 100{,}000$$

1) 임신중독증(toxemia)

임신중독증은 임신 후반기 특히 임신 8개월 이후에 많이 발생한다. 유산(abortion), 조산(premature delivery), 사산(stillborn), 주산기(임신 8개월~출산 1주 이내) 등의 주요 원인이다. 임신중독증의 주요 증세는 부종, 단백뇨, 고혈압 등이며 중독의 원인은 확실하지 않으나, 일반적으로 다음과 같은 점에 주의해야 한다.

① 단백질과 비타민을 충분히 섭취한다.
② 식염, 당질, 지질의 다량 섭취를 삼가한다.
③ 적당한 휴식을 취한다.
④ 정기적인 건강진단을 받는다.

2) 유산・조산・사산(abortion, premature & stillbirth)

유산・조산・사산의 모체 측 원인으로 임신중독증, 매독, 자궁발육부진, 당뇨병, 심장병, 결핵 등의 만성 및 급성 전신질환, 빈혈 등이 있다. 또한, 태아 측 원인으로 기형, 발육이상, 태반 이상, 양수과다 등이 있다.

- 유산(abortion)은 임신 28주 이전에 임신을 유지하지 못하고 분만하는 것
- 조산(prematurity)은 임신 29~38주 사이의 출산하는 것
- 사산(still birth)은 죽은 태아를 분만하는 것
- 정기산(full term)은 임신 39~42주 사이의 4주 사이에 분만하는 것
- 과기산(postmature)은 임신 42주 이후의 분만하는 것이다.

① 분만 전 이상

- 모체 측 원인 : 임신중독증, 급・만성전신질환, 성기발육부전, 성기 위치 이상, 과로, 임부 결핵, 임부 심장질환, 당뇨병, 성병(매독), 빈혈 등에 의하여 직・간접적인 영향을 받는다.
- 태아 측 원인 : 기형, 발육 이상, 태반 이상, 양수 다 등의 영향을 받는다.

※ 양수검사(amniotic fluid) : 양수검사를 해야 하는 경우는 산전 태아의 이상 선별검사에서 이상이 있을 때, 35세 이상의 고령임산부, 기형아 출산의 경험이 있는 산모, 임산부나 남편의 염색체 이상이 있는 경우, 가족 중 염색체 이상이 있는 경우, 임산부나 남편에게 신경과 결손이 있거나, 신경 결손 태아를 분만한 적이 있는 경우, 태아감염검사와 유전자 검사가 필요 하다고 할 수 있다. 검사방법으로 양수검사, 융모막검사, 태아제대천자검사가 있다.

② 분만 시 이상

태위이상, 진통이상, 산도이상, 조기파수 등 원인이 된다.

③ 유·조·사산의 예방 대책

임신중독의 조기 발견 및 치료, 급성전신질환의 예방, 정기적인 진찰, 난산부의 입원분만, 모성 보건교육 실시, 적당한 휴식 등이다.

유산, 조산, 사산은 임신 이전이나 임신초기부터 정기 검진을 받아 원인을 조기에 치료하는 것이 가장 좋은 방법이다. 예방적으로 과로를 피하고, 심신을 편안하게 갖고 우발적인 사고가 나지 발생하지 않도록 해야 된다. 또한 과거에 유산 조산 사산의 경험이 있는 사람은 습관성 반복이 생기지 않도록 정기적인 검진을 받으며 주의해야 한다.

3) 자궁외임신과 출혈(ectopic pregnancy & hemorrhage)

자궁외임신의 대부분은 난관 임신이며 난소 및 복강 임신 등이 있다. 자궁외임신의 원인은 임균성 및 결핵성 난관염과 인공유산 후의 염증 등이다. 출혈은 임신 전반기 출혈로 임신 5개월까지 이며, 임신 후반기 출혈은 임신 6개월 후 이며, 산욕기 출혈 등이 있다. 전반기 출혈은 자궁 외 임신, 포상기태(임신했을 때 융모막이 비정상적으로 성장하는 것을 의미함) 등에 의한 경우가 많으며, 후반기 출혈은 전치태반(임신 20주 이후에 태반이 자궁 출구를 전부 또는 일부를 덮고 있는 상태), 태반조기 박리(분만 전에 자궁으로부터 태반이 떨어지는 것) 등에 의한 출혈이 많다.

4) 산욕열 및 감염

산욕기(출산 6~8주까지)에 감염으로 일어나는데, 자궁내막의 염증, 산도의 국소적 염증 및 전신 감염에 의해서 일어난다. 이는 38℃ 정도의 고열과 오한 등을 나타내는데, 근래 항생제의 사용과 위생적 분만에 의해서 감소 경향을 나타내고 있다.

2. 산전관리

1) 영양관리

태아는 모체로부터 영양공급을 받기 때문에 모체뿐만 아니라 태아의 건강을 위해서 충분한 영양소의 공급이 필요하다. 양질의 단백질을 충분히 섭취하여야 하며 특히 칼슘, 인, 철분, 비타민 등을 충분히 섭취하여야 한다. 그리고 편식을 삼가하며 짜고 매운 자극성 식품은 피해야 한다.

2) 신체관리

목욕을 자주하면 피부가 건강해지고, 혈액순환 증진으로 신진대사가 촉진되어 좋지만, 열탕이나 해수욕은 삼가 하는 것이 좋다. 특히 임신 4개월 이후에는 유두를 온수로 닦은 후, 크림이나 올리브유 등으로 마사지를 하여 단련시키는 것이 좋다.

3) 기타

① 과로를 삼가하고 수면을 충분히 취한다.
② 배변 습관을 일정하게 하여 변비를 예방한다.
③ 정신적으로 안정을 취하며 명랑한 생활을 한다.
④ 술이나 담배를 삼간다.
⑤ 임신 초(임신 6주까지)와 임신 8개월 이후에는 성생활을 삼간다.
⑥ 임신 중 약물 복용은 의사의 지시에 따른다.

3. 수유관리

분만 2~3일 후부터 모유가 분비되기 시작하며, 처음 분비되는 모유를 초유라고 한다. 초유는 영양이 높으며, 면역 항체가 있으므로 아기에게 반드시 먹이도록 한다. 초유는 약 일주일 정도 분비되며 일반 모유보다 더 진하고 노란색을 띤다. 1일 1회 이상 유방을 따뜻한 물로 깨끗이 씻고, 유두는 비누칠 하지 않는다. 수유 시에는 양쪽을 교대로 먹이고, 처음에는 5분씩 수유 후 점차 시간을 늘려 한쪽 젖을 완전히 비운다. 모유는 아래와 같은 장점이 있다.

① 자궁의 수축으로 산모 출혈을 감소시킨다.
② 모유 수유를 하면 배란을 억제해 임신 가능성이 떨어진다.
③ 초유(colostrum)에는 면역체가 함유되어 있으므로 각종 질병을 예방한다.
④ 경제적이며 편리하다.
⑤ 정서발달에 도움이 된다.

8-3. 영유아보건(child health)

생후 1주 미만을 초생아(hebdomadal), 생후 4주(28일)까지를 신생아(neonatal), 생후 1개월부터 1년까지를 영유아(infant)라고 한다. 영유아기에는 신체 발육 속도가 빠르며, 질병에 대한 저항력은 선천적 면역과 기본 예방접종으로 면역을 획득한다. 영유아보건의 목적은 영유아의 신체적 발육과 정서적 성장을 도모하며 조산아, 장애아 등을 조기에 발견하여 치료 및 교정함으로써 건강한 성인으로 성장하도록 하는 데 있다.

1. 영유아의 중요 질병과 이상

1) 발육이상

(1) 조산아(low birth)

조산아의 원인은 주로 임신중독, 다태 임신, 선천성 기형, 성병, 모체의 질병 및 과로 등이 원인이 될 수 있다. WHO에 의하면, 체중 2.5kg 이하와 임신 28~38주 사이의 출생아로 규정하고 있다. 정상아의 체중은 보통 3.2~3.5kg인데, 신생아의 체중은 생후 2~3일간은 10% 정도 감소하고 4~5일부터 회복되기 시작하여 10일 후에는 정상화된다. 신장은 출생 시 50cm 정도이며 1년 후에는 50%, 4년 후에는 100% 정도 성장한다.

조산아의 예방 대책으로서는 임신중독 예방, 영양관리 철저, 유산 및 조산의 경험이 있는 임산부의 지도와 보호, 35세 이후 임신부 및 불임증 경험 있는 임산부의 임신지도 철저 등이다.

조산아는
① 체온조절 불능
② 호흡장애
③ 소화장애
④ 조혈 능력 부족
⑤ 질병감수성이 높은 점 등의 문제를 갖고 있다.

그러므로 조산아는 철저한 관리가 필요하다.
조산아의 4대 관리 원칙은 ① 호흡관리 ② 체온보호 ③ 감염병 예방 ④ 영양관리이다.

(2) 과숙아 및 비만아

과숙아란, 임신 43주 이후의 출생아와 체중 4.5kg 이상으로 재태 기간이 길기 때문에 산소부족증이나 난산을 초래할 수 있고 중추신경장애가 나타날 수 있다. 비만의 원인은 보통 유전적, 초과 열량 섭취, 산모의 운동부족 및 호르몬 분비 이상 등을 들 수 있다.

2) 선천적 이상

(1) 선천성 기형(congential malformation)

선천성 기형은 임신 중 모체의 질병 또는 기타 환경적·유전적 요인으로 인해, 태어날 때부터 신체에 구조적 이상을 나타내는 일로 분만 전부터 신생아에 나타나는 신체 표면 또는 체내에 나타나는 해부학적 형태의 이상을 말한다. 유전적으로 염색체 이상, 산모의 풍진 등 바이러스 감염, 임신 중 방사선 과다 노출, 화학약물 오용 등에 의해서 기형아를 출산할 수 있다.

2. 영유아의 보건 대책

1) 영유아관리

신생아는 모체 밖의 생활에서 잘 적응할 수 있도록 체온을 잘 유지시켜 주어야 하며, 영양관리, 선천성 대사이상 검사, 위생관리, 예방접종 실시 등이 필요하다. 영유아도 외부환경에 쉽게 적응할 수 있는 능력이 부족하기에 성장발육 지속 관찰, 영양 공급, 예방접 종 및 사고예방, 정서지도 등이 필요하다.

2) 예방접종

예방접종은 영유아기의 건강관리에서 가장 기본적인 사항이다. 국가 예방접종으로 아래 표와 같이 예방접종 기준을 분류하고 있다.

【표 8-1】 예방접종 일정표(소아용)

<table>
<tr><th></th><th>대상전염병</th><th>백신종류및방법</th><th>0개월</th><th>1개월</th><th>2개월</th><th>4개월</th><th>6개월</th><th>12개월</th><th>15개월</th><th>18개월</th><th>24개월</th><th>36개월</th><th>만4세</th><th>만6세</th><th>만11세</th><th>만12세</th></tr>
<tr><td rowspan="15">국가예방접종</td><td>결핵 ①</td><td>BCG(피내용)</td><td>1회</td><td></td><td></td><td></td><td></td><td></td><td></td><td></td><td></td><td></td><td></td><td></td><td></td><td></td></tr>
<tr><td>B형간염 ②</td><td>HepB</td><td>1차</td><td>2차</td><td></td><td></td><td>3차</td><td></td><td></td><td></td><td></td><td></td><td></td><td></td><td></td><td></td></tr>
<tr><td rowspan="2">디프테리아 파상풍 백일해</td><td>DTaP ③</td><td></td><td></td><td>1차</td><td>2차</td><td>3차</td><td></td><td colspan="2">추4차</td><td></td><td></td><td colspan="2">추5차</td><td></td><td></td></tr>
<tr><td>Td / Tdap ④</td><td></td><td></td><td></td><td></td><td></td><td></td><td></td><td></td><td></td><td></td><td></td><td></td><td colspan="2">추6차</td></tr>
<tr><td>폴리오 ⑤</td><td>IPV</td><td></td><td></td><td>1차</td><td>2차</td><td>3차</td><td></td><td></td><td></td><td></td><td></td><td colspan="2">추4차</td><td></td><td></td></tr>
<tr><td>b형헤모필루스 인플루엔자 ⑥</td><td>PRP-T / HbOC</td><td></td><td></td><td>1차</td><td>2차</td><td>3차</td><td colspan="2">추4차</td><td></td><td></td><td></td><td></td><td></td><td></td><td></td></tr>
<tr><td rowspan="2">폐렴구균</td><td>PCV(단백결합) ⑦</td><td></td><td></td><td>1차</td><td>2차</td><td>3차</td><td colspan="2">추4차</td><td></td><td></td><td></td><td></td><td></td><td></td><td></td></tr>
<tr><td>PPSV(다당질) ⑧</td><td></td><td></td><td></td><td></td><td></td><td></td><td></td><td></td><td colspan="6">고위험군에 한하여 접종</td></tr>
<tr><td>홍역 ⑨ 유행성이하선염 풍진</td><td>MMR</td><td></td><td></td><td></td><td></td><td></td><td colspan="2">1차</td><td></td><td></td><td></td><td colspan="2">2차</td><td></td><td></td></tr>
<tr><td>수두</td><td>Var</td><td></td><td></td><td></td><td></td><td></td><td colspan="2">1회</td><td></td><td></td><td></td><td></td><td></td><td></td><td></td></tr>
<tr><td>A형간염 ⑩</td><td>HepA</td><td></td><td></td><td></td><td></td><td></td><td colspan="5">1~2차</td><td></td><td></td><td></td><td></td></tr>
<tr><td rowspan="2">일본뇌염</td><td>JE(사백신) ⑪</td><td></td><td></td><td></td><td></td><td></td><td colspan="5">1~3차</td><td></td><td>추4차</td><td></td><td>추5차</td></tr>
<tr><td>JE(생백신) ⑫</td><td></td><td></td><td></td><td></td><td></td><td colspan="5">1~2차</td><td></td><td></td><td></td><td></td></tr>
<tr><td rowspan="2">인플루엔자</td><td>Flu(사백신) ⑬</td><td></td><td></td><td></td><td></td><td colspan="7">매년접종</td><td></td><td></td><td></td></tr>
<tr><td>Flu(생백신) ⑭</td><td></td><td></td><td></td><td></td><td></td><td></td><td></td><td></td><td colspan="3">매년접종</td><td></td><td></td><td></td></tr>
<tr><td rowspan="4">기타예방접종</td><td>결핵 ①</td><td>BCG(경피용)</td><td>1회</td><td></td><td></td><td></td><td></td><td></td><td></td><td></td><td></td><td></td><td></td><td></td><td></td><td></td></tr>
<tr><td rowspan="2">로타바이러스</td><td>RV1(로타릭스)</td><td></td><td></td><td>1차</td><td>2차</td><td></td><td></td><td></td><td></td><td></td><td></td><td></td><td></td><td></td><td></td></tr>
<tr><td>RV5(로타텍)</td><td></td><td></td><td>1차</td><td>2차</td><td>3차</td><td></td><td></td><td></td><td></td><td></td><td></td><td></td><td></td><td></td></tr>
<tr><td>인유두종 바이러스</td><td>HPV4(가다실) / HPV2(서바릭스)</td><td></td><td></td><td></td><td></td><td></td><td></td><td></td><td></td><td></td><td></td><td></td><td></td><td colspan="2">1~3차</td></tr>
</table>

출처 : 예방접종 도우미

- 국가예방접종 : 국가가 권장하는 예방접종(국가는 감염병의 예방 및 관리에 관한 법률을 통해 예방 접종대상 감염병과 예방접종의 실시기준 및 방법을 정하고, 국민과 의료제공자에게 이를 준수토록 하고 있음)
- 기타예방접종 : 국가예방접종 이외 민관 의료기관에서 접종 가능한 예방접종
- 기초접종 : 단기간 내에 방어면역 형성을 위해 시행하는 접종
- 추가접종 : 기초접종 후 형성된 방어면역을 장기간 유지하기 위해 기초접종 후 일정기간이 지난 다음 추가로 시행하는 접종

① BCG : 생후 4주 이내 접종

② B형간염 : 임산부가 B형간염 표면항원(HGsAg) 양성인 경우에는 출생 12시간 이내 B형 간염 면역글로불린(HGIG) B형간염 백신을 동시에 접종하고, 이후 B형간염 접종일정은 출생 후 1개원 및 6개월에 2차, 3차 접종실시

③ DTaP(디프테리아, 파상풍, 백일해) : DTaP-IPV(디프테리아, 파상풍, 백일해, 폴리오) 혼합백신으로 접종가능

④ Td/Tdap : 만 11세~12세에 Td 또는 Tdap으로 추가 접종 권장

⑤ 폴리오 : 3차 접종은 생후 6개월에 접종하거나 18개월까지 접종 가능하며, DTaP-IPV(디프테리아, 파상풍, 백일해, 폴리오) 혼합 백신으로 접종 가능

※ DTaP-IPV(디프테리아, 파상풍, 백일해, 폴리오)

생후 2, 4, 6개월, 만 4~6세에 DTaP, IPV 백신 대신 DTaP-IPV 혼합 백신으로 접종할 수 있음. 이 경우 기초 3회는 동일 제조사의 백신으로 접종하는 것이 원칙이며, 생후 15~18개월에 접종하는 DTaP 백신은 제조사와 관계없이 선택하여 접종가능

⑥ b형 헤모필루스 인플루엔자(Hib) : 생후 2개월~5세 미만 모든 소아를 대상으로 접종. 5세 이상은 b형 헤모필루스 인플루엔자균 감염 위험이 높은 경우 (겸상적혈구증, 비장 절제술 후 항암치료에 따른 면역저하, 백혈병, HIV감염, 체액면역결핍 등) 접종

⑦ 폐렴구균(단백결합) : 10가와 13가 단백결합 백신 간의 교차접종은 권장하지 않음

⑧ 폐렴구균(다당질) : 2세 이상의 폐구균 감염의 고위험군을 대상으로 하며 건강상태를 고려하여 단당의사와 충분한 상담 후 접종

※ 폐렴구균 감염의 고위험군

- 면역기능 저하된 소아 : HIV 감염증, 만성 신부전과 신증후군, 면역억제제나 방사선 치료를 하는 질환(악성종양, 백혈병, 림프종, 호치킨병)혹은 고형 장기이식, 선천성 면역결핍질환
- 기능적 또는 해부학적 무비증 소아 : 겸상구 빈혈 혹은 헤모글로빈증, 무비증 혹은 비장 기능장애
- 면역기능은 정상이나 다음과 같은 질환을 가진 소아 : 만성 심장 질환, 만성 폐 질환, 당뇨병, 뇌척수액 누출, 인공와우 이식상태

⑨ 홍역 : 유행 시 생후 6~11개월에 MMR 백신 접종이 가능하나 이 경우 생후 12개월 이후에 MMR백신 재접종 필요

⑩ A형간염 : 생후 12개월 이후에 1차 접종하고 6~18개월 후 추가접종(제조사마다 접종 시기가 다름)

⑪ 일본뇌염(사백신) : 1차 접종 후 7~30일 간격으로 2차 접종을 실시하고, 2차 접종 후 12개월 후 3차 접종. 쥐 뇌 조직 유래 불활성화 백신과 베로세포 유래 불활성화 백신 간에 교차접종은 권장하지 않음
⑫ 일본뇌염(생백신) : 1차 접종 후 12개월 후 2차 접종
⑬ 인플루엔자(사백신) : 6~59개월의 소아의 경우 매년 접종 실시, 이 경우 첫 해에는 1개월 간격으로 2회 접종하고 이후 매년 1회 접종(단, 인플루엔자 접종 첫 해에 1회만 접종받은 경우 그 다음에 1개월 간격으로 2회 접종)
⑭ 인플루엔자(생백신) : 24개월 이상부터 접종 가능하며, 접종 첫해에는 1개월 간격으로 2회 접종하고 이후 매년 1회 접종(단, 인플루엔자 접종 첫해에 1회만 접종받은 경우 그 다음해 1개월 간격으로 2회 접종)

8-4. 가족계획(family planning)

1. 개요

모자보건법(일부개정 2015. 12. 22.) 제2조 9항에 보면 "가족계획사업"이란 가족의 건강과 가정복지의 증진을 위하여 수태조절에 관한 전문적인 의료봉사·계몽 또는 교육을 하는 사업을 말한다.

가족계획의 정의를 WHO에서는 "가족계획이란 근본적으로 산아 제한을 의미하는 것으로 출산의 시기 및 간격을 조절하여 출생 자녀 수도 제한하고, 불임증 환자의 진단 및 치료를 하는 것이다."라고 하였다. 우리나라 모자보건법에서는 가족계획을 "가족의 건강과 가정 경제의 향상을 위해 수태 조절에 관한 전문적인 의료 서비스와 계몽 또는 교육을 하는 사업"이라고 정의하였다. 즉, 가족계획은 부모의 건강, 가정 경제 및 자녀의 양육 능력 등을 고려해 알맞은 자녀 수, 알맞은 터울(birth space)로 낳아 기르는 것을 의미하지만, 가족계획의 최종 목적은 가정생활의 안녕을 추구하고, 복지 향상을 하는 데에 있다. 이와 같이 가족계획은 아래와 같은 4가지 조건을 내포하고 있다.

첫째, 출산력의 조절 : 자녀 수 조절, 출산 간격의 조정, 출산 시기의 선택 및 불임증을 진단하고 치료한다.

둘째, 책임 있는 부모 : 가정 형성에서의 부모의 위치와 가치관의 확립과 가족에 대한 책임감을 함양한다.

셋째, 국민의 자발적 행위 : 국가 또는 지방단체의 압력이나, 지시에 의하여 실행하는 것이 아니고 부부 개개인이 자발적으로 참여한다.

넷째, 개인의 환경, 여건 그리고 가치관에 알맞고 나아가서 국가의 이익을 도모한다.

일반적으로 가족계획을 산아 제한(원하는 자녀의 수를 갖기 위해 인공적으로 수태나 출산을 조절하는 것 : birth control), 수태 조절(피임법을 사용해 일시적으로 수태를 조절하는 것 : contraception, conception control), 피임으로 인식하고 있지만, 진정한 의미의 가족계획은 건강한 자녀의 출산을 계획적으로 조절해 건강한 아이를 분만하고자 하는 출산 계획이며, 산아 제한 및 피임뿐만 아니라 결혼, 임신, 출산, 육아, 모자보건, 불임 문제 해결 등을 포함하고 있다.

2. 가족계획의 내용

1) 모성을 위한 가족계획

(1) 초산 연령의 결정

건강상 좋은 초산 연령은 20대 초반에 초산을 하고, 30대 이전에 단산하는 것이 바람직하다. 20세 이전은 분만의 안정성이 낮아 사산 및 미숙 분만 율이 높고 인공유산의 빈도가 높으며, 30세 이후에는 유산, 제왕절개의 가능성이 높고, 임신중독증, 기형아, 미숙아 분만 율이 높아지게 된다.

(2) 임신 간격(터울)

모자보건의 유지 및 향상을 위해 자녀의 터울은 임신 기간 9개월, 수유 기간 6개월, 모체의 휴식 및 회복 기간 최소 12개월로 약 3년간을 유지하는 것이 바람직하다.

(3) 출산 기간 및 단산 연령

생리적으로 건강한 출산 기간은 20세가 가장 좋으며, 늦어도 35세까지는 출산을 끝내는 것이 바람직하다. 35세 이후 여성에게는 여성 생식기에 생리적 질환 또는 질환 발생률이 높고, 모성 사망률 빈도가 35세 이후 부인에게 많아 태아 사망률, 영유아 사망률에 미치는 영향이 크다. 또한, 30대 후반기 임산부는 분만 시 회음 또는 자궁경관열상, 제왕절개술이 요구되며 당뇨병 등 다루기 힘든 질병 발생률이 높다.

(4) 출산 횟수

자녀의 수는 부모의 능력, 건강, 가정환경, 양육 능력에 따라 결정돼야 하지만, 다산은 모성의 산과적 질환, 부인과적 합병증의 발생률이 증가되며, 자궁파열, 산후출혈, 전치태반, 빈혈 등이 많다. 또한, 다산한 부인에게 암, 신경 및 혈관질환, 고혈압, 류머티즘성 심장질환도 다소 높다고 보고되고 있다. 특히 임신 간격이 짧고 최종 출산 시 모성의 연령이 높을수록 부작용 출현율이 급격히 증가된다.

2) 영유아 보건을 위한 가족계획

가족계획은 자녀의 수 조절, 자녀의 터울 조절을 포함하고 있어 영유아의 건강 상태와 밀접한 관계를 갖고 있다. 태아 및 영유아의 사망은 출산 간격, 모성의 나이, 가정의 경제수준 등이 중요한 변수로 작용한다는 연구결과가 있다. 형제간 터울이 짧을 때 감염성 질병 이환, 사고 발생률이 높아져 영유아 사망률이 높아진다고 보고되고 있다. 또한, 저체중아 발생 빈도는 출산 터울과 밀접한 관련이 있다는 조사결과가 있다. 특히 출산 터울이 1년 이하인 경우에 출산 터울이 1년 이상인 그룹과 비교할 때 저체중아 출산 가능성이 2배 이상 높아진다는 조사 보고가 있다. 이는 모체가 임신에 의한 생리적, 신체적 변화에서 완전히 회복되지 않은 상태에서 계속되는 임신으로 건강한 태아를 만들 수 없었기 때문이라고 본다.

3. 피임 방법

피임 방법은 일시적 피임 방법과 영구적 피임 방법이 있다. 일시적 피임 방법은 자녀를 갖기 원하는 부부가 수태 시기 조절을 위해 행하는 것을 말하며, 영구 피임 방법은 더 이상 자녀를 갖지 않으려는 부부를 대상으로 수술 방법을 통해 영구적으로 임신할 수 없도록 만드는 방법이다. 인공유산은 도덕적·보건학적으로 문제점이 있기에 원하지 않는 임신은 사전에 임신이 되지 않도록 철저한 피임관리가 필요하다. 피임 원리는 배란억제, 수정방지, 자궁착상방지, 정자 질내 침입방지 등이 있고, 착상 후 중단은 인공임신중절이므로 피임법은 아니다.

1) 영구적 피임(불임법)

여성을 대상으로 하는 난관수술과 남성을 대상으로 하는 정관수술이 있다. 이 방법은 성호르몬의 분비에는 변화 없이 임신을 못 하게 하는 것으로 신체적 장애는 없는 방법이다. 난관수술은 자궁과 난소를 연결하는 통로의 역할을 하는 난관을 막아 정자와 난자의 수정을 못 하도록 하여 임신이 되지 않도록 하는 피임법이며, 정관수술은 정자가 몸 밖으로 배출되지 못하게 정관을 절단해 임신을 할 수 없게 하는 피임법이다.

2) 일시적 피임법

(1) 콘돔

콘돔은 16세기경에 성병 예방을 위해 사용되었으며, 19세기에 와서 오늘과 같은 콘돔이 대량 보급되었다. 콘돔은 남자가 하는 일시적 피임법으로 사정된 정액이 질 속이나 질구 부근에 침입하는 것을 막아 임신을 예방하며, 음경의 피부와 질의 점막이 접촉하는 것을 막는 것으로 접촉에 의한 질병이 감염되는 것을 막을 수 있다.

(2) 자궁 내 장치(intra uterine device : IUD)

자궁 내 장치는 자궁과 난관의 수축 활동이 활발해 난관 끝에서 수정란을 자궁 속으로 빨리 운반하고, 자궁 내 점막의 국소적 이물 반응으로 자궁 내에 수정란이 착상하지 못하게 하는 피임 방법이다.

(3) 경구피임제

여성의 월경 주기 동안 난포자극호르몬은 난포의 성숙을 자극시켜 배란이 일어나게 하고, 배란이 되면 난자를 방출한 난포가 황체로 변하고 황체호르몬의 분비가 시작되면서 자궁은 임신에 대한 준비를 하게 된다. 따라서 난포자극호르몬 분비를 억제하면 배란이 억제되어 피임을 하는 방법이다.

제9장

성인 및 노인보건

Adult Health & Gerontology

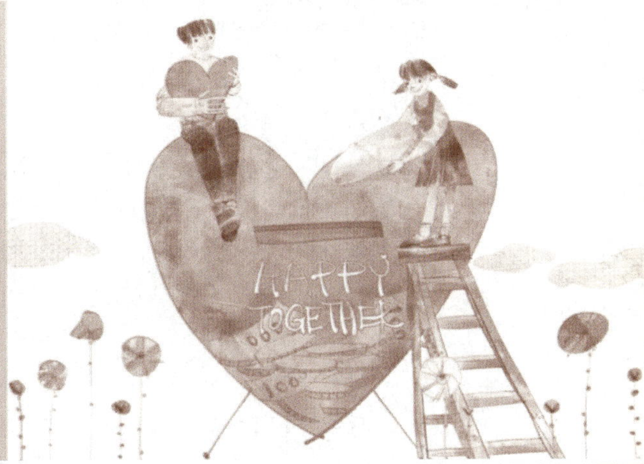

9-1. 성인보건

1. 성인병 개념

사람의 인체가 성인으로 성장 한 후 점차 쇠퇴하여 가는 과정에서 흔히 나타나는 병들을 총칭하여 성인병이라 한다. 성인이라는 생리적 조건과 장기간의 생활습관의 지속에 의해 발병하는 생활 습관병이다. 장기간 만성적 경과를 거쳐 중년기 이후에 질병을 일으키는 비감염성 만성질병이다. 오늘날에는 보건 수준의 향상, 의학의 발달, 식생활 개선, 환경위생의 향상 등으로 감염병의 발생은 감소되고 있지만, 성인병 발생은 증가하고 있다.

성인병이 발생하는 주요 요인으로 식습관, 사회・경제적 요인, 직업 환경, 환경오염, 심리적 요인 등이 있다. 성인병의 특징은 영구적인 후유증이 남거나 재활이 필요한 질병, 장기간 간호가 필요한 질병으로 나이가 들면서 주로 발생하는 성인병이지만, 요즈음에는 청소년과 어린아이들에게도 나타나고 있다.

2. 성인병의 종류

성인병은 정확한 원인으로 나타나는 것이 아니라 많은 요인이 서로 복합적으로 상생하여 발생하게 되며 치료 관리를 하지 않으면 합병증이 발생하게 된다. 성인병은 호흡기계, 소화기계, 신경기계, 순환기계 종류로 나누어 볼 수 있다.

① 호흡기계 성인병

만성 호흡기 질환, 만성 기관지염, 폐기종 등이 있다.

② 소화기계 성인병

비만증, 체중부족증, 당뇨병, 위궤양, 십이지장궤양, 지방간, 만성신장병 등이 있다.

③ 신경기계 성인병

신경통, 류머티즘 중풍, 치매증, 실어증 등이 있다.

④ 순환기계 성인병

고혈압, 동맥경화증, 당뇨병, 뇌졸중, 암, 심근경색 등이 있다.

오늘날 5대 주요 성인병으로 고혈압, 동맥경화증, 당뇨병, 뇌졸중, 암 등이다. 이들 질병 중에 고혈압, 동맥경화증, 당뇨병이 높은 비중을 차지하고 있으며, 서로 밀접한 연관관계를 갖고 있다.

1) 고혈압(hypertension)

혈압이란 혈관 속을 흐르는 혈액이 혈관 벽에 미치는 압력을 말하는 것으로, 심장이 수축할 때 최고가 되고, 심장이 이완할 때 최저가 된다. 혈압은 연령, 성별, 측정 시간, 신체 조건, 활동 상태 등에 따라 차이가 크다. 정상 혈압은 수축기 혈압은 120~130mmHg, 이완기 혈압은 80~85mmHg인데, 수축기 혈압이 140mmHg 이상, 이완기 혈압이 90mmHg인 경우를 고혈압이라고 한다.

(1) 원인 및 증상

고혈압의 원인은 복잡하고 불분명해서 대부분이 원인 불명이다. 고혈압은 2가지로 분류할 수 있는데, 고혈압의 원인이 불명확한 것은 본태성 고혈압이라고 하고, 원인은 확인되었고 여러 증상 중에 하나로 고혈압이 나타나는 것을 속발성 고혈압이라고 한다.

대부분의 고혈압은 본태성 고혈압이다. 속발성 고혈압은 선행되는 원인 질병을 치료하면 혈압이 정상으로 회복된다. 본태성 고혈압은 아직 원인이 밝혀지지 않았으나 유전적 요인, 신경과민, 비만, 식염 과다 섭취 등의 요인으로 발생하는 것으로 추측하고 있다.

고혈압의 증상은 두통, 이명, 현기증, 불면증, 불안, 피로감 등이 나타난다. 고혈압이 심해지면 심부전증, 뇌출혈, 신경화증, 대동맥질환, 부정맥, 심근경색증, 뇌경색 등과 같은 합병증이 일어날 수 있다.

(2) 예방 대책

심리적 안정을 도모하고 고염식, 고열량은 피하고, 금연 및 금주를 해야 한다. 그리고 조기 발견을 위해 정기적으로 혈압을 측정한다.

2) 동맥경화증(arteriosclerosis)

동맥경화증은 동맥의 혈관 내벽이 국소적으로 비후되어 혈관의 탄력성이 줄어들고, 콜레스테롤이나 포화지방산, 칼슘, 섬유 등이 동맥에 축적되어 혈액이 정상적으로 순환되지 못하는 질병이다. 특히 관상동맥의 경화는 심근경색증 및 협심증의 원인이 된다.

(1) 원인 및 증상

주원인은 콜레스테롤 고지혈증, 고혈압, 흡연이며, 당뇨병, 비만, 운동 부족 등도 동맥경화증의 원인이 된다. 동맥경화가 심해지면 언어장애, 보행장애, 협심증, 심근경색, 당뇨병, 만성 심장병 등이 나타난다.

(2) 예방 대책

과도한 스트레스, 과로를 피하고, 포화지방산이나 콜레스테롤이 적은 음식을 섭취해야 한다. 또한, 금연 및 규칙적인 운동이 필요하다.

3) 당뇨병(diabetes mellitus)

당뇨병이라는 용어는 라틴어 다이베테스 멜리투스(Diabetes mellitus)에서 나왔는데, Diabetes는 강의 흐름, 소변을 많이 본다는 의미가 있고, mellitus는 달다는 뜻을 갖고 있다. 즉 '단 소변이 많이 나오는 병'이라는 뜻을 지니고 있다.

단 소변이 나오는 병"이란 뜻이다. 당뇨병은 고혈당이 특징인 대사장애로서 인슐린의 수요와 공급이 서로 맞지 않는 불균형 상태이다. 즉 인슐린의 결핍에 의해 지방 및 단백질 대사에 이상을 동반하는 혈당상승이 특징인 당질대사 장애이다. 이러한 장애는 미세혈관, 대혈관 및 신경병변을 동반하여 여러 합병증의 원인이 될 수 있다.

당뇨병은 췌장에서 분비되는 인슐린이 충분히 분비되지 않아 탄수화물의 섭취로 형성된 혈당량이 정상인보다 늦게 떨어지고, 소변으로 당이 배출되는 증후군으로, 체내 탄수화물 대사이상 질병이다. 당뇨병은 소년기 당뇨병과 성숙기 당뇨병으로 분류한다.

소년기 당뇨병은 유아기나 청소년기에 많이 발생하는 것으로 췌장에서 인슐린을 만들어내지 못해서 생기는 질병으로 증상이 급격히 심해진다. 소년기 당뇨병은 거의 인슐린 주사를 필요로 한다.

성숙기 당뇨병은 40대 이후에 많이 발생하며, 당뇨병의 80% 정도가 이에 해당된다. 성숙기 당뇨병은 췌장에서 인슐린의 분비 능력은 정상이지만, 비만 또는 운동 부족으로 체내 인슐린 필요량이 증가해, 필요량을 충분히 공급하지 못해서 발생하는 것이다. 인슐린 비의존형 당뇨병이라고 불리며, 식이요법, 운동요법 등으로 조절할 수 있다.

(1) 원인 및 증상

뚜렷한 원인은 밝혀지지 않았지만, 유전적 요인이 가장 큰 요인이며 비만, 과로, 편식 등이 발병의 원인이 되기도 한다. 당뇨병의 흔한 증상으로 갈증과 다뇨, 다식, 피로감 등이 있으며, 심해지면 체중감소, 시력장애, 신경통, 피부소양증 등의 합병증이 온다.

(2) 예방 대책

당뇨병 초기에는 대부분 무증상으로 본인이 증상을 느꼈을 때는 어느 정도 병이 진행된 경우가 많다. 30대 이후에는 정기적 검사를 통해 조기에 진단하면 식이요법만으로도 조절이 가능하다. 또한, 과체중이 정상 체중보다 당뇨병에 걸릴 확률이 높기에 체중조절도 중요하다.

4) 뇌졸중(stroke)

뇌졸중은 뇌혈관의 급격한 순환장애로 인한 질환을 말하며, 뇌출혈과 뇌경색으로 나눈다. 뇌출혈은 고혈압으로 혈관이 터져 뇌를 압박하여 발생하는 것이며, 뇌경색은 혈전 등으로 혈관이 막혀서 발생되는 것이다.

(1) 원인 및 증상

뇌졸중의 주요 원인은 동맥경화증과 고혈압이다. 증상은 기능장애, 기억력 상실, 운동마비 등이 생기며, 심하면 사망에 이른다.

(2) 예방 대책

고혈압, 심장병, 당뇨병, 흡연자, 비만자 등이 뇌졸중의 고위험군이다. 고혈압과 동맥경화증 환자는 과로, 급격한 온도 변화, 충격 등을 피하고, 정기적인 건강검진으로 조기발견 및 치료를 해야 한다.

5) 암(cancer)

비정상적인 세포의 이상 증식을 종양 또는 양성종양이라 하고, 종양이 증식해 주변

조직이나 장기에 내분비적, 물리·화학적 장애를 일으키는 종양을 악성종양 또는 암이라고 한다. 암세포는 이상 증식을 하여 불규칙한 조직의 덩어리를 만들게 되고, 세포는 생명을 유지할 수 없어서 사멸된다. 암세포는 전이가 잘되어 다른 조직에 침범해 다른 장기 조직의 파괴를 가져오고, 혈관을 파괴해 출혈로 인한 2차 감염을 일으킨다.

(1) 원인 및 증상

음주, 흡연, 식생활 습관, 환경오염 물질, 유독물질 축적, 바이러스 및 곰팡이류 감염 등이다. 암의 증상은 암의 종류에 따라 다르나 대부분 초기에는 암으로 인식할 수 없을 정도로 증상이 없으며, 증상을 느꼈을 때는 암이 어느 정도 진행되었을 경우가 많다. 배변과 배뇨 이상, 궤양이 잘 낫지 않을 때, 이상 출혈, 유방이나 기타 부위에 생기는 멍울 또는 혹, 소화불량, 사마귀나 검은 반점의 변화, 계속되는 기침과 쉰 목소리, 무기력, 만성 피로 등의 증상이 있다.

(2) 예방 대책

암의 발생 원인을 제거해야 한다. 즉, 작업환경에서 암 발생 물질의 접촉이나 흡입되지 않도록 한다. 태운 음식, 염장 생선, 맵고 짠 음식은 먹지 않아야 한다. 신선한 녹황색 채소를 많이 섭취한다. 또한, 정기적인 건강검진으로 조기 진단 및 조기 치료를 받도록 해야 한다.

9-2. 노인보건

우리 사회의 인구 구조를 보면 인구 고령화 경향이 가속화되고 있으며, 노인 인구 증가로 인해 노인을 대상으로 연구하는 노인학, 노인의학, 노인보건이 관심을 끌고 있다. 노인학은 노인에 관한 생체학적, 정신적, 의학적, 사회적, 경제적으로 연구하는 학문이며, 노인의학은 노인의 질병에 대한 임상적, 예방적, 치료적, 사회적 측면을 다루는 일반 의학의 한 분야이다. 노인보건은 노인의 건강 자체와 건강과 관련된 다양한 요인을 다루는 학문 분야이다. 노인 인구가 증가함에 따라, 노화의 기전이나 유전적 조절 등에 관심이 높아지고, 노인 질병의 발병률이 급격히 증가하고 있어서 노인보건에 관심이 높아지고 있다.

노령 인구 증가로 생산 인구 감소, 노인 부양비 급증, 연금 등 공적 부담 증가, 세입 약화로 인한 재정수지 악화, 노인 부양 부담 증가에 따른 세대 간 갈등 등 정치·사회·경제·문화 전반에 걸쳐 심각한 문제로 나타나며 국가 경쟁력에 상당한 영향을 미치게 된다. 이에 따라 적절한 대응책을 마련해 체계적·단계적으로 추진해 나갈 필요가 있다. 이처럼 노인 문제는 우리 사회의 주요한 과제로 대두되었다.

1. 노년기의 임무

노년기는 인간의 생애주기 중에 마지막 단계로서 육체의 쇠퇴와 사회적 역할 상실, 소득 상실, 건강 상실이 일어나는 시기이다. 듀발(Evelyn M. Duval)은 노인의 중요한 임무를 두 가지 들고 있는데, 하나는 은퇴 후에도 의미가 있는 인생을 발견하고 유지해 가는 것, 다른 하나는 육체적 건강과 힘의 저하에도 불구하고 적응해 가는 것이라고 하였다. 또한, 해비거스트(R. J. Havighurst)는 미국 사회를 배경으로 노년기의 6가지 과제를 제시했다.

① 체력 및 건강의 쇠퇴에 적응해 가는 것
② 은퇴 및 수입의 감소에 적응해 가는 것
③ 배우자의 죽음에 적응해 가는 것
④ 동년대의 사람들과 친밀한 관계를 만들어 가는 것
⑤ 사회적, 시민적 의무를 기하는 일
⑥ 만족스러운 주거환경을 정비하는 것.

노인의 발달 과정 중의 하나가 죽음에 대한 현실적 수용이다. 인간은 인생의 단계에서 생과 죽음에 대한 의미 있는 철학을 발전시킬 필요가 있다. 부부는 죽음에 대한 현실을 서로 이야기함으로써 어느 한 쪽의 죽음에 대비해 현실적 계획을 세울 수 있어야 한다. 혼자가 되면 수입 변화, 친구 상실, 사교생활의 감소, 새로운 책임의 부여 등 많은 변화에 적응하는 것이다. 배우자를 상실한 사람들은 대부분 격한 후회감, 고독감, 욕구불만 등의 감정을 체험하게 되기에, 사회적 관계 유지를 위한 의식적인 노력이 요구된다. 친지의 지원을 받으면서 사회적, 종교적, 지역적 활동을 계속해가면서 의미 있는 인생을 보내도록 노력해야 한다.

2. 노화 현상

노화는 출생에서 성장, 죽음에 이르기까지 시간의 경과와 함께 행태적·기능적 저하로 체내의 항상성이 붕괴되고, 적응력 저하로 내·외부 환경에 대한 적응을 어렵게 하는 현상이다. 노화의 원인 중에 하나로 신진대사 과정에서 생성된 활성산소가 단백질의 산화나 단백질 교차결합 작용을 하면서 세포를 노화시킨다는 주장이 있다. 이는 체내에 형성된 유해산소는 외부에서 유입되는 외부 공해물질과 함께 노화를 촉진하고, 질병을 유발한다는 주장이다. 노화의 현상은 전신위축, 색소침착, 혈관 탄력성 감퇴, 체표면의 노화 현상이 있으며, 순환기능, 호흡기능, 소화기능, 감각기능, 정신기능, 비뇨기능 등의 감퇴 현상이 나타난다.

제10장

정신보건

Mental Health

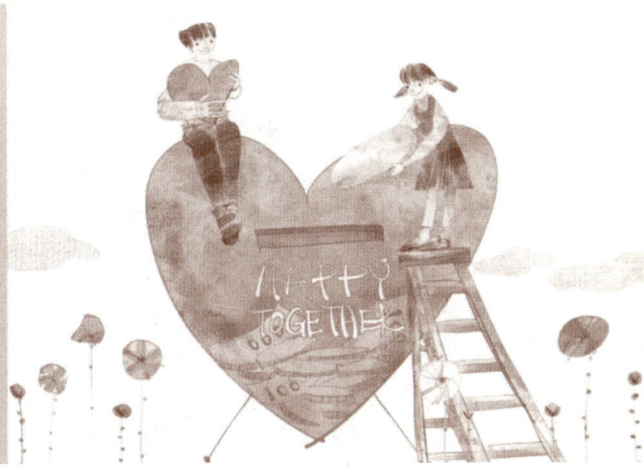

10-1. 개요

산업화와 도시화로 사회 조직이 복잡화됨에 따라 심리적 요인, 환경적 요인, 유전적 요인등에 의해 정신장애자나 정신병자의 증가를 초래하게 되어 사회의 문제화가 됨에 따라 정신보건의 중요성이 대두되면서 정신인체보건(psychosomatic health)이라는 새로운 의학적 보건 체계가 등장하게 되었다.

정신보건의 정의는 여러 가지가 있으나, 대표적인 것은 월린(Wallace Wallin)의 정의로 "정신보건이라 함은,

① 개인과 사회의 정신적 건강의 유지와 증진에 관한 문제

② 정신병 및 정신적 결함과 이에 부수되는 정신적, 교육적, 사회적 부적응의 예방과 치료 문제를 취급하는 과학이다."라고 하였다.

따라서 정신보건은 예방과 치료뿐만 아니라 적극적으로 정신과 건강을 유지 · 증진시키고, 정신질환자를 조기에 발견해 사회에 복귀시키는 데에 있다.

10-2. 정신보건의 역사적 배경

정신보건은 처음에는 과학으로 다루지 않고 운동으로 성장(growth of movement)되어 왔는데, 이 역사는 극히 짧다. 이 운동은 정서(emotion and feeling)를 육성, 발전시키고 잘 돌봐주라는 계획적인 운동이다. 정신보건의 선구자로서는 20세기 초의 뚜루스(Toulous)를 들 수 있는데, 그는 정신보건연맹을 조직하였다. 그러나 본격적인 활동은

미국의 크리포드(Clifford W. Beers)이며, 그의 열의와 노력으로 현대 정신보건은 발전할 수 있었다. 정신병의 조기 진단과 치료의 촉진, 정신 보건 활동에 관한 계몽, 정신보건 원리의 개인적 응용에 관한 개인 또는 집단의 지도, 관계 기관과의 협력 등을 목표로 하고 정신병의 예방과 정신보건의 유지와 향상에 관한 활동을 촉진시켰다.

10-3. 정신보건의 원리

1. 적응의 심리적 인자

적응에는 심리학적으로 많은 인자가 관여한다.

① 욕구 : 만일 욕구가 없다면 적응의 필요가 없다.

② 만족 : 적응은 욕구의 만족인데, 욕구가 만족되면 적응이 이루어진다.

③ 곤란 : 욕구에 대한 만족을 저해하는 여러 가지 곤란이 있다.

2. 기본적 욕구

인간에게는 무한한 욕구가 있는데, 게이츠(Gates)에 의하면 다음과 같다.

① 유기적 욕구 : 공기, 식품, 물, 기온, 휴식, 수면, 안전 등이 있다.

② 생리적 욕구 : 활동의 충동이나 성의 충동 등이 있다.

③ 인격적 욕구 : 애정의 욕구, 독립의 욕구, 소속의 욕구, 사회적 인정의 욕구, 자존심 유지의 욕구 등이 있다.

3. 장애(obstruct)

인간의 욕구를 만족시키는 데는 여러 가지 곤란과 장애가 있는데, 이는 다음과 같이 나누어진다.

① 환경적 장애(environmental stress, outer factor) : 시간과 공간이 중심이 되는 물리적 제한과 관습, 통제 및 금지가 중심이 되는 사회적 제한이 있다.

② 주체적 장애(inherent strength, inner factor) : 주요인은 지각의 제한, 지능 및 역량이 중심이 되는 유전적 요인과 이상, 편견 등의 태도 요인이 있다. 한편, 욕구가 만족되지 않는 상태에는 욕구 저지, 불만(frustration)과 갈등(conflict)이 있다.

4. 만족

욕구의 만족은 다음과 같은 2가지 기준에 합치되어야 한다.

① 주체적으로는 욕구의 만족이나 긴장의 해소

② 사회적으로 인정되어야 한다.

10-4. 정신장애의 원인

정신장애의 원인은 크게 기질적, 심리적, 사회적 원인으로 나눌 수 있는데, 정신장애는 주로 두 개 이상의 원인으로 발생하며, 신체 질환처럼 뚜렷한 원인을 규명하기가 어렵다. 정신장애는 유전적, 선천적인 내적 요소와 환경적, 심리적 등의 외적 요소들이 상호작용하여 발병하게 된다.

1. 내적 요소

1) 유전

유전은 개인의 체질을 결정하며, 개체가 환경과 상호작용하는 양상을 결정한다. 정신분열증, 양극성장애, 공황장애, 알코올중독, 정신지체, 간질 등은 유전적 영향이 높다고 알려져 있는 정신장애 질환이다.

2) 연령

정신장애는 어린이에게는 드물고 청소년기를 계기로 급격히 늘어났다가 그 후로는 나이에 비례해 일정한 정도로 늘어나는 경향을 보인다. 청소년기, 갱년기, 노년기가 정신장애가 발생되는 위기의 시기이다.

3) 성

성별에 따라 정신장애 빈도에 차이가 있다. 남성은 알코올성 정신장애, 외상성 정신장애, 간질과 동맥경화증 관련 정신장애가 많으며, 여성은 주로 우울증, 망상성 장애, 신체질환 장애가 많다.

2. 외적 요소

1) 기질적 원인

물리적, 생리적 원인 등으로 신체적 이상에 의해 기인되는 것을 기질적 원인이라고 일컫는다. ① 뇌막염, 뇌종양 등의 뇌기능 장애로 정신장애가 나타날 수 있다. ② 만성적 음주로 인해 간, 뇌, 심장 등에 생물학적 변화를 가져와 음주에 의한 심리적 효과로 공격적 언행, 사고력 감퇴, 도덕적 황폐화 등으로 부정과 자기 혐오의 심리 반응을 일으키게 된다. ③ 시각, 청각의 선천적 기형, 장애는 부모 및 당사자에게 여러 가지 문제를 일으킨다. 부모는 수치심, 우울, 분노, 죄책감 등을 갖게 되며, 당사자는 열등감, 공격성 등 바람직하지 못한 방어기제가 발달되기 쉽다. ④ 성장기 때 산소, 영양과 같은 기본적 신체적 욕구가 장기간 충족되지 못할 경우, 박탈에 의한 기질성 정신장애를 일으키거나 심인성 정신장애를 유발시킬 수 있다.

2) 심리적 원인

대인관계, 특히 어린 시절의 부모와의 관계는 장래의 정신건강에 큰 영향을 미친다. 과잉보호 또는 지나친 배척, 엄한 권위에 대한 갈등은 의존적이고 미숙한 사람으로 만들며, 정신건강이 병적으로 될 소지를 만든다. 생물학적 본능적 충동과 사회문화적 요구 사이의 갈등, 사랑 상실, 지나친 열등감 및 우월감, 지나친 자기 성취 욕구, 실현 가능성 없는 몽상 등은 절망, 미움, 분노, 억압이 합해져서 여러 가지 정신장애를 일으킬 수 있다.

3. 사회문화적 요인

① 가족적 요인 : 가족의 임신, 정신적·신체적 질병, 가족의 사망, 기형이나 질병이 있는 자녀의 출생, 이사 또는 이민과 같은 생활의 변화, 별거 또는 이혼의 가족 위기가 있을 때 가족의 정신장애가 발생할 수 있다.

② 사회적 요인 : 사회적 불안정, 사회적 지위, 경제적 조건, 작업량 등은 정신장애의 발현과 관계 있다.

③ 문화적 요인 : 그 나라의 풍습 및 관습, 법적 규제에 따라 심인성 장애, 신경증적 장애가 발생될 수 있다.

10-5. 정신장애의 분류

1. 지적장애(mental retardation)

지적장애는 정신 발육 지연으로 지적 기능이 정상 이하이며 사회에 부적응하게 된다. 지적 장애의 원인은 양친의 알코올중독, 매독 감염, 임신 중 장애, 출산 시 뇌손상, 뇌염 감염 등 유전적 요인과 후천적 요인으로 발병된다.

2. 신경증(neuronosis)

신경증은 욕구불만, 갈등, 억압, 불안 등 심한 정신적 긴장이 원인으로 기질적 병변 없이 외적·심인성 요인에 의해 발현되는 행동장애이다. 신경증의 종류로는 히스테리성 신경증, 정신쇠약증, 신경쇠약증, 불안신경증, 공포신경증, 강박신경증 등이다.

1) 히스테리(hysteria)

출현 빈도가 높으며, 심적 갈등이 신체적 이상으로 나타나는 이상 행동이다. 이는 정서적인 발달이 미숙한 데에 있다. 특징은 욕구불만에 대한 반응을 자신에 대한 공격으로 표시하며 신체 증상과 빈도에는 여러 가지가 있는데, 병리학적 증상이 없는 신체 이상, 기질적인 이상의 과장, 예를 들면 눈병 때문에 오는 정서불안 그리고 신체적인 긴장에서 오는 기질적인 이상이다. 성격적인 특징은 다음과 같다.

① 외향성이고 자기중심적이며 암시적이다.
② 비평에 대해서 민감하다.
③ 신분이나 지위에 대한 야심이 많다.
④ 정서적으로 불안정하다.
⑤ 칭찬에 대한 욕구가 강하다.

2) 정신쇠약(psychosthenia)

비정상적인 줄 알면서 비정상적으로 사고나 행동을 한다. 증상은 다음과 같다.

① 고정강박관념(obsession) : 성적인 갈등이 원인이 되는데, 본인 자신이 원치 않는 불쾌한 생각이 자꾸 되풀이된다. 자기 자신을 가치 없는 사람이라고 한다. 모방하기를 좋아한다.
② 강박관념(compulsion) : 본인 자신이 불합리하다고 생각하면서도 불가피하게 행한다.
③ 광적습벽(mania) : 범죄적이고 유해한 행동을 한다. 예를 들면 도벽, 방화벽, 살해

벽 등이 있다.

④ 공포벽(phobia) : 병적인 공포가 있다.

3) 신경쇠약(neurosthenia)

감정이 과격해서 사소한 일에도 고통을 느낀다. 심신이 극도로 쇠약해져 가는 증상을 나타내며 불안해서 자신감을 잃고 실행력이 없으며 무슨 일이나 심신을 통일해서 일할 수 없다. 직장생활이 어렵다.

3. 정신질환(psychoses)

정신질환은 신경증보다 더 심한 정신장애로 정신 기능이 약화되어 개인 능력이 저해되고, 환각이나 망상 등 지각 이상으로 정상적인 사회생활이 어려운 질환이다. 정신질환은 뇌 손상 또는 질환으로 뇌기능장애가 오는 경우를 기질적 정신질환이라고 하며, 뇌 조직은 정상이지만, 기능에 장애가 오는 경우로 정신분열증, 조울증, 우울증 등이 있다.

1) 조울병(manic depressive psychoses)

정서 과정에서 장애를 받아 기분이 심하게 변동된다. 의기양양(elation), 쾌활한 상태와 지나친 우울 상태로 극단적인 양상 나타나며, 이런 의미에서 양극성 장애라고도 한다.

(1) 조병(mania, manic depression)

특징은 극단적인 흥분, 정서적 자극에 대한 지나친 반응으로 나타난다. 환자는 침착성을 잃고 행동력이 왕성해지며 탈선적인 언행을 한다.

(2) 울병(depression, depressive type)

조병과 정반대되는 현상으로서 정서 상태가 하강 상태에 있다. 특징은 실의와 슬픔 속에 잠겨 있고 자기의 무가치를 인정하고 들어가며 사고력이나 언행이 지연(retardation) 상태에 있고 자살하는 것이 유일한 방법이라고 생각한다.

(3) 혼합형(mixed type)

조병과 울병이 가지고 있는 특징이 혼합되어 있다. 특징은 기분은 침체되어 있는데 행동은 가만히 있지 못하며 느낌과 행동이 모순되어 있고, 기분은 좋은데 신체적 무감각 상태에 놓여 있다.

2) 정신분열증(schizophrenia)

정신분열증은 청소년기와 성인기의 초기에 발병하는 일이 많으며 특징은 현실 환경 적응력(reality relationship)과 개념 형성(concept formation)에 장애가 생기고 정서적, 행동적, 지능적으로 장애가 있는 정신질환이다. 정신분열증에 걸린 사람은 현실 도피, 환각, 망상을 하며, 사고 및 감정 표현을 적절히 하지 못해 퇴행성 경향이 나타난다.

(1) 단순형(single type)

발병이 눈에 띄지 않고 서서히 진행 되며, 대체로 사춘기 이전에 발병한다. 특징은 철저한 무관심, 다른 사람과 어울리지 않고 홀로 있으려고 한다. 매사에 의욕이 없으며 감정이 둔하다.

(2) 파괴형(혼란형, hebephrenia type)

특징은 원인 불명의 무의미한 행동, 충격적인 행위, 점진적 진전, 퇴행의 상태로 어린이와 같은 행동을 한다.

(3) 긴장형(catatonic type)

우울, 흥분, 혼미 상태가 왕래한다. 이는 심한 갈등과 억압에서 비롯된다.

(4) 망상형(paranoid type)

발병 시기가 늦어 30대에서 발병한다. 야심가가 이병에 많이 걸린다. 자기의 실패감과 좌절감의 원인을 다른 사람에게 돌린다. 일종의 투사(projection)이다. 특징은 과대망상과 피해망상이다. 다른 사람을 불신하고 의심하기 때문에 오해가 생기고, 나아가서 분노가 생겨 관계망상이 생긴다. 관계망상(ideas of reference)은 자기와는 아무런 관계가 없는 타인의 대화나 행동을 자기와 연관시킨다. 즉 자기를 비난하거나 조소하는 것으로 생각한다.

3) 편집병(paranoia)

편집병이란 정확한 행동과 정당한 사태 속에 고정되고 체계화되어 있는 지속적인 망상(delusion)을 나타내는 병적 상태를 말한다. 사람들과 환경을 불신하고 의심할 뿐만 아니라 타인들이 자신을 박해하거나 악의를 가지고 음모를 꾸미고 있다는 비현실적인 생각에 기초한 두려움과 불안에 시달리는 경향으로 나타난다. 편집병을 가진 사람들은 자신들의 생각과 행동에 책임을 지지 않고 타인들이나 외부 요인에 그 책임을 전가하고 비난한다.

또한, 이유 없이 배우자의 정절을 의심하고 피해망상에 집착함으로써 자신들의 삶을 의심, 불안, 공포, 분노, 불행으로 가득 채운다. 환각, 특히 환청은 나타나지 않고, 현실과의 접촉을 상실하지 않아서 병으로 취급하기가 힘들다. 중년 이후에 서서히 증세가 나타나며 남성에게 많이 나타난다. 인격 붕괴는 일어나지 않지만 논리적·체계적인 망상이 서서히 형성된다. 질투 망상, 추적 망상, 피해망상, 종교 망상 등이 있다. 대부분은 인격 붕괴가 나타나기 전의 또는 정도가 가벼운 정신분열병의 한 증세로 간주된다.

완전한 회복은 기대할 수 없으나, 반드시 진행성을 띠지 않는다. 가끔 이상인격을 나타내며 그 이외에는 정상이다. 이는 중독성이나 이질적 장애와는 무관하다.

특징으로는 ① 교활하고 치밀한 계획을 가지고 다른 사람을 공격한다. ② 잘 통합된 인격자라고 말할 수 있다. ③ 냉정하고 치밀하며 무자비하다. ④ 확고한 신념을 가지고 있으며 능수능란한 솜씨로 모든 비상사태에 대비한다. ⑤ 원한의 감정이 뿌리 깊이 박혀 있다.

4. 기타

기타로는 진성간질과 인격장애가 있다. 진성간질(essential epilepsy)은 원인 불명으로 경련발작, 정신발작, 불쾌감을 나타내는 정신질환으로 알코올 중독, 뇌막염, 매독감염 등에 의해 일어나는 경우가 많다. 인격장애(personality handicap)는 타인에 대한 불신과 의심이 강하고, 책임을 전가하려고 한다. 폭력적이고 반사회적 행동을 하며 지나친 우월감으로 이기심이 강하지만, 자신의 의무에 충실하지 못한다.

10-6. 성장 과정에 따른 정신보건관리

1. 태생기의 정신보건관리

태아가 모체 내에 있는 시기로 모체의 정신보건에 영향을 받는다. 유전학적 문제, 태내 감염, Rh인자 부적합, 약물 투여 등으로 장애아가 출생할 수 있다.

2. 영유아기의 정신보건관리

인격 형성의 기초가 성립되는 시기로 정신보건에 있어서 가장 중요한 시기이다. 특히 모친의 영향을 많이 받게 되며 장래의 인격 형성에 기초가 성립되는 시기이다. 영유아기는 육구불만을 자기 스스로 해결할 수 없는 시기이기 때문에 수유, 배설 훈련, 식사습관 등 생리적 욕구와 신체적 활동에 영유아의 불만 요소를 사전에 제거해 줘야 한다.

3. 학령기의 정신보건관리

초등학교 입학 이후 12세까지를 학령기라고 분류하는데, 이 시기는 가정과는 전혀 다른 환경 속에서 새로운 영향을 받게 되는 시기로 인격 형성에 큰 영향을 받는 시기이다. 학령기 어린이의 생활권이 크게 확대되며, 초등학교를 통해 풍부한 지식을 습득하고, 친구 관계를 쌓아가게 된다. 학령기에 부모의 과보호가 일어나기 쉬운데, 자율적인 상태에 도달할 수 있도록 지도해야 한다.

4. 청소년기의 정신보건관리

청소년기는 인생관, 이성관, 사회관, 사상 또는 이념 등에서 격동을 겪게 되는 시기로 정신적 격동기라고도 말한다. 신체의 외관상 변화, 성적 성숙에 눈을 뜨게 되어 불안해지고, 신체에 대한 고민이나 열등감을 갖기 쉽다. 또한, 청소년기는 지능 및 사고력 발달이 최고로 높아져, 기성세대에 대한 반항의식이 생기기도 한다. 이때 물리적으로 억압하기보다 논리적인 접근으로 이해를 돕도록 한다.

5. 성인기의 정신보건관리

성인기는 의욕적이고 책임 있는 사회적 추구가 갈망되는 시기로 사회적 기능의 수행과 추구, 가정 형성, 여가선용을 적절히 추구해야 한다. 특히, 장년기에 노년기로 넘어가는 초로기(初老期)에 심한 갈등을 겪기 쉽다.

6. 노년기의 정신보건관리

육체적, 정신적, 사회적으로 퇴행성 변화가 있는 시기로 여러 가지 기능이 원활하지 못하며, 활력과 기능이 쇠퇴하게 된다. 노년기는 경제생활의 위축, 건강 문제, 사회 및 가정으로부터 소외 문제 등 심리적 장애 요인이 작용하기에 세심한 관심이 필요하다.

10-7. 정신보건관리

1. 지역사회 정신보건

지역사회 정신보건은 지역사회 내 인구 집단을 대상으로 정신장애 예방, 정신건강 증진과 유지, 정신질환자의 치료 및 사회 복귀를 돕는 일이다. 미국에서 1963년 케네디 대통령이 지역사회 정신보건법을 제정하면서 정신질환자들의 치료를 병원 중심 시설 치료보다 지역사회 내 정신건강센터를 설립해 운영하기 시작하였다.

2. 예방 정신보건

예방정신보건은 정신질환의 발생률과 유병률의 감소를 목표에 두고 있다.

① 1차 예방 : 새로운 환자의 발생을 감소시키는 예방으로 생체 기술적 방법과 심리 사회적 방법이 있다. 생체 기술적 방법은 비타민 보충, 혈액검사, 독성물질 제거, 신체적 조정, 페니실린 치료 등이며, 심리 사회적 방법은 개인 습관의 변화, 생활 방식의 변화, 가족 조정, 지역사회 지원 체계의 발전 등이다.

② 2차 예방 : 효과적인 조기 조정을 통해 장애 기간을 줄여준다. 조기 치료로 질환의 위험도, 합병증, 이병 기간 등을 줄이고, 정신장애의 유병률을 효과적으로 감소시킨다.

③ 3차 예방 : 장기적인 합병증을 방지하고, 만성 정신질환의 합병증을 감소시킨다. 사회성 붕괴증후군이라는 합병증을 예방해 영구적 무능력자가 되지 않도록 하고, 재활프로그램을 적극적으로 실시한다.

3. 우리나라 정신보건 대책

정신장애 치료가 지역사회 정신보건 운동으로 시설 치료에서 지역사회 내로 이동하고 있으나, 우리나라는 시설 중심 치료와 비의료 시설의 수용이 주를 이루고 있다. 질환이 발병해도 병원에서 치료를 받아 보지도 않고, 요양원에 가거나 한방이나 민속요법에 의존하기도 한다. 따라서 정신질환의 조기 발견 및 치료, 사회 복귀 프로그램 제공을 위해 정신보건 전달 체계 및 인프라 마련이 필요하다.

제11장

인구론

Demography

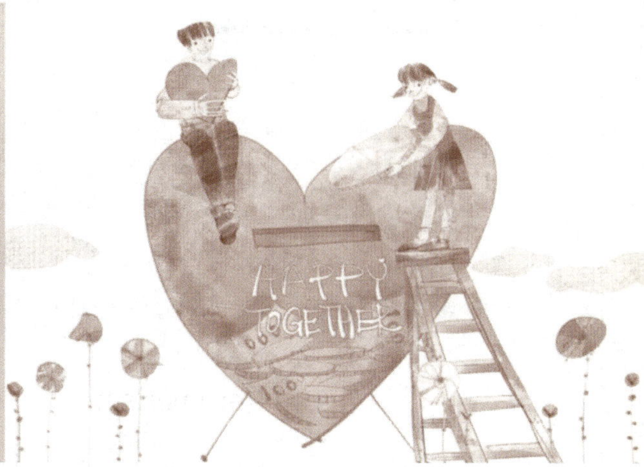

11-1. 개요

인구(population)는 특정 시간에 일정 지역에 거주하는 사람의 집단을 말한다. 인구 연구는 인구의 규모, 구조, 특성 및 분포 등 인구 현상 및 변화 요인을 수량적으로 분석함과 동시에 인구 변화에 영향을 미친 사회·경제·문화적 요인을 질적으로 연구하는 학문이다. 인구학(demography)이 근대 과학의 위치에 차지하게 된 것은 1798년 영국 맬서스(Thomas Robert Malthus, 1776~1834)가 《인구론(the principle of population)》을 출판하면서부터이다. 인구학(demography)은 길리아드(A. Guillard)가 인구를 서술한다는 뜻으로 처음 사용하였으며, 20세기 후반부터 인구에 대한 과학적 연구를 총칭하는 의미로 사용되고 있다. 인구와 관계된 용어로 인종, 민족, 국민이 있는데, 개념은 아래와 같다.

① 인종(human) : 생물학적, 혈연적, 즉 유전 공동체를 말한다.
② 국민(people) : 법적, 즉 국적 공동체를 말한다.
③ 민족(race) : 정신, 즉 문화 공동체를 말한다.
④ 인구(population) : 인간의 집단이 시간과 공간(space-time)으로 결합되어 있는 시공 공동체이다.

11-2. 인구론의 발전

인구학의 시조라고 불리는 그라운트(John Graunt)는 런던 시민을 30년 동안 관찰해 출생과 사망에 대한 인구 통계학적·수량적 분석을 하였고, 인구 성장 및 인구 변화와 관련된 인구 현상을 분석하였다. 분석 자료를 토대로 1662년에 인구학과 보건통계학의 최초 논문을 발표했다. 이후 많은 학자들에 의해 인구학이 여러 가지로 정의되었으나, 18세기 말에 맬서스(Tomas Robert Malthus)의 저서 《The Principle of Population》에 의해 인구론이 체계적으로 학문으로 정립되었다.

1. 맬서스주의(malthusism)

맬서스는 《The Principle of Population》에서 인구는 기하급수적으로 늘고, 식량은 산술급수적으로 늘기 때문에, 인구의 억제가 필요하다는 이론을 주장했다. 그는 아래와 같은 이론을 전개하였다.

① 규제의 원리 : 인구는 반드시 생존 자료인 식량에 의해서 규제된다.

② 증식의 원리 : 인구는 특별한 방해 요인이 없는 한 생존 자료가 증가하면 인구가 증가한다.

③ 인구 파동의 원리 : 인구는 증식과 규제의 상호작용에 의하여 균형에서 불균형으로, 불균형에서 균형으로 부단한 파동을 주기적으로 되풀이하게 된다.

맬서스는 인구 증가의 적극적 억제와 예방적 억제를 주장했는데, 인구 증가의 적극적 억제는 인구 증가함에 따라 식량 부족, 기근, 질병, 전쟁 등의 문제가 발생하게 되어 인구의 증가가 억제된다는 것이다. 예방적 억제는 인구 증가를 미연에 방지하는 것으로 자녀를 부양할 능력이 생길 때까지 결혼을 연장하고, 금욕하고 성적 순결을 지켜야 한다는 것이다. 맬서스는 피임법은 종교적 이유로 반대하였고, 만혼(여자 30세 이후에 결혼)을 인구 억제책으로 주장하면서 성범죄 등 오히려 여러 가지 사회악을 유발시키는 원인이 되었다. 또한, 그의 주장은 인구 억제를 식량에만 국한했다는 문제점이 있다.

2. 신맬서스주의(neo-malthusism)

맬서스주의에서 인구 억제를 위한 방법인 만혼, 금욕, 성적 순결 강조는 현실적으로 무리한 부분이고, 각종 사회 범죄와 사회악이 발생하는 역기능이 나타났다. 플라스(Francis Place)는 맬서스주의를 지지하면서 피임에 의한 산아조절을 주장하였다. 이것이 신맬서스주의라고 한다.

3. 적정 인구론(optimum population theory)

캐논(E. Cannon)은 인구와 자원과의 관련성에 근거해 인구 증가를 식량에만 국한할 것이 아니라 생활수준에 두어 주어진 여건 속에서 최대의 생산성을 유지해 최고의 생활

수준을 유지할 수 있도록 인구를 조절해야 한다는 적정 인구론을 주장했다.

4. 안정 인구론(stable population theory)

1925년 미국 롯카(Alfred J. Lotka)가 발표한 이론으로 인구 이동이 없는 폐쇄 인구에서 어느 지역의 연령별, 성별 사망률과 출생률이 변하지 않고 오랫동안 지속되면, 인구 규모는 변하지만, 인구 구조는 변하지 않게 된다는 것이다.

11-3. 인구 구성(composition of population)

인구 구성이란 인구를 구성하고 있는 개인의 다양한 특성에 따라 인구의 구성단위를 분류하고 수적으로 표현한 것이다. 인구의 구성은 남녀별, 연령별, 인종별, 사회계층별, 교육별 등 여러 가지로 나타낼 수 있다. 주로 연령별, 성별 구성이 중요한 자료로 사용되며, 연령별, 성별 구성을 혼합해 인구 피라미드로 표시하는데 인구 구성을 나타내는 자료로 가장 많이 사용한다.

1. 성별 구성(sex composition)

남녀별 구성비를 표시하는 방법을 성비(sex ratio)라고 하는데, 이는 여자 100명에 대하여 남자 인구비를 표시하는 것이다.

$$\text{성비} = \frac{\text{남자 수}}{\text{여자 수}} \times 100$$

1차 성비(primary sex ratio)는 태아 성비, 2차 성비(secondary sex ratio)는 출생 성비, 3차 성비(tertiary sex ratio)는 현재 인구의 성비이다. 일반적으로 1차 성비는 약 115, 2차 성비는 105 정도인데, 영아 사망률이 여아보다 남아가 높아서 결혼 적령기가 되면 남녀 성비가 비슷해지고, 노년기에는 여자가 많은 경향이 있다.

2. 연령별 구성(age composition)

연령별 인구 구성은 1세 미만 영아 인구, 1~14세 유소년 인구, 15~65세 생산연령 인구, 65세 이후 노년 인구로 구분한다. 연령별 인구 구조는 사회·경제적으로 큰 의미가 있다. 연령별 인구 구조를 경제적 영향을 평가하기 위한 지수로 부양비와 노령화지수가 있다. 부양비(dependency ratio)는 경제활동 연령 인구와 비경제활동 연령 인구의 비율을 나타내는 지수이다. 노령화지수(aging index)는 고령 인구 대 유소년 인구의 비율을 나타내는 지수이다.

$$\text{부양비} = \frac{\text{14세 이하 유소년 인구 수} + \text{65세 이상 노년 인구 수}}{\text{15\sim64세 인구 수(경제활동 인구)}} \times 100$$

$$\text{노령화지수} = \frac{\text{65세 이상 노년 인구 수}}{\text{14세 이하 유소년 인구 수}} \times 100$$

3. 인구 구성의 유형

성별과 연령별 인구 구성을 결합해 그림으로 표시한 것을 인구 피라미드라고 하며, 여성은 우측, 남성은 좌측에 연령에 따라 표시한다. 인구 구성의 기본적 형태에는 피라미드형(pyramid form), 종형(bell form), 항아리형(pot form)이 있으며, 생산 연령 인구의 유입·유출에 따라 별형(성형), 기타형이 있다. 우리나라는 1960년대에는 피라미드형이었지만, 현재는 출생률과 사망률이 함께 감소하는 종형이며, 2050년에는 인구 증가율이 감소하는 항아리형으로 인구 구조가 변화할 것으로 전망하고 있다.

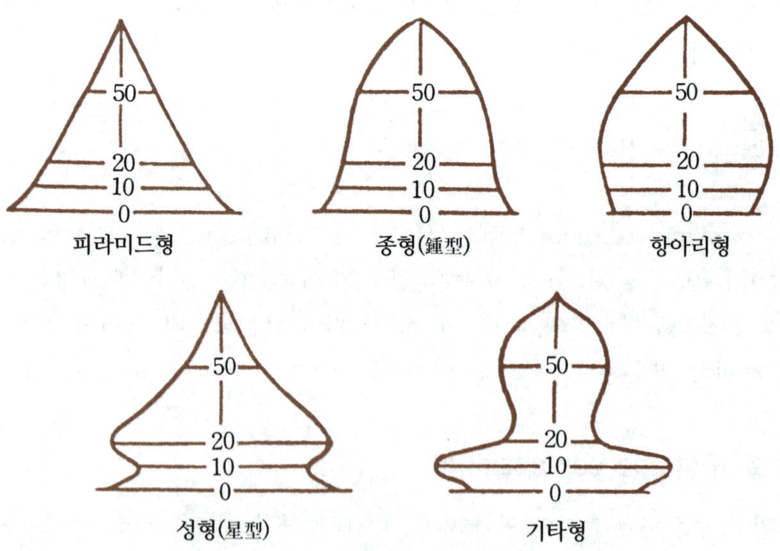

【그림 11-1】 인구 구성의 유형

1) 피라미드형(pyramid form, progressive form)

인구 증가 형으로 출생률이 높고, 사망률이 저하되어 14세 이하 인구가 65세 이상 인구의 2배 이상이 되는 경우이다. 인구가 증가할 잠재력을 많이 갖고 있는 형이다.

2) 종형(bell form, stationary form)

인구 정지형으로서 출생률과 사망률이 다 낮고 14세 이하 인구가 65세 이상 인구의 2배 정도 되는 경우이다.

3) 항아리형(pot form, regressive form)

평균 수명이 높은 선진국에서 볼 수 있는 형으로서 인구가 감소하는 형이다. 출생률이 사망률보다 낮아 인구가 감소한다. 14세 이하 인구가 65세 이상 인구의 2배 이하일 경우이다.

4) 별형(star form, accessive form)

성형, 도시형, 유입형이라고 하며, 생산 연령 인구가 많이 유입되는 도시 지역의 인구 구성으로 생산 연령 인구가 전체 인구의 50% 이상인 경우이다.

5) 기타형(호로형, 농촌형, guitar form, recessive form)

호로형, 유출형, 농촌형이라고 하며, 별형과는 반대로 생산 연령 인구가 다수 유출되는 농촌에서 볼 수 있는 형으로 생산 연령 인구가 전체 인구의 50% 미만인 경우이다.

11-4. 인구의 변천

인구의 증감은 출생, 사망 그리고 이동에 의해서 나타난다. 일반적으로 사회적 요인, 즉 이동을 무시하고 출생과 사망만을 근거로 하는 인구를 봉쇄 인구(closed population)라고 하며, 사회적 요인을 포함시키는 인구를 개방 인구(open population)라고 한다.

1. 인구 증가

인구 크기는 출생과 사망의 차이에 의한 자연 증가와 전입과 전출 차이에서 오는 사회 증가에 의해 결정된다. 인구 증가율은 자연 증가 인구와 사회 증가 인구의 합에 대한 인구 1,000명당의 비율로 산출한다. 연간 인구 증가율은 연말 인구와 연초 인구의 차를 연초인구 100명당의 비율로 산출하기 때문에 인구 증가율과 차이가 있다.

인구 증가 = 자연 증가 + 사회 증가

자연 증가 = 출생 인구 수 - 사망 인구 수

사회 증가 = 전입 인구 수 - 전출 인구 수

$$\text{인구증가지수[동태(動態)지수(vital index)]} = \frac{\text{출생 인구 수}}{\text{사망 인구 수}}$$

$$\text{인구 증가율} = \frac{(\text{자연 증가 수} + \text{사회 증가 수})}{\text{인구}} \times 1{,}000$$

$$\text{연간 인구 증가율} = \frac{(\text{연말 인구} - \text{연초 인구})}{\text{연초 인구}} \times 100$$

재생산율(reproduction rate)은 여자가 일생 낳는 여자아이의 평균 수이며, 어머니의 사망률을 무시하는 것을 총재생산율이라고 하고, 어머니의 사망률을 고려하는 것을 순재생산율이라고 한다. 재상산율은 1.0은 인구 증감이 없는 상태이며, 1.0 이상이면 인구 증가, 1.0 이하이면 인구 감소를 나타낸다.

【표 11-1】 우리나라의 연령계층별 인구 구성비

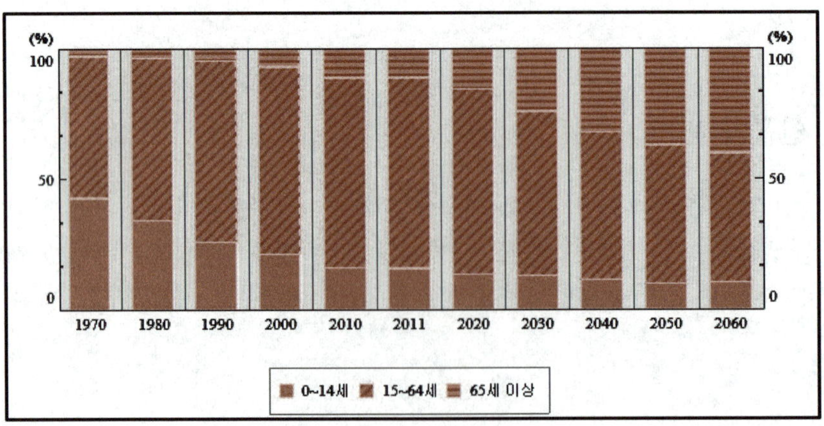

(자료 : 통계청)

2. 인구 변천 이론

인구의 성장과 감소는 자연적 요인과 경제・사회적 요인에 의해 결정되는데, 인구는 단계를 거쳐 변천한다.

1) 노테스틴(notestein)과 톰슨(thompson)의 분류

(1) 제1단계(잠재적 성장 단계 : 고출산, 고사망)

우리 인류 역사가 거쳐 온 과정으로 인구 성장의 높은 잠재력이 있는 단계로, 다산다사형이며 인구 증가가 예상되는 나라이다.

(2) 제2단계(과도기적 성장 단계 : 고출산, 저사망)

다산소사형으로 자연 증가율이 높은 단계로서 주로 경제발전과 생활수준이 향상된 나라에서 볼 수 있다.

(3) 제3단계(인구감소 단계 : 저출산, 저사망)

소산소사형으로 급속한 인구 증가 과정을 거친 후 인구가 현상을 유지하거나 또는 감소기로 접어든 단계이다.

2) 브래커(C. P. Blacker)의 분류

① 제1단계(고위 정지기) : 고 출생률과 고 사망률인 인구정지형(인구 증가 잠재력이 큰 후진국형 인구형태)
② 제2단계(초기 확장기) : 경제・문화수준의 발전에 따라서 저사망률과 고출생률로 인구 증가형(경제개발 초기 국가 인구 형태)
③ 제3단계(후기 확장기) : 산업의 발달과 핵가족화에 따라 저사망률과 저출생률인 인구 성장 둔화형
④ 제4단계(저위 정지기) : 사망률과 출생률이 최저에 달한 나라로서 인구 성장 정지형
⑤ 제5단계(감퇴기) : 출생률이 사망률보다 낮아서 인구 감소형

11-5. 인구 현황

1. 인구조사

1) 인구 정태(state of population)

인구 정태란 인구조사를 특정 조사 시점을 정해 조사하는 것으로 어느 특정 시점에 있는 인구 상태를 조사하는 것으로, 어느 특정 시점에 있는 인구 상태를 말한다. 이때 산출되는 통계를 정태 통계라고 하며, 인구 크기, 성별, 연령별, 국적별, 학력별, 직업별, 산업별 등 구조에 관한 자료를 산출하는 것으로 국세조사는 일종의 정태 통계라고 할 수 있다.

국세조사는 정규적으로 매 10년마다 실시하는 것을 원칙으로 하는데, 그 사이 즉 5년에 간이 국세조사를 실시하는 것이 상례이다. 국세조사를 실시한 최초의 국가는 1686년 스웨덴이며 1801년 영·불, 1816년 이탈리아, 1871년 독일, 1897년 러시아, 1920년 일본 등의 순이다. 그러나 근대적인 국세조사를 실시한 최초의 국가는 1790년 미국이다. 우리나라는 고조선 시대에 호구조사를 실시한 것으로 보이나, 호구조사의 제도화는 삼국 시대 이후인 것으로 여겨진다. 전국적인 조사 기록으로서는 1639년의 기록이 최초인데, 그 당시의 인구는 1,521,165명이다. 근대적 의미의 국세조사는 1920년에 실시할 예정이었으나, 3·1운동으로 인하여 실시하지 못하고 1925년에 실시한 간이 국세조사가 처음이다. 그 당시의 인구는 19,020,000명이었다. 오늘날에는 '인구주택총조사'가 5년마다 실시되고 있으며, 1980년부터 11월 1일 자정을 기준으로 통계청에서 주관해 시행하고 있다.

2) 인구 동태(movement of population)

일정 지역 내에 일정한 기간의 인구 상태가 출생, 사망, 결혼, 이혼, 전·출입, 이민 등으로 끊임없이 변화하는 것을 말한다. 인구 동태는 인구의 변동을 일정 기간에 대해서 관찰한 것이다. 인구 동태는 보건학적으로 중요한 의미를 갖고 있으며, 인구 동태에 관한 주요 통계 변수는 출생률, 사망률, 사산율, 이혼율 등이다. 조사하는 방법에 따라 발생지주의, 상주지주의로 나눌 수 있다.

2. 생명표(life table)

인구 집단에 있어서 출생과 사망에 의한 생명 현상을 표시하는 방법으로 생존 수, 사망 수, 생존율, 사망률, 사력, 평균 여명 등으로 표현하는 것을 생명표라고 한다. 생명표는 생명보험회사에서 최초로 사용하기 시작하였으며, 생명표는 다음과 같은 생명 현상을 표시한다.

① 생존 수(number of survivers: ℓ_x) : 일정한 출생 수가 어느 연령에 도달했을 때까지 생존할 것으로 기대되는 수를 생존 수라고 하고, 동시에 출생한 자가 절반으로 감소되는 때는 반감기라고 한다.

② 사망 수(number of deaths: d_x) : x세의 사람 중 x+1세에 도달하지 못하고 사망한 자의 수를 x세에서의 사망 수라고 하며 이를 d_x로 표시하면 $d_x = \ell_x - \ell_{x+1}$이 된다.

③ 생존율(probability of surviving: p_x) : x세의 사람 중 x+1세에 도달할 수 있는 사람의 비율을 x세에서의 생존율이라고 하며, 생존율은 x세의 사람이 1년간 생존하는 확률이라고 할 수 있으며, 생존율을 px로 표시하면, $px = \frac{\ell_{x+1}}{\ell_1}$ 이다.

④ 사망률(probability of dying: q_x) : x세의 사람 중 x+1세에 도달하지 못하고 사망하는 비율을 x세에서의 사망률이라고 하며 qx로 표시하면,

$qx = \frac{d_x}{\ell_x} = \frac{\ell_x - \ell_{x+1}}{\ell_x} = 1 - px$ 가 된다.

⑤ 사력(μ_x) : x세에 도달한 사람이 그 순간에 사망할 수 있는 확률이 1년간 계속된다고 가정하는 것이다.

⑥ 평균 여명(life expectancy: e_x) : x세의 생존자 수가 x세 이후에 생존할 수 있는 생존 연수의 평균을 x세의 평균 여명이라고 한다. 즉 x세에 도달한 사람이 앞으로 평균 몇 년을 더 살 수 있을 것인가의 기대치이다.

11-6. 인구 문제와 인구 정책

1. 인구 증가와 보건

인구 문제는 크게 인구의 폭발적 성장과 인구의 불균등한 분포로 볼 수 있다. 인구의 양적 문제점은 인간과 토지 비율의 파괴로 인구 압력을 받아 사회적 긴장을 초래하게

된다. 인구의 양적 증가와 관련된 문제를 3P와 3M을 들 수 있다. 3P는 인구(population), 공해(pollution), 빈곤(poverty)이고, 3M은 기아(malnutrition), 질병(morbidity), 사망(mortality)이다. 인구의 질적 문제는 성별, 연령별, 사회계급별 불균형 등 인구 구조와 관련된 문제이다. 교육수준과 건강수준도 여기에 포함된다. 이러한 인구의 양적, 질적 문제로 다음과 같은 문제가 있다.

① 경제발전의 둔화, 빈곤 및 완전 고용 문제
② 식량 및 에너지 자원 부족, 부양비 증가
③ 환경오염 증가, 교통 문제
④ 정치적, 사회적 불안과 갈등
⑤ 인구의 질적 역도태
⑥ 인구의 도시화와 농촌의 노동력 부족

2. 인구 정책

인구는 정치, 경제, 사회, 문화 등 모든 영역과 직·간접적으로 긴밀한 관련이 있다. 이에 따라 국가는 적정 인구의 구조와 규모를 분석하고 인구 변동을 예측해 국가의 지속적 성장과 발전을 위한 적절한 인구 정책을 수립해야 한다. 인구 정책에는 인구 조정 정책과 인구 대응 정책이 있는데, 개발도상국에서는 인구 조정 정책이 인구 정책의 거의 대부분을 이루고 있다. 인구 조정정책은 양적 조정 정책과 질적 조정 정책으로 구분할 수 있다.

양적 조정정책은 사망률과 출생률 저하에 관심을 갖고, 양적 조정에 있어서 직접적 역할을 하는 출생률을 조정해 가족계획사업을 달성하는 방법을 각국이 모두 채택하고 있다. 질적 조정 정책은 인구의 성별, 연령별 구조 등의 불균형을 결혼 및 출산을 통해 조정하려는 우생학적 정책과 결부돼 있다.

인구 대응 정책은 인구 변동의 결과로 발생하는 식량, 주택, 고용, 교육, 도시문제 등의 제반 문제를 해결하기 위한 정책을 말한다. 우리나라는 인구 구조가 출생률이 사망률보다 낮아져 인구가 감소하는 형태로 변화하고 있다. 이에 따라 인구 정책도 출산과 양육에 유리한 환경 조성, 고령화 사회의 삶의 질 개선, 저출산·고령화 사회에서의 성장 동력 확보 등 양적 조정정책에서 질적 조정정책으로 전환되고 있다.

제12장

보건행정

Public Health Administration

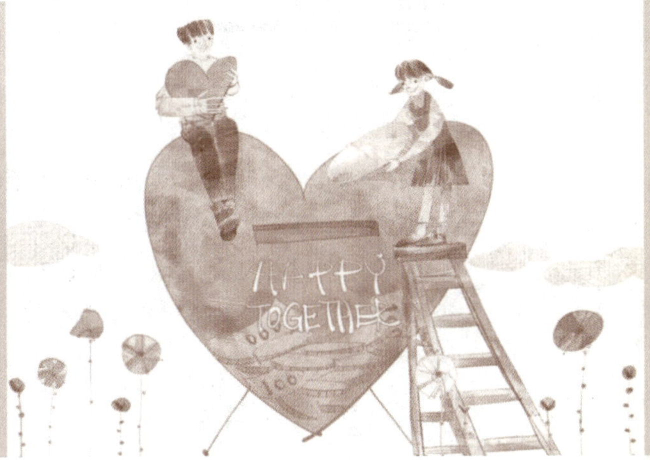

12-1. 보건행정의 정의 및 체계

1. 보건행정의 개요

1) 보건행정의 정의

보건행정(public health administration)은 인류의 건강을 증진하고 생명의 연장을 도모하는 것을 목적으로 하는 공중보건학의 한 분야이다. 스마일(W. G. Smillie, 1947)은 보건행정이란, "공적 또는 사회적인 기관에 의해서 사회복지를 위하여 공중보건의 원리와 기법을 응용하는 것이다."라고 정의했다. 일반적으로 보건행정은 공중보건의 학리와 기술을 행정조직 안에서 국민의 생활 속으로 도입하는 사회적 과정이라고 정의한다.

2) 보건행정의 건전한 발전을 위한 조건

① 확고한 법적인 근거가 있어야 한다.
② 교육·훈련된 전문가·기술자·사무직원이 있어야 한다.
③ 근대적인 시설과 설비가 있어야 한다.
④ 재정적인 뒷받침이 있어야 한다.
⑤ 건전한 행정조직과 공정한 인사조치가 필요하다.
⑥ 사업을 합리적으로 전개하여야 한다.
⑦ 실시 가능한 효과적인 학리와 기술의 뒷받침이 있어야 한다.
⑧ 강력한 공중의 지지와 참여가 있어야 한다.

3) 보건행정의 범위

WHO에서는 보건행정의 범위를 보건통계, 보건교육, 위생, 감염병관리, 모자보건, 의료제공, 보건간호 등으로 규정한다. 보건행정은 일반 보건행정과 근로 보건행정으로 나누어지는데, 일반 보건행정은 보건복지부가 주관하고, 환경보건은 환경부가 주관하며, 학교보건은 교육부 의무교육과가 중심이 된다. 근로보건행정은 고용노동부가 담당한다.

4) 보건행정의 특성

(1) 공익성과 사회성

공공의 복지와 집단의 건강 추구에 목적이 있고, 행정행위가 지역사회 주민의 건강향상에 있으므로 사회적 성격을 가진다.

(2) 봉사성

국민의 건강에 직접 개입하여 적극적으로 봉사하는 행정이다.

(3) 교육성 및 조장성

보건행정은 교육을 통해 시행되며, 지역사회 주민의 자발적 참여가 요구되므로 조장행정의 성격을 갖는다.

(4) 과학성 및 기술성

보건행정은 자연과학적인 성격을 가지며 동시에 업무 실행에 있어서는 기술성을 가진다.

(5) 합리성 및 합법성

최소한의 자원으로 최대한의 효과를 얻기 위해 법에 근거한 합리적 행정이 요구된다.

2. 보건행정의 원리

1) 보건 문제의 해결 과정

① 보건상의 문제점 발견 및 제기

② 보건상의 문제점 조사 및 파악
③ 보건상의 문제점에 대한 해결책 검토
④ 재정 및 법적 조치
⑤ 실시 계획의 작성
⑥ 행정의 조정
⑦ 담당 기관에 대한 의사 전달
⑧ 공중보건 및 교육
⑨ 사회적 유대 강화
⑩ 실시 보고 및 조치
⑪ 평가 및 검토

2) 보건행정의 기술적인 원칙

① 인구 집단에 대한 생태학적 특성의 파악
② 역학적 기초조사의 실시
③ 의학적 기초의 확립
④ 환경위생학적 기초의 확립
⑤ 사회적 관계의 기초 확립

3. 보건행정의 행정적인 원칙

1) 보건 행정의 성격과 체계

우리나라의 보건 행정은 국가 행정, 지방행정, 위임행정으로 구성되어 있다.

2) 행정의 관리 과정

① 기획 : 장기 및 단기 계획을 세운다.
② 조직 : 주이진 목적을 효율적으로 달성하기 위하여 인적·물적 자원을 능률적으로 사용하는 행위이다. 조직의 효율성을 위해 조정의 원칙, 목적의 원칙, 분업의 원칙, 명령 통일의 원칙, 계층제의 원칙, 일치의 원칙, 통솔 범위의 원칙이 필요하다.
③ 인사 : 인사행정의 전문화, 인사행정기관의 독립, 직원의 근무평정 및 연수 등의 과학화와 제도적 장치의 운영의 합리화, 직원의 신분 보장 및 징계의 공정한 관리 등을 기하여야 한다.

④ 지휘 : 지휘는 명령 체계 일관성의 원칙을 지켜야 한다.
⑤ 조정 : 회의 및 토의 등을 통하여, 행동 통일을 기할 수 있도록 집단 노력을 유도하는 행정 활동이다.
⑥ 보고 : 효율적으로 관리하기 위해서는 철저한 보고 체계가 이루어져야 한다.
⑦ 예산 : 사업의 성패는 예산의 효율적인 관리에 있다.

4. 우리나라 보건행정 체계

보건행정을 담당하는 행정기구로서 중앙에는 보건복지부가 있고 중앙 보건 조직, 지방보건 조직으로 나뉜다. 보건행정의 중앙 조직은 대통령, 국무총리, 보건복지부로 이루어지고 있다. 중앙 보건 조직은 보건복지부가 담당한다.

1) 보건복지부

보건복지부는 보건 정책의 결정 기관으로 소속 기관에 대한 기술 지원, 보건의료 인력의 수급 및 관리, 의료 기관의 평가 등을 담당하고 있다. 방역, 보건위생, 의정, 약정, 보건사업, 기초생활보장, 자활지원, 사회보장, 사회 서비스 정책, 인구, 출산, 보육, 아동, 노인, 장애인에 관한 사무를 관장한다. 식품위생 및 안전에 관한 종합 계획과 건강보험 제도의 정책 수립에 관한 업무도 담당하고 있다.

2) 보건복지부 산하 기관

① 질병관리본부 : 전염병 및 특수 질환에 대한 조사, 연구, 평가를 통해 전염병 예방과 치료법 개발을 담당한다. 산하 기간은 다음과 같다.
- 국립보건연구원 : 보건 요원의 훈련, 방역 약품 개발, 전염병 예방 사업을 담당한다.
- 감염병 대응센터
- 질병예방 센터
- 국립검역소

② 국립의료원 : 의료 수준의 향상을 위해 연구하며 의료 요원의 훈련을 담당한다.
③ 식품의약품안전처 : 식·의약품의 안전성, 의료기기의 관리, 마약 관리 등을 담당한다.
④ 국립재활원 : 장애인의 복지 증진을 위한 사업을 관장한다.

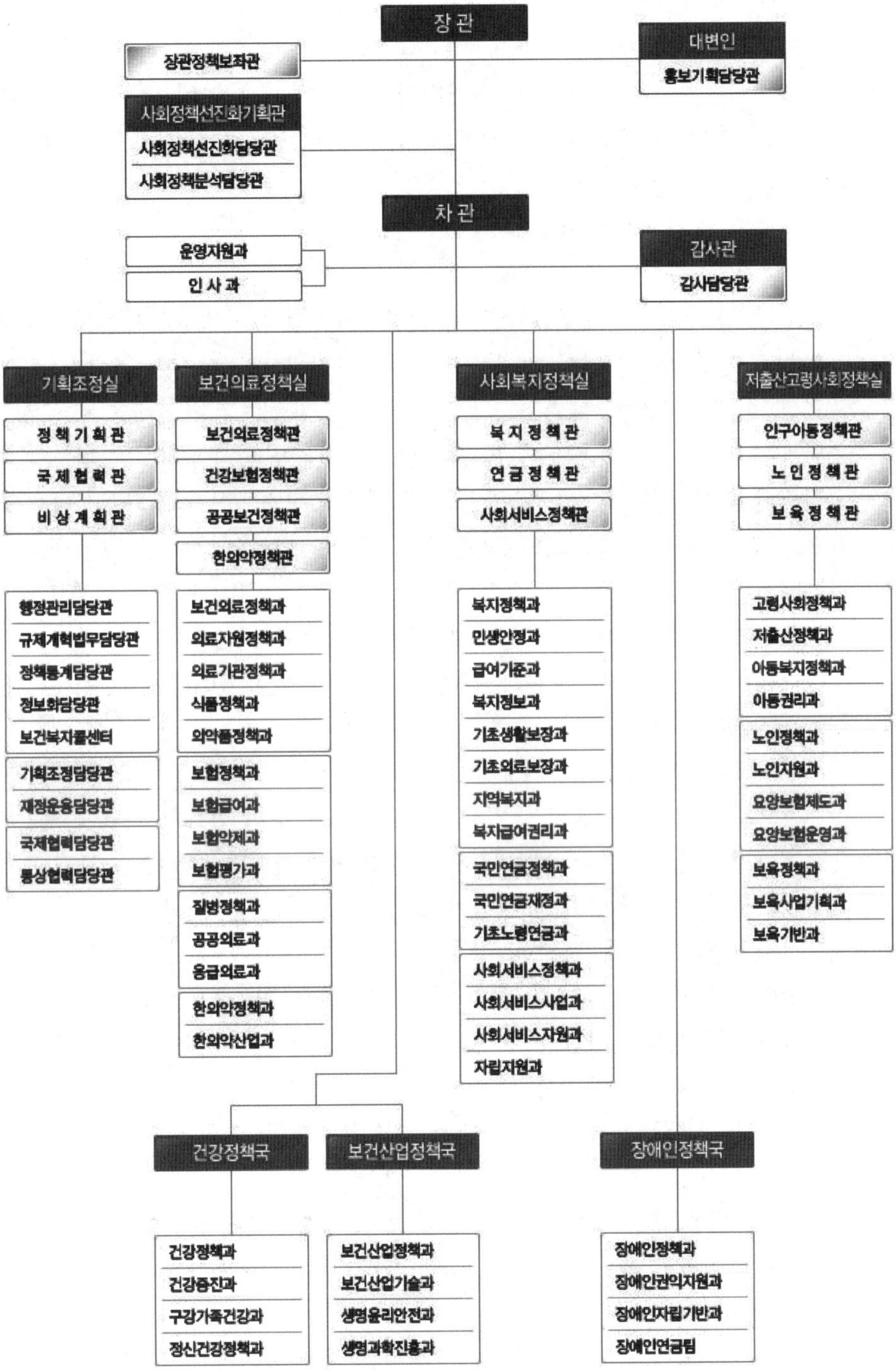

【그림 12-1】 보건복지부 조직표

3) 지방 행정조직

① 시 · 도 보건행정조직

서울특별시는 보건복지국 내에 보건위생과, 의약과, 사회복지과, 노인복지과 등이 있고, 광역시는 사회복지과, 보건과, 위생과 등이 있으며, 각 도에는 사회복지과, 보건위생과 등이 있다.

② 시 · 군 · 구 보건행정조직(보건소)

ⓐ 보건소의 역사

1859년 영국 리버풀에서 라스본이 건강간호사업과 가정방문사업을 계획하여 1862년 실질적인 사업인 모자보건사업과 보건지도를 실시한 것이 시초가 되었다. 현대적 의미의 보건소는 1920년 영국의 다우슨 위원회에 의해 구성되었다. 우리나라의 경우 1946년 10월에 서울 및 각 도의 대도시에 모범 보건소가 설립된 것이 시초이다. 1956년 12월 13일에 보건소법이 제정되었으나 실질적인 보건소의 설치는 1962년 24일 개정 후 실시되었다.

ⓑ 보건소의 설치 기준

보건소는 지역보건법령에 따라 시군구별로 1개소씩 설치하며, 지방 자치단체장이 지역 주민의 보건의료를 위해 특히 필요하다고 인정하는 경우에는 추가로 설치할 수 있다.

보건지소는 지역보건법 제10조에서 보건소 업무수행을 위해 읍 · 면마다 1개소씩으로 하고, 특히 지역 주민의 보건의료를 위하여 필요한 지역에 보건지소를 설치 · 운영하거나, 수 개의 보건지소를 통합하여 1개의 통합 보건 지소를 설치 · 운영할 수 있도록 규정되어 있다.

ⓒ 보건소의 업무

1. 국민건강증진/보건교육/구강건강 및 영양개선사업 : 건강증진 서비스
2. 가정 및 사회복지 시설 등을 방문하여 행하는 보건의료사업 : 구강보건 서비스
3. 모자보건 및 가족계획사업 : 가족 건강 서비스
4. 노인보건사업 : 노인 보건 서비스
5. 정신보건에 관한 사항 : 정신보건 서비스
6. 지역주민에 대한 진료, 건강진단 및 만성 퇴행성질환 등의 질병관리에 관한 사항 : 일반 진료, 치과 진료, 한의약 서비스, 만성퇴행성질환자의 등록/관리, 질병관리 서비스, 암관리 서비스
7. 장애인 재활사업 기타 보건복지부령이 정하는 사회복지 : 장애인의 파악/관리, 장애인의 검진/재활 상담 및 시설에의 입소
8. 기타 지역 주민의 보건의료의 향상/증진 및 이를 위한 연구 등에 관한 사업 :

지역 주민에 대한 각종 질병의 유병률 조사

9. 전염병의 예방/관리 및 진료 : 법정전염병 및 지정 전염병의 예방/관리, 후천성면역결핍증 관리, 결핵관리
10. 공중위생 및 식품위생
11. 의료인 및 의료기관에 대한 지도 등에 관한 사항
12. 의료기사/의무기록사 및 안경사에 대한 지도 등에 관한 사항
13. 응급의료에 관한 사항
14. 농어촌 등 보건의료를 위한 특별조치법에 의한 공중보건 의사/보건 진료원 및 보건진료소에 대한 지도 등에 관한 사항
15. 약사 및 대마관리에 관한 사항
16. 보건에 관한 실험 또는 검사에 관한 사항

5. 사회보장과 국제 보건기구

1) 사회보장

사회보장은 사회 구성원에게 각종 사고와 위험이 발생하였을 때 사회적으로 보호하기 위한 체계이다. 국민의 소득 및 생산력 등의 증가에도 불구하고 실업자, 불구자, 노령자, 고아, 불량자 등이 생기는데 이들을 구제하는 제도가 사회보장이라 할 수 있다.

① 사회보험 : 국민에게 공통된 질병, 부상, 분만, 사망, 폐질, 노령, 실업 등에 대한 경제 및 보건상의 불안으로부터 보호할 목적으로, 국가나 공공단체의 보조금을 주는 사회공제 제도이다. 소요 자금은 보험에 의존하거나 보험료와 일반 재정 수입에 의존한다.

② 공적부조 : 자력으로 자립이 불가능한 사람을 구제하는 제도로서, 부조는 국민의 책임을 중핵으로 하며 일부분을 지방공공단체가 책임 분담하는 것이 보통이다. 이는 조세를 중심으로 하는 일반 재정 수입에 의존한다.

2) 건강보험

의료보험은 불확실한 위험으로 발생한 경제적 어려움을 덜어주기 위함이며, 의료 이용의 접근성을 주어 균등한 의료혜택을 위한 제도이다.

12-2. 국제보건기구

1. 세계보건기구(world health organization)

1946년 6월 19일부터 7월 22일까지 New York에서 61개 국가대표가 WHO 헌장을 기초하고 서명하였다. 그 후 각국의 인준을 받아 1948년 4월 7일 정식으로 발족되었다. 우리나라는 1949년 8월 17일 65번째 회원국으로 가입하였다. WHO의 본부는 제네바에 있다.

WHO의 기능은 다음과 같다.

① 국제 검역 대책
② 국제회의 개최 : 각종 보건 문제의 협의, 규제 및 권고안 제정
③ 식품, 약품 및 생물학적 제제에 대한 국제적 표준화
④ 비정치 단체로서 과학자 및 전문가들 사이의 협력을 도모하며 과학 발전에 기여
⑤ 조사 연구 사업
⑥ 공중보건과 의료 및 사회보장
⑦ 의료 봉사 : 정부의 요청에 의하여 의료 봉사를 지원
⑧ 모자보건의 향상
⑨ 감염병, 지방병, 그 밖의 질병 퇴치
⑩ 진단 기준의 확립
⑪ 영양, 주택, 위생, 오락, 경제 상태, 작업 조건 및 그밖의 환경위생의 개선으로 생활 조건을 향상
⑫ 재해 예방
⑬ 정신보건 향상
⑭ 보건 요원의 훈련 등이다.

2. 국제공중보건사무국(International Office of Public Health)

보건 관련 최초의 국제회의는 1851년 파리에서 개최된 국제보건회의로 감염병 예방대책을 주로 논의하였다. 지중해 연안 12개국이 결성해 국제보건조약을 체결하고 국제적인 협력의 필요성을 논의한 후 국제공중보건사무국을 출범시켰다. 1918년 국제연맹이 창설되었고, 1921년 보건기구(health organization)를 산하 기관으로 발족시켰다. 보건기구와 국제공중보건사무국의 업무 중복으로 1923년 국제연맹 보건기구에서 파리에 있는 국제공중보건사무국의 업무를 흡수하였다.

2. 범미보건국(PAHO)

1889년 최초 미주국제회의가 Washington, D.C.에서 개최되었으며 1949년 WHO 지역 사무처로 되었다. 미국민의 건강과 생활 수준 향상을 위해 만들어졌다.

3. 미국공중보건협회(APHA)

건강 자료 기록과 보존, 보건교육, 환경위생, 사업 간의 조정과 감독, 통제를 한다.

4. 에머슨(Emerson)

보건통계, 보건교육, 모자보건, 환경위생, 전염병관리, 보건 검사 등의 분야에서 활동한다.

5. 국제인구활동기금(UN fund for population activities)

인구 및 가족계획 사업을 한다.

6. 국제연합아동기금(UNICEF)

저개발 국가의 아동과 전쟁 피해 아동의 구제와 복지를 위해 만들이진 특별 기구이다.

7. 식량 및 농업기구(FAO)

농산물의 원활한 생산과 공급으로 생활 수준의 향상을 도모하기 위해 만들어진 전문기관이다.

8. 기타 기구

국제연합교육과학문화기구(UNESCO), 국제노동기구(ILO), 한론(Hanlon)

제13장

사고와 응급처치

Emergency Treatment and Accidents

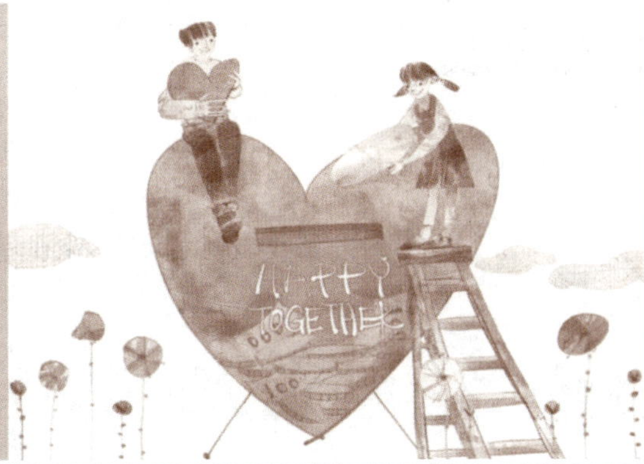

13-1. 개요

1. 사고 (accidents)

사고(accidents)란 뜻밖에 갑자기 일어난 좋지 않은 일이 발생하는 것을 말한다. 원하지도 계획하지도 않는 사건이 발생되어 상처를 입히는 돌연한 사고이다. 뜻밖의 사건 혹은 뜻하지 아니한 우발적 사건으로 상처 또는 사망이나 재산의 손실을 가져오는 사건을 말한다. 불가항력적인 천재지변 등의 사고는 전체 사고 중의 2%를 차지하며, 신체적인 결함이나 기계적인 악조건으로 인한 사고는 10%를 차지한다. 사고의 대부분인 88%는 방지할 수 있는 사고로 대부분은 우연한 것이 아니며, 불가피한 것도 아니고 평상시 주의를 하면 예방이 가능하다고 볼 수 있다. 사고의 종류를 분류하여 보면 다음과 같다.

2. 사고의 종류

1) 교통사고

① 항공기 사고
② 선박 사고
③ 도로 교통사고

경찰청 통계에 따르면, 2017년 우리나라 교통사고는 21만 6,335건이 발생하였는데, 이 중 4,185명이 사망하였고, 32만 2,829명이 부상을 당하였다. 이 중 인구 10만 명당 부상자 수는 627.5명%에 달한다. 자동차 1만 대당 128.1건으로 1일 평균 부상자 수는 884.5명으로 우리나라 교통사고 발생 현황을 보면 [표 13-1]과 같다.

【표 13-1】 교통사고 발생 현황

[단위 : (건,명)]

분석지표	기준년도	2015	2016	2017
발생건수	전체	232,035	220,917	216,335
	1일평균	635.7	603.6	592.7
	인구10만명당	458.4	434.9	420.5
	자동차1만대당	93.7	86.4	85.9
	1000세대당	11.0	10.4	10.0
사망자수	전체	4,621	4,292	4,185
	1일평균	12.7	11.7	11.5
	인구10만명당	9.1	8.4	8.1
	자동차1만대당	1.9	1.7	1.7
	1000세대당	0.2	0.2	0.2
부상자수	전체	350,400	331,720	322,829
	1일평균	960.0	906.3	884.5
	인구10만명당	692.3	653.0	627.5
	자동차1만대당	141.5	129.7	128.1
	1000세대당	16.7	15.6	14.9

출처 : 도로교통공단(교통사고분석시스템)

2) 화재사고

① 전기 누전 ② 유류 · 가스 등의 화재

3) 폭발사고

폭발물에 의한 사고

4) 기타

① 감전 사고 ② 익사 사고 ③ 압사 사고 ④ 낙상 사고

일반적으로 우리나라의 15세 미만 아동의 5대 사고 원인은 ① 추락(fall), ② 넘어지거나 미끄러짐(drop & slip), ③ 화상(burns), ④ 물체에 얻어맞거나 찔림, ⑤ 가스중독 등이며, 미국에 있어서의 가정 사고의 3대 원인은 ① 전기쇼크 및 화상(electric shocks & burns), ② 가스중독(gas poisoning), ③ 추락(fall) 등이다(정, 1996).

13-2. 응급처치(first aid, emergency treatment)

응급처치(first aid, emergency treatment))란 갑자기 예견하지 않았던 시간, 장소에서 일어난 외상이나 병에 대해, 주로 발생한 장소에서 의료기관으로 이송하기 이전 최소한의 치료를 행하는 것을 응급처치라고 한다.

응급환자가 발생하면

- 두려워하거나 흥분하지 말고 침착하게
- 응급환자 발생을 알려 주위 사람들의 도움을 청하고
- 경찰서나 119구급대에 사고 내용과 장소 등을 전화로 신고하게 한다.
- 교통차단을 시키거나 사람들이 환자 가까이 몰려들지 않도록 한다.

출혈이 심할 경우 지혈, 창상의 청정화, 골절의 간이고정 등을 처치하거나, 호흡·순환이 정지 혹은 약해지고 있는 경우에 인공호흡, 심장마사지, 심폐 소생법 등으로 병원으로 이송하기 전의 처치로 응급처치가 환자의 예후에 상당히 중요한 관계가 있다.

1. 응급처치의 정의 및 목적

응급처치란 위급상황이 발생했을 때, 자신과 가족, 친구, 이웃의 생명 보호를 위해 시행하는 모든 행위를 의미한다. 응급처치를 한다는 것은 전문응급의료요원이 사고현장에 도착할 때까지 행하는 행동을 말한다.

주요 목적은

- 위급한 상황에서 환자의 생명을 구하고,
- 부상이나 질병이 더욱 악화되는 것을 방지하고,
- 구급할 때에 즉각적으로 적절하게 다음 치료에 도움을 주는 임시적 처치를 말한다.

2. 응급처치의 일반적인 순서

사고가 발생하였을 때 침착하고 세심하게 관찰하여 응급환자의 상태를 다음과 같이 확인한다.

① 맥박 및 출혈 유무의 확인
② 호흡 정지 유무
③ 의식의 유무 확인
④ 손상 부위 및 손상의 정도 등을 확인

3. 응급환자의 상태에 따라 조치할 사항

① 사고의 종류나 정도에 따라 의사, 응급차를 부를 것인지, 의료기관으로 후송할 것인지 확인한다.

② 응급처치 해야 할 사항이 있는 경우는 응급처치를 먼저 한다. 출혈이 있는 경우 지혈법에 의한 응급처치를 하고, 호흡이 정지되어 있으면 인공호흡에 의한 조치 등 필요한 응급조치를 한다.

③ 환자의 운반은 어떤 방법으로 할 것인지 잘 판단하여 환자에게 안정을 취하도록 도와주어야 한다. 환자가 의식이 있을 때에는 환자 자신이 가장 편안한 자세를 취하게 도와주고, 의식이 없을 때에는 손상 유무 등을 고려하여 적절한 조치를 취한다.

④ 안색이 창백하면 머리는 낮게 하고 다리 부분은 높게 한다. 안색이 홍색이면 얼굴 부분을 높게 하고, 안색이 자색이면 인공호흡을 급히 실시하여야 한다.

4. 응급 시 행동지침

응급 상황이 발생했을 때 가장 효과적으로 도울 수 있는 방법을 모색해야 한다. 쓰러져 있는 사람을 발견한다면 우선 현장의 안전을 확인하고 환자에게 접근한다. 자신의 신분을 밝힌 후 환자의 상황을 확인해야 한다. 대부분의 부상자는 쇼크 증세를 동반하게 되므로 쇼크가 발생하지 않도록 예방조치를 해야 하고 쇼크 증세가 나타나면 이에 대한 응급처치를 실시하여야 한다.

즉 응급상황 시 행동 요령은 3C로 부르는데

- 현장조사(check),
- 119신고(call),
- 처치 및 도움(care)에 따른다.

환자의 생사를 판정하지 말며, 원칙적으로는 의약품을 사용하지 않는다. 전문의료 요원이 도착하면 그들에게 맡긴다.

【표 13-2】 응급 상태의 행동 요령

단계	행동 요령
1 단계	위급상황 인지
2 단계	어떻게 행동할 것인지 결정
3 단계	119 등의 응급의료체계 기관에 신고
4 단계	응급의료인력 도착 전까지의 응급처치

13-3. 기본 인명 구조술

1. 인명 구조술이 필요한 경우

1) 심장마비

(1) 정의

우리 몸에 있는 관상동맥은 심장에 산소가 풍부한 혈액을 공급한다. 혈액의 공급을 방해하게 되면 심장이 산소를 제대로 공급받지 못하게 되어 불규칙하게 뛰다 기능이 갑자기 멈추게 되는 데 이를 심장마비라 한다.

(2) 증상

① 심장마비의 주요 증상은 가슴에서 계속되는 불편, 압박, 고통이 있다.
② 호흡곤란을 느낀다.
③ 환자의 피부가 창백해지거나 땀을 많이 흘린다.
④ 현기증을 느끼는 경우도 있다.

2) 호흡 중지

(1) 정의

맥박은 뛰고 있으나 호흡을 하지 않는 상태를 말한다.

(2) 원인

익수, 뇌졸중, 이물질에 의한 기도 폐쇄, 유해가스 흡입, 후두개염, 약물 과용, 감전사, 질식, 손상, 심근경색, 낙뢰손상, 혼수 등이 있다. 호흡이 정지된 환자에게서도 초기에는 순환의 징후가 나타난다. 호흡 정지가 일어나거나 자발 호흡이 불충분한 경우 기도확보와 인공호흡으로 산소를 공급하여 심정지를 방지할 수 있다.

3) 심정지

(1) 원인

심정지란 다양한 원인에 의하여 우리 몸의 혈액순환을 담당하는 심장이 기능 부전으로 인해 갑자기 멈추는 것이다. 수분 이내에 적절한 응급처치가 실시되지 않는다면 사망하게 된다.

4) 이물질에 의한 기도폐쇄

(1) 원인

① 물리적 기도폐쇄
- ㉠ 큰 조각의 음식물을 잘 씹지 않고 삼키려 할 때
- ㉡ 음식을 먹으면서 술 마실 때
- ㉢ 의치를 했을 때
- ㉣ 입에 음식물이 있는 상태에서 걷거나 놀거나 뛸 때

② 구조적 기도폐쇄
- ㉠ 혀가 뒤로 물러나 목구멍 뒤쪽을 막아 기도를 막을 때
- ㉡ 목에 타격을 입었을 때
- ㉢ 감염, 알레르기 등에 의해 기도세포가 부어올라 기도가 막히는 경우

2. 기본 인명 구조술

1) 심폐소생

심폐소생술은 우리 몸의 가장 기본이 되는 심장, 뇌 그리고 각 장기에 산소와 영양분을 공급하는데 있다. 가장 중요한 것은 시간과 방법으로 한 사람의 생과 사를 결정하는 중요한 역할이다.

호흡(숨)이 멈춘 상태에서도 수 분 동안은 심장이 뛰기 때문에 폐와 혈액 속에 최소한 생명을 유지시킬 수 있는 여분의 산소가 있지만, 심장이 멎는다면 더 이상 순환을 할 수가 없게 된다.

심 정지 후 4분 이내 기본 심폐소생술을 실시하고 빠른 시간 내에 전문 심폐소생술을 시행한다면 소생의 가능성이 크지만 시간이 흐를수록 뇌의 기능이 정지되고 생명을 잃게 된다.

호흡이 멈춘 상태가 확인되면 즉시 심폐소생술을 실시하여 전문 응급의료인이 현장에 도착할 때까지는 생명연장을 위한 적극적인 노력이 필요하다.

(1) 정의

심 정지 환자의 멈춰진 심장이 자발적으로 순환의 기능을 할 수 있도록 회복시켜 환자의 사망을 방지하는 것이다.

폐는 우리 몸속에 필요로 하는 산소를 혈액 속으로 보내고 불필요한 탄산가스 등을 몸 밖으로 배출하며, 심장은 혈액속의 산소와 영양분을 펌핑하여 전신으로 보내는 역할을 한다.

인공(구조)호흡과 가슴(흉부) 압박을 합친 구급소생술은 환자의 몸에 공기를 넣어주고 가슴압박으로 심장 대신 인공적으로 공기를 몸에 순환시켜 주는 것이다. 뇌세포가 파괴되기 전인 4분 안에 환자에게 심폐소생술을 실시하면 환자가 생존할 수 있는 가능성이 높게 된다.

(2) 심폐소생술의 순서

(출처 : 대한적십자사)

1. 의식 확인 및 도움요청
2. 가슴압박 - 분당 100-120회 속도로 30회, 5-6cm 깊이
3. 기도열기
4. 인공호흡 - 가슴이 충분히 올라올 정도로 2회 실시 (1회 1초간)
5. 가슴압박과 인공호흡 반복 - 30회 가슴압박과 2회 인공호흡 반복

(3) 심폐소생술 시행 방법

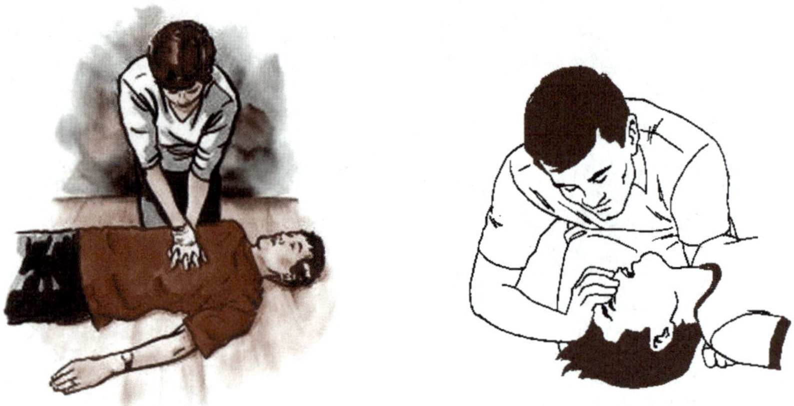

【그림 13-1】 심폐소생술 시행 방법

① 가슴 압박 위치 : ㉠ 성인(8세 이상) - 가슴 중앙 (양쪽 젖꼭지 사이)
㉡ 소아 (1세-8세) - 가슴 중앙 (양쪽 젖꼭지 사이)
㉢ 영아 (1세 미만) - 가슴 중앙 직하부(양쪽 젖꼭지 사이 직하부)

② 가슴 압박 방법 : ㉠ 성인(8세 이상) - 두 손으로 한다.
㉡ 소아 (1세-8세) - 두 손 또는 한 손으로 한다.
㉢ 영아 (1세 미만) - 두 손가락으로 한다.

③ 가슴 압박 깊이 : ㉠ 성인(8세 이상) - 5~6cm
㉡ 소아 (1세-8세) - 가슴 두께의 1/3(5cm)
㉢ 영아 (1세 미만) - 가슴 두께의 1/3(4cm)

④ 가슴 압박 속도 - 분당 100~120회 속도
⑤ 반복 주기 - 30회 가슴압박과 2회 인공호흡
⑥ 기도열기 - 머리 젖히고 턱 들어올리기

(4) 심폐소생술을 종료할 수 있는 경우

① 환자의 맥박이 뛰기 시작할 때
② 심폐소생술(CPR)을 할 수 있는 다른 처치원과 교대할 때
③ 구조대가 와서 환자를 돌볼 때
④ 처치원의 체력저하로 더 이상 계속할 수 없을 때

2) 인공호흡(artificial respiration)

(1) 정의

인공호흡은 어떤 원인에 의해 일시적으로 호흡이 정지된 상태에서 실시한다. 맥박은 뛰고 있으나 호흡을 하지 않는 환자에게 인공적으로 숨을 불어 넣어 환자 스스로 숨을 쉴 수 있도록 해 주는 것이다.

인간은 호흡이 단 4분 만 멈추어도 뇌사상태가 되거나, 생명을 잃을 수 있으므로 호흡 정지란 가장 위급한 상황인 것이다. 분, 초를 다투어 호흡이 계속 될 수 있도록 인공호흡을 실시하여야 하는 긴박한 상황인 것이다.

(2) 호흡의 응급상황과 원인

감전, 익수, 쇼크, 가스질식, 가슴이나 폐의 부상 및 특정의약품 등에 의해 정상적인 호흡을 할 수 없거나 호흡이 약해져 충분한 공기를 흡입할 수 없을 때 이를 호흡 이상이라 한다. 산소를 계속 공급해 주지 않으면 4~6분 뒤에 뇌사가 진행되기 때문에 이전에 인공호흡을 하여야 생명을 유지할 수 있게 된다.

(3) 인공호흡법의 종류와 순서

인공호흡법은 구강대 구강법(mouth to mouth), 구강대 비강법(mouth to nose), 구강대 마스크법(mouth to mask) 등이 있다.

① 구강대 구강법(mouth to mouth)
구강대 구강법은 인공(구조)호흡으로 가장 일반적인 방법이다.

㉠ 환자의 목을 약간 뒤로 젖히고 환자의 입과 기도가 열린 상태로 유지하면서 구조자의 엄지와 검지 손가락으로 환자의 코를 잡아 콧구멍을 막는다.
㉡ 구조자는 숨을 크게 들여 마신 후 입을 환자의 입에 완전히 밀착시켜 공기가 새지 않도록 부드럽게 불어 넣어 주어야 한다. 이 동작을 1분에 12번 정도의 속도로 반복한다.
㉢ 구조자가 숨을 크게 들여 마신 후 환자에게 충분한 양의 공기를 주입되게 한다. 이때 환자의 가슴이 부풀어 오르는지를 관찰하고, 코와 입을 개방하고 불어넣은 공기가 외부로 유출되도록 해야 한다. 반복적으로 처치를 하면서 호기가 적절히 이루어지고 있는지 세심하게 관찰하여야 한다.
㉣ 구강 대 구강 호흡법은 환자 자신이 스스로 정상적으로 숨을 쉴 때까지, 혹은 전문의료진이 도착할 때까지 계속되어야 한다.

② 구강대 비강법(mouth to nose)

구강대 비구강법은 환자의 입에 인공호흡을 할 수 없는 경우에 실시하는 인공호흡법이다. 입주위에 상처가 심하거나 출혈이 심한 경우, 근육강직 등으로 입을 열 수 없을 때, 혹은 환자의 치아가 없어서 환자의 입을 열기 부적합 할 때 실시하는 것이다. 구조자는 한 손으로 환자의 입을 막고, 숨을 크게 들여 마신 후 환자의 코 주위를 입으로 덮고 서서히 불어 넣는다. 이어서 코와 입을 개방하고 불어넣은 공기가 외부로 유출되도록 해야 한다. 이때 들어간 공기가 환자의 가슴이 조금 부풀어지고, 공기가 나갈 때 가슴이 낮아지는 등의 변화 관찰을 하며 반복으로 실시하며 호기가 적절히 이루어지고 있는지 구강대 구강법의 경우와 같이 관찰한다.

③ 구강대 마스크법(mouth to mask)

구강대 마스크법은 환자로부터 처치자의 감염을 방지하거나 기타 이유로 인공호흡이 불가능 할 때 사용하는 방법이다. 마스크나 안면보호용으로 의료용 산소를 공급할 수 있는 것으로 인공호흡 처치 시 환자에게 충분한 농도의 산소를 공급되게 한다.

주의사항

1. 숨(호흡)을 불어 넣을 때 가슴이 부풀어지고, 숨을 불어 넣지 않을 때는 가라앉고 하는 미동이 없으면 기도가 막혀 있을 수 있으므로 이때에는 환자의 아래턱을 조금 앞으로 당겨서 다시 실시하여야 한다.
2. 숨(호흡)을 불어 넣은 후에는 입(혹은 코)을 막은 손을 떼어서 공기가 밖으로 나오도록 한다. 이 동작을 1분에 12회 반복한다.

3 유아나 영아인 경우에는 머리를 어른에서와 같이 심하게 뒤로 젖히지 말아야 하며, 코와 입을 동시에 사용해서 1분에 20회 정도의 속도로 공기를 불어 넣어 준다.

(4) 인공(구조)호흡 실시요령

① 현장조사, 연락(119), 의식 유무 확인

② 1차 호흡 확인
환자의 자세는 그대로 유지한 채 얼굴을 가까이 대고 10초간 보고 듣고 느끼며 확인한다.

③ 자세 교정
환자의 자세를 교정할 때에는 목을 보호한다. 환자가 엎드려 있을 때 환자를 구조자 쪽으로 돌리는데, 머리와 목을 가능한 일직선으로 두어 다치지 않게 돌린다. 자세 교정은 신속하게 10초 이내에 마치도록 한다.

④ 기도 개방
기도를 개방할 때 성인은 귀와 턱선이 지면과 90°가 되게 하고, 어린이는 45°, 영아는 15°가 되게 한다.

⑤ 2차 호흡 유무 확인
기도 개방만으로 환자가 다시 숨을 쉬는 경우가 있으니 다시 환자의 호흡을 확인한다. 기도 개방을 한 채 얼굴을 환자의 얼굴에 가까이에 대고, 보고, 듣고, 확인한다.

⑥ 두 번 충분히 불어넣기(어린이와 영아는 두 번 천천히 불어넣기) : 공기가 들어오는지 확인하여, 공기가 들어가지 않으면 기도 폐쇄를 의심한다.

⑦ 맥박 확인
자신과 마주보는 환자 경동맥을 짚어 확인한다.

⑧ 규칙적으로 불어넣기
맥박 확인 후 맥박은 있고 호흡이 없으면 실시한다.

⑨ 맥박의 재확인
기도 개방을 유지한 채 얼굴을 가까이 대서 10초간 확인한다.

⑩ 규칙적으로 불어넣기 / 맥박 확인 반복

【표 13-3】 인공(구조)호흡

대상	구조호흡의 속도	의식 유무 방법	각도
성인	5초에 1회(12회/분)	양쪽 어깨를 두드린다.	턱과 귀를 잇는 선이 지면과 90°
어린이	3초에 1회(20회/분)	양쪽 어깨를 두드린다.	턱과 귀를 잇는 선이 지면과 45°
영아	3초에 1회(20회/분)	양쪽 발바닥을 간지럽히거나 가볍게 꼬집어 본다.	턱과 귀를 잇는 선이 지면과 15°

(대한심폐소생협회)

(5) 잘못된 인공(구조)호흡법

① 구조자와 환자가 입을 완전히 밀착시키지 않아서 공기가 옆으로 샌다.
② 구조자가 호기 시에도 환자의 코를 잡고 있다.
③ 환자에게 호기시간을 주지 않는다.
④ 환자 흉곽의 움직임을 확인하지 않는다.
⑤ 과도한 압력으로 구조호흡한다. → 위팽창의 원인이 된다.

(6) 인공(구조)호흡을 종료할 수 있는 경우

① 환자 스스로 호흡하기 시작할 때
② 구조대가 와서 처치를 시작할 때
③ 훈련된 다른 구조자과 교대
④ 구조자가 너무 지쳐서 구조를 더 계속할 수 없을 때

3) 심정지 환자를 발견했을 때의 행동요령

【표 13-4】 심정지 환자 발견 시 행동요령

단계	내용
1단계	반응 여부 검사
2단계	부상자의 자세
3단계	기도 열기
4단계	호흡 여부 검사
5단계	2번의 충분한 호흡 넣기
6단계	맥박 검사
7단계	응급기관에 전화

4)기도폐쇄 응급처치

① 의식이 있는 경우

㉠ 복부 밀쳐 올리기

ⓐ "목이 막혔습니까?"라고 물어보고, 부분 기도 폐쇄나 완전 기도 폐쇄 증상을 보이면 자신이 응급처치원임을 밝히고 도와주겠다고 말한다.

ⓑ 환자를 세우거나 앉힌 뒤 환자의 뒤에 서서 허리를 팔로 감는다. 환자가 서 있으면 다리를 어깨너비로 벌리게 하고 그 사이에 자신의 발을 넣는다. 손은 주먹을 쥐고 엄지손가락 부분이 배꼽 위와 흉골 아래쪽 끝 사이의 중앙에 오도록 한다. 다른 한 손으로 주먹을 쥔손을 감싸고 복부 안쪽 위를 향하여 빠르게 밀쳐 올린다. 복부 밀쳐 올리기는 계속적으로 반복하지 말고 한번 할 때마다 환자의 상태를 확인한다(내장손실 위험 때문). 이물질이 제거되었거나 환자가 의식을 잃을 때까지 계속한다. 환자가 의식을 잃으면 119나 응급의료 기관에 신고하고 심폐소생술을 실시한다.

㉡ 가슴압박

ⓐ 환자가 매우 비만이거나 임신말기여서 환자의 복부를 팔로 감쌀 수 없는 경우에 실시한다.

ⓑ "목이 막혔습니까?" 라고 물어보고, 부분기도폐쇄나, 완전기도 폐쇄증상을 보이면 자신이 응급처치 원임을 밝히고 도와주겠다고 말한다.

ⓒ 환자를 서게 하거나 앉힌 뒤 환자 뒤에 서서 팔을 환자의 겨드랑이에 껴 감싼다. 한 손은 주먹을 쥐고 엄지손가락 쪽을 흉골 중앙 부위에 댄다. 다른 한 손으로 주먹을 감싸고 빠르게 수평으로 압박을 한다.

ⓓ 이물질 제거 시까지 반복 시행하며, 환자가 의식을 잃으면 119나 응급의료 기관에 신고하고 심폐소생술을 실시한다.

5) 영아의 기도폐쇄

① 기도폐쇄 상태인 영아가 발생하면, 우선 기침, 호흡 또는 울 수 있는지 확인하고 119나 응급의료기관에 연락한다.

② 한 손으로 영아의 양 발을 잡고 살짝 들어 올린 다음, 다른 한 손을 영아 밑으로 넣어 머리와 목을 보호할 수 있도록 받혀준다.

③ 다른 한 손의 엄지와 다른 손가락으로 영아의 턱을 잡고 머리와 목을 받친 상태에서 영아의 등이 위로 올라오게 돌린다. 영아의 양다리 사이에 처치자의 팔을 낀다. 팔을 자신의 대퇴부 위에 올려 놓아 영아의 머리를 가슴보다 낮게 만든다. 손꿈치로 영아의 양 견갑골 사이(가슴 중앙 직하부)를 세게 5회 두드린다.

④ 이물질이 제거되지 않았다면 다시 영아의 가슴을 위로 하게 하여 약지로 영아의 양 젖꼭지 중앙에 놓고 중지와 검지로 흉골을 약 2.5cm 정도로 5회 압박한다.

⑤ 이물질이 나오거나 영아가 의식을 잃을 때까지 계속 반복한다.

13-4. 응급증상 및 처치

1. 쇼크

(1) 원인

① 순간적인 혈액순환의 감퇴로 인해 몸의 전 기능이 부진하고 허탈한 상태를 말한다. 쇼크는 일시적이며 가벼운 것도 있지만 죽음에 이르게 할 만큼 위험할 수도 있다. 부상자는 모든 쇼크를 일으킬 가능성이 있으므로 쇼크의 유무와 관계없이 쇼크가 있는 것으로 간주한다.

② 심장기능 이상, 혈관의 확장 등이 원인이 된다.

(2) 증상

불안감, 창백, 경련, 피부가 싸늘하고 끈적끈적함, 호흡 불규칙, 맥박이 빠르고 약함, 오한, 갈증, 메스꺼움등이 있다.

① 얼굴이 창백해진다.
② 식은땀이 나며 현기증을 일으킨다.
③ 메스꺼움을 느끼며 구토나 헛구역질을 한다.
④ 맥박이 약하고 때로는 빠르다.
⑤ 호흡이 불규칙하게 된다.
⑥ 심하면 의식을 잃는다.

(3) 쇼크 응급처치

① 자세

쇼크가 일어나면 가장 중요한 기관인 뇌와 심장으로 흐르는 피의 양이 적어지게 되므로, 몸을 수평으로 눕혀 피가 두 기관으로 흐르게 한다. 머리에 부상이 없으면 흐르는 피의 양을 더 많게 하기 위해서 하체를 20~30cm 정도 높게 해준다. 만약 가슴에 부상을 당하여 호흡이 힘든 경우에는 호흡을 좀 더 쉽게 하게하기 위하여 환자의 머리와 어깨를 약간 높게 하여 눕힌다. 환자가 의식이 없다면 무리하게 움직이게 하지 말고, 기도를 개방하고 편안하게 눕힌다

② 보온

쇼크 상태인 환자는 체온 유지에 신경을 써야 한다. 흔히 보온이라 하면 따뜻하게만 하는 거라 생각할 수도 있는데, 보온은 온도를 높이는 가온, 온도를 내리는 감온 두 종류가 있다.

③ 음료

의식이 없거나 희미한 환자에게는 원칙적으로 음료를 주지 않는다. 의식이 없는 사람은 목의 후두개가 제대로 작용하지 못할 수도 있는데, 음료가 기관(폐)으로 들어가면 질식할 수도 있기 때문이다. 열사병, 일사병, 설사로 인한 탈수 등에는 수분을 공급해 준다. 이때는 차가운 물이 아닌 미온수를 주거나 이온음료를 준다. 자극성 있는 음료는 주지 않는다. 수술을 해야 하는 환자에게도 절대로 음료를 주지 말아야 하는데 심하게 원할 경우에는 깨끗한 천에 물을 적셔 짠 후 입 주위에 대어준다.

2. 외상

(1) 정의

신체의 조직이 손상된 상태를 말한다.

(2) 종류

① 타박상(짓눌린 상처)
짓눌려 피부조직과 혈관(모세혈관)이 손상되면 피부 아래에 출혈이 난다. 처음에는 빨갛게 보이나 나중에는 검붉은색이나 자주색으로 변한다.

② 찰과상(긁힌 상처)
가장 일반적인 상처로 마찰에 의해 생긴다. 대부분 피부의 표피층만 다치지만 끝부분이 노출되므로 고통스럽다. 상처로 이물질이 들어가기 쉬워 감염될 수 있으니 흐르는 물에 깨끗이 씻고, 깨끗한 거즈로 드레싱을 해준다.

③ 절창(베인 상처)
칼, 유리조각같이 끝이 날카로운 물건에 의해 생긴다. 상처가 깊으면 신경, 큰 혈관이나 다른 피부 조직이 손상될 수 있다. 상처에서 보통 피가 많이 나오기 때문에 감염의 위험은 덜하다.

④ 열상(찢겨진 상처)
피부조직이 부분적, 전체적으로 찢어져서 생긴 상처다. 깨끗한 수건이나 거즈를 이용하여 열상 부위를 직접 압박한다.

⑤ 자상(찔린 상처)
끝이 날카로운 물건에 찔렸을 때 생긴다. 피를 많이 흘리지는 않지만, 동맥 같은 혈관을 손상시켰다면 출혈이 심각할 수도 있다. 상처 속으로 이물질이 들어가기 쉬워 감염의 위험이 제일 크다. 파상풍이 대표적 예이다.

(3) 상처 보호

① 출혈이 심한 경우
즉시 지혈을 하고 출혈 부위를 심장보다 높게 하여 안정되게 눕힌다. 수술을 받게 될지도 모르기 때문에 멈추기 전까지는 음료를 주지 않는다. 지혈 방법은 직접 압박, 지압점 압박, 지혈대 압박이 있다.

② 지혈 방법
㉠ 직접 압박
거즈나 깨끗한 헝겊을 두껍게 접어 상처에 대고 손바닥으로 직접 누른다. 붕대를 사용해 고정한다.
㉡ 지압점 압박
동맥에 손상을 입게 되면 출혈이 매우 심해진다. 이럴 경우 직접 압박과 지압점 압박을 병행한다. 지압점 압박은 상처와 심장 사이 뼈 가까이 지나가는 동맥을 뼈에 압박해서 혈류를 늦추게 해 출혈을 막는 방법이다. 지압점 압박은 직접압박과 동시에 한다.
㉢ 지압 점 위치
(위부터) 측두동맥 → 안면동맥 → 쇄골하동맥 → 상박동맥(엄지는 밖, 네 손가락은 안쪽) → 대퇴동맥(손바닥으로 압박)
㉣ 지혈대 사용
팔이나 다리에 매우 심한 출혈이 있을 때 직접 압박과 지압점 압박으로도 출혈을 막을 수 없다면, 최후의 수단으로 지혈대를 사용한다.
ⓐ 지혈대는 폭이 적어도 5cm 정도 되는 띠를 사용해야 살을 파고들이 않는다.
ⓑ 절단 가능성이 있기 때문에 상처와 가장 가까운 곳에 사용해야 한다.
ⓒ 팔과 다리에만 사용한다.
ⓓ 지혈대를 맨 후에는 시간을 기록해 붙여두고 빨리 병원으로 이송해야 한다.
ⓔ 최후의 수단으로 사용해야 한다.

③ 출혈이 심하지 않은 경우
㉠ 깨끗이 소독된 거즈로 드레싱을 해 감염을 막는다.
㉡ 핏덩어리는 떼지 말고, 흙이나 더러운 것이 묻었을 때는 깨끗한 물로 씻어준다.

3. 골절

(1) 증상

골절의 증상은 변형, 압통, 운동제한, 부종 및 반상출혈, 마찰음, 가성 운동 등이 있다.

(2) 종류

① 단순골절
  ㉠ 뼈만 부러진 경우
  ㉡ 뼈가 부러지는 소리 또는 느껴서 알 수 있다.
  ㉢ 부러진 곳은 저리고 아프며 붓는다.
  ㉣ 골절된 부분을 함부로 움직여 보거나 꺾지 말고, 함부로 누르지 않는다.
  ㉤ 일반적으로 골절에는 충격이 동반되므로 충격에 대한 예방처치를 한다.
  ㉥ 단순 골절에 있어서 가장 중요한 처치는 그것이 복잡 골절이 되지 않게 하는 것이다

② 복잡 골절
  ㉠ 단순 골절 이외에 부러진 끝 부분으로 인하여 혈관 피부 등이 손상을 입었을 때를 말한다.
  ㉡ 심한 출혈과 충격이 동반되는 수 있다.
  ㉢ 골절 부위에 창상이 있으면 복잡 골절로 판단한다.
  ㉣ 복잡 골절은 피가 멈춘 후에 소독한 붕대를 감는다.
  ㉤ 부목을 사용하는 것이 이상적이고, 찬물 찜질을 하고 부상 부위를 높여준다.
  ㉥ 부상자가 열이 나지 않도록 주의 하고, 안정시켜 준다.

(3) 일반적인 응급처치

① 골절 환자를 함부로 옮기거나 다친 곳을 건드리어 부러진 뼈끝이 신경, 혈관 또는 근육을 손상시키거나 피부를 뚫어 복잡 골절이 되지 않게 한다.
② 골절 부위에 출혈이 있으면 직접 압박으로 출혈을 방지하고 부목을 대기 전에 드레싱을 먼저 시행한다.
③ 뼈가 외부로 노출된 경우 억지로 뼈를 안으로 밀어 넣으려 하지 않는다.
④ 골절 환자를 가능한 한 움직이지 말아야 한다.

(4) 각종 골절에 따른 응급처치

① 척추 골절

환자를 움직이지 말고 손으로 머리를 고정하고, 옷을 따로 대어 환자를 지지한다. 모포로 환자를 덮고 의료 지원을 기다린다.

② 팔 골절

상처 입은 쪽의 팔을 가슴에 대고 가슴과 팔을 지지해 해준다. 가슴과 팔 사이에 부드러운 헝겊 조각 같은 것을 끼워 준다.

③ 발의 골절

환자를 눕히고 구두와 양말을 조심스럽게 벗긴다. 아픈 쪽의 발을 들고 발바닥에 헝겊을 대고 부목을 받쳐준 후 고정한다.

④ 늑골 골절

㉠ 증상

늑골이 부러진 환자는 숨을 작고 얕게 쉰다. 환자의 피부는 창백해 지고, 출혈이 있을 수 있다.

㉡ 응급처치

ⓐ 늑골 부상이 의심되면 환자가 호흡을 쉽게 할 수 있는 위치에서 쉬도록 한다.

ⓑ 상처 입은 쪽 가슴에 환자의 팔을 대고 묶는 것은 골절 부위를 보호해주고 호흡을 더 편하게 할 수 있도록 도와준다.

ⓒ 만약 부상이 심각하고 흉추 부상이 있다고 생각하면 환자를 편평하게 눕힌다.

⑤ 골반 골절

㉠ 증상

골반뼈는 신체 안에 있는 중요한 조직을 보호하기 때문에 강한 힘이 가해지면 내부 출혈의 원인이 된다. 심한 부상은 바로 알 수 있지만, 어떤 부상은 시간이 지나서야 알 수 있다.

㉡ 응급처치

ⓐ 골반의 부상은 아래쪽 요추에 부상을 입힐 수 있기 때문에 환자를 옮기는 것은 좋지 않다.

ⓑ 가능하면 환자가 편평한 곳에 누워있게 한다.

ⓒ 내부출혈이 있는지 주목하고, 충격을 최소화 시킨다.

(5) 염좌(삔 것), 탈구

① 염좌

㉠ 정의

무리한 관절 운동으로 인하여 관절을 움직이고 있는 인대가 부분적 혹은 전면적으로 손상된 경우를 말한다.

㉡ 증상

손상과 동시에 아프고 붓기 시작하며 상처의 피부색이 곧 변하지는 않으나 한 번 변색하면 그것이 여러 주 계속된다.

㉢ 응급처치

만약 골절이 의심되면 골절로 가정하고 처치를 한다. 발목 염좌면 환자를 눕히고 옷이나 베개로 염좌 부위를 높인다. 치료를 받기 전까지 찬물 찜질을 해 준다.

② 탈구

㉠ 정의

탈구는 뼈가 관절에서 이탈했거나 분리된 상태를 말한다.

㉡ 증상

관절축의 변화가 생기고, 골두가 이상 위치에서 만져지며 증상이 늦게 일어나는 편이다. 골절과 구분이 어렵다.

㉢ 응급처치

베개나 쿠션을 사용하여 부상자를 가장 편한 자세로 유지해 준다. 가능하면 붕대나 삼각붕대로 고정시켜 준다. 탈구와 골절을 구별하기 힘들 때는 골절과 같은 처치를 한다.

4. 신체 절단

(1) 종류

① 완전 절단 - 손가락 등 몸의 일부가 잘려나가 떨어져 나간 경우

② 불완전 절단 - 신체에 잘라진 부위가 붙어있는 경우

(2) 응급처치

① 절단 부위를 직접 압박하고 올려준다.

② 불완전 절단 시에는 절단 부위와 연결 부위를 같이 드레싱하고 올려준다.

③ 압박 드레싱을 시행한다.

④ 출혈의 정도를 확인하고, 지혈이 안 되면 지혈점을 눌러준다 .

⑤ 계속 출혈이 되면 마지막 방법으로 절단 부위 상부 5cm 이내에서 고무줄 등을 묶어 압박을 시행하며, 이때 압박을 시작한 시각을 기록한다.

(3) 주의사항

① 절단된 신체 부위 관리

절단된 부위를 생리식염수로 깨끗이 씻은 후에 젖은 멸균거즈로 싸서 물이 새지 않는 비닐봉투나 플라스틱 용기에 넣는다. 이를 다시 다른 비닐 봉투에 넣고 주위에 물을 채운 후 얼음을 몇 조각 넣는다.

② 얼음이 직접 절단된 신체 부위에 닿지 않도록 유의한다.

③ 드라이아이스는 사용하지 않는다.

④ 절단 부위를 직접 물속에 넣지 않는다.

5. 중독

(1) 정의

어떤 물질이 체내에 들어와 이 물질로 인해 우리 인체에 기능장애나 비정상적인 증상이 발생하는 것을 중독이라고 한다.

(2) 일반적인 증상

일반적으로 중독환자는 메스꺼움, 구토, 설사, 가슴과 복부통증, 호흡곤란, 발한, 발작, 입술과 혀와 피부에 타는 듯한 느낌 등의 증세를 나타낸다.

(3) 중독의 종류와 응급처치

① 섭취에 의한 중독

㉠ 알코올중독

ⓐ 증상

숨을 내쉴 때 술 냄새가 나며, 얼굴색이 처음에는 붉어지나 나중에는 창백해진다. 맥도 처음에는 강하나 점차 약해지고, 눈동자가 커지며 환자는 깊은 잠에 빠진 듯이 호흡한다.

ⓑ 응급처치

보온하고 필요시 위세척을 한다., 호흡이 멈추면 호흡구조를 한다. 의식을 잃고, 얼굴이 창백하며 맥박이 약하면 심장마사지를 해준다.

② 흡입에 의한 중독

㉠ 가스 및 화학물질 흡입

ⓐ 증상 - 산소부족으로 피부가 창백해진다.

ⓑ 응급처치

환자가 신선한 공기를 마실 수 있도록 창문을 연다. 화학물질이 피부에 묻었을 때, 액체면 흐르는 물에 계속 씻어내고, 물기가 없는 가루형태면 장갑을 끼거나 막대기로 바람을 등지고 서서 털어낸다.

③ 접촉(흡수)에 의한 중독

㉠ 독성식물에 의한 중독

옻나무 같은 독성식물의 수액은 공기에 노출되면 몇 분 내에 갈색으로 변하고 다음날에는 검게 된다. 독성식물에 노출 되었다면 즉시 노출부위를 비누와 찬물로 나무진을 씻어내고. 충분한 양의 알코올로 닦아낸다.

④ 주입(물림, 찔림, 쏘임)에 의한 중독

㉠ 벌레

벌레의 침은 대부분 치명적이지는 않다. 그러나 심한 알레르기를 일으키는 사람도 있는데, 이 경우 구조호흡이 필요할 수도 있다. 벌과 같은 벌레에 쏘이면 침을 제거해야 한다. 침이 몸 안으로 들어가지 않도록 주의한다.

㉡ 독사

독사의 독은 신경독과 혈액독 2가지 종류가 있다. 뱀에 물리면 물린 곳을 심장보다 낮게 한다. 지혈대는 사용하지 말고, 얼음찜질을 하면 독이 더 빨리 퍼져 위험하므로 하지 않는다.

㉢ 광견병

야생 개나 고양이 너구리 등에 물렸을 경우 병에 걸린 동물의 침에 의해 광견병에 걸릴 수 있다. 물린 부위를 심장보다 낮게 하고, 상처에 출혈이 있다면 상처를 닦지 말고 가능한 빨리 의사에게 처치를 받는다. 필요시 광견병백신 주사를 맞는다.

㉣ 해양생물의 독침

마비, 호흡과 심장에 문제를 유발 할 수 있다. 해파리, 해양 말미잘, 전기해파리에 의해 독침에 쏘였으면, 식초나 알코올로 쏘인 부분을 흠뻑 젖게 한다. 상처를 문지르지 않는다. 가오리, 성게, 가시가 많은 물고기에 의한 것이면, 수돗물이나 바닷물에 상처를 씻는다. 상처를 깨끗이 해 감염의 증상이 있는지 확인하고, 파상풍 주사가 필요한지 의사에게 확인한다.

6. 열냉 손상

(1) 화상

① 원인
열, 화학물질, 전기, 태양열

② 종류
㉠ 1도 화상(발적성 화상)
표피에만 가볍게 화상을 입는 것이다. 보통 피부가 붉고 건조해지며 5~6일안에 특별한 흠집(흉터) 없이 낫는다.
㉡ 2도 화상(수포성 화상)
표피와 진피 사이에 화상을 입은 것이다. 2도 화상을 입으면 피부가 붉어지고 물집이 생기며 피부가 축축해지고 붓는다. 보통 3~4주 안에 낫지만 흉터가 생길 수 있다.
㉢ 3도 화상(괴사성 화상)
피하지방까지 손상되어 피부재생이 이루어지지 않는다. 화학약품에 의해 발생하는 화상은 대부분 3도 화상이다. 3도 화상에서는 화상 부위에서 통증이 느껴지지 않는다.

③ 응급 처치
㉠ 열을 보유할 수 있는 반지, 시계, 목걸이 같은 것을 벗긴다. 나일론 등의 옷을 입고 있는 환자가 화상을 입어 옷이 피부에 들러붙었다면, 억지로 떼어내려하지 말고 가위로 그 주변을 자른다.
㉡ 화상 부위를 물로 차갑게 만든다. 손가락을 심하게 데인 화상을 제외하고는 얼음은 사용하지 않는다. 알코올은 처음에는 시원하지만 모공을 수축시키기 때문에 사용하지 않는다.
㉢ 화학물질의 경우
액체일 경우에는 흐르는 물에 계속 씻고, 가루인 경우 손에 장갑을 끼거나 막

대기로 바람을 등지고 서서 털어낸다.

㉣ 전기에 의한 화상인 경우

먼저 주변의 전기를 차단한다. 의식과 호흡을 확인한 후 골절과 같은 다른 부상을 확인한다. 환자를 옮기지 말고 마른 무균 드레싱으로 전기 화상 부위를 보호한다. 신경 손상의 가능성도 있으므로 물로 차갑게 하지 않는다. 환자의 체온을 유지해 준다.

㉤ 태양열에 의한 화상 - 대부분 1도 화상이지만 심하면 2도 화상도 입을 수 있다. 화상 부위를 차갑게 한다.

(2) 동상

① 정의

추위에 신체의 일부가 노출되어 어는 경우를 동상이라 한다.

② 종류 및 응급처치

㉠ 부분동상

피부가 손상의 우려가 있으므로 체온보다 따뜻하지 않은 물에 담가 그 부위가 따뜻하게 느껴지거나 붉게 보일 때까지 둔다. 물집이 생기면 터뜨리지 말고 마른 무균드레싱을 대고 붕대로 느슨하게 감는다.

ⓐ 1도 동상 (홍반성 동상)

동상 부위에 붉은빛을 띠고 매우 따갑고 아프다. 가려움증도 심하나 대개 1주일 후면 치료된다.

ⓑ 2도 동상 (수포성 동상)

물집이 생긴다. 통증이 심하며 환부에 염증이 생길 수 있다.

ⓒ 3도 화상 (괴사성 동상)

피부괴사에서 근육, 뼈까지도 괴사 될 수 있다.

㉡ 전신 동상

운동이 곤란해지고 감각이 없어지며 참을 수 없을 정도의 졸음이 온다. 걸음이 산만해지고, 눈이 둔해지며 나중에는 실신하여 의식을 잃게 된다. 호흡이 없으면 구조 호흡을 실시하고, 따뜻한 물에 몸을 담그거나 따뜻한 것으로 몸을 덮는다. 의식이 있으면 따뜻한 음료를 마시게 한다.

㉢ 응급처치

환자를 따듯한 곳으로 옮겨 젖은 옷을 벗긴 후 보온 처치(38℃ - 40℃)를 해준다. 동상 부위를 문지르거나 터트리지 않는다.

(3) 저체온증

① 정의

저체온증은 신체가 따뜻하게 유지하지 못하여 차가워지는 것이다. 추운 곳에 오래 있거나 찬물에 오래 노출되어 체온이 내려가 모공이 수축되고, 몸의 기능 특히 뇌의 기능이 저하되어 졸기 시작하다 동사할 수도 있다.

② 증상

저체온증의 증세는 오한, 감각상실, 흐릿한 시력, 무관심, 의식상실 등이 있다.

③ 응급처치

저체온증의 환자는 생명이 위험한 질병에 대한 처치를 함께 해야 한다. 젖은 옷을 입고 있다면 벗기고, 몸을 말린 다음 마른 옷으로 갈아입힌다. 따뜻한 곳으로 옮겨서 점차적으로 따뜻하게 해준다. 심한 저체온증인 경우 의식을 잃거나 호흡 맥박이 느려지거나 멈출 수 있다. 필요하면 구조 호흡과 심폐소생술을 해야 한다.

7. 기절, 졸도

(1) 정의

급작스런 뇌혈류 감소로 인하여 일시적으로 의식을 잃고 자세를 유지하지 못해 쓰러지는 현상이다. 잠깐 동안 의식을 잃는 것이다.

(2) 원인

통증이나 공포에 대한 신경반응으로 올 수 있으며 혹은 감정적 혼란의 결과, 탈진, 굶었을 때도(저혈당) 일어날 수 있다. 오랫동안 움직임이 없어 다리에 많은 양의 피가 고이게 되어 다른 부분의 순환이 감소될 때도 흔히 발생할 수 있다.

(3) 증상

특징적인 증상은 매우 창백해 보이고 맥박이 느리고 약한 것이다.

(4) 응급처치

① 만일 환자가 불안정해 하면 앉히고, 두 무릎 사이에 머리를 앞으로 기울이게 하여

심호흡을 하도록 한다.

② 목이나, 가슴, 허리의 조이는 옷을 풀어준다.

③ 의식을 찾으면 환자를 안심시키고 점차 앉은 자세로 일으킨다.

④ 의식을 완전히 찾을 때까지는 입으로 아무 것도 주지 말고 회복 후 찬물을 조금씩 마시도록 한다.

IV

소독학 및 식품위생

제14장

소독학

Disinfection

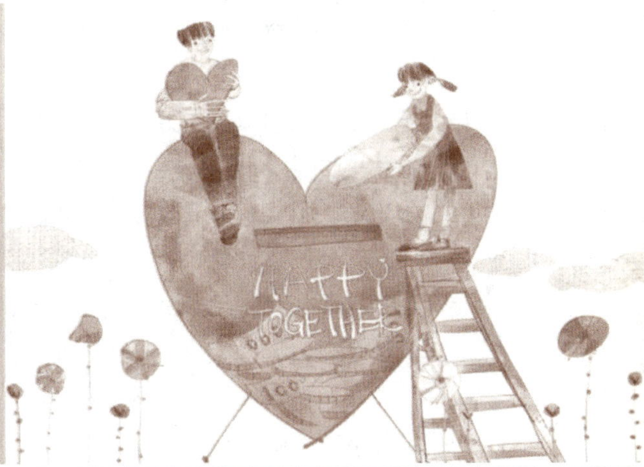

14-1. 소독

1. 소독의 정의

소독은 어떤 대상으로 하는 그 물체의 외부와 내부의 균을 물리적, 화학적인 살균작용을 통해 균을 억제, 제거, 감염력을 없애는 것이다. 소독은 살균의 정도에 따라 소독, 살균, 멸균, 방부 등으로 다음과 같이 분류할 수 있다.

① 소독 : 병원성 미생물의 생활력을 파괴하여 감염을 억제하는 것으로 인체에 감염을 일으키는 병원성 미생물을 죽이거나 사멸하는 것이다. 비교적 약한 살균력을 적용하여 감염의 위험성을 제거하는 것을 말한다.

② 살균 : 유해한 미생물에 물리 화학적인 방법으로 표면에 작용하는 것으로 단시간에 균을 죽이며 내열성 및 포자의 균은 제거되지 않는 약한 살균작용이다.

③ 멸균 : 모든 병원성 및 비병원성, 내열성 및 포자의 균을 가진 미생물 등 모든 균을 강한 살균력으로 사멸시키는 것이다.

④ 방부 : 미생물의 발육과 성장을 억제하여 식품의 부패 및 발효를 방지하는 것이다. 소독력의 작용 강도는 멸균 > 소독 > 방부 순이다.

2. 소독기전

소독은 미생물을 구성하고 있는 세포벽, 세포막, 세포 내 함유물 등의 작용을 저해하거나 파괴함으로써 달성할 수 있다. 즉 균체 단백의 응고 작용, 효소의 불활성화, 세포벽 및 세포막의 파괴 작용, 가수분해, 탈수 작용, 산화 작용 등의 기전을 통해 미생물을 소독할 수 있다.

① 균단백 응고작용 : 승홍, 포르말린, 석탄산, 알코올, 크레졸, 산・알칼리
② 산화작용 : 과산화수소, 과망간산칼륨, 오존, 염소, 표백분
③ 균체의 효소 불활성화작용 : 알코올, 석탄산, 중금속염, 역성비누
④ 탈수작용 : 식염, 설탕, 포르말린, 알코올
⑤ 중금속염의 작용 : 승홍, 질산은
⑥ 가수분해작용 : 생석회, 석회유, 강산, 강알칼리

3. 소독의 분류

감염병 예방을 효율적으로 수행하기 위해 소독은 그 목적에 따라 두 가지로 분류한다.

1) 목적에 따른 분류

① 즉시(지속적) 소독법 : 수시로 소독을 실시하는 방법이다.
② 종말 소독법 : 환자가 완치 후 퇴원하거나 사망 후 전염원을 완전히 제거하기 위해 실시하는 소독이다.

2) 방법에 따른 분류

(1) 물리적 방법

① 건열에 의한 방법 : 화염 및 소각법, 건열멸균법,
② 습열에 의한 방법 : 자비소독법, 유통증기멸균법, 간헐멸균법, 고압증기멸균법, 저온소독법(저온살균법, 고온살균법, 초고온살균법)
③ 냉각 처리법
④ 기계에 의한 방법 : 자외선 조사법, 세균여과법, 초음파살균법

(2) 화학적 방법

① 석탄산(phenol)
② 크레졸(cresol)
③ 승홍(제2염화수은, mercury dichloride, $HgCl_2$)
④ 알코올(alchol)류

⑤ 포름알데히드(formaldehyde, HCHO)
⑥ 포르말린(formalin)
⑦ 과산화수소(hydrogen peroxide, H_2O_2)
⑧ 과망간산칼륨($KMnO_4$)
⑨ 생석회(산화칼슘, calcium oxide, CaO)
⑩ 역성비누(invert soap)
⑪ 염소제(Chlorine, Cl_2)
⑫ 요오드(iodine, I)
⑬ 불소(F)
⑭ 머큐로크롬(mercurochrome)
⑮ 오존(Ozone, O_3)
⑯ EO(Ethylene Oxide) 가스멸균법

4. 소독 인자

1) 소독약의 구비 조건

① 경제적이고 사용 방법이 간단해야 한다.
② 용해성이 높고 안정성이 높아야 한다.
③ 소독 대상의 물품을 손상시키지 않아야 한다.
④ 물품의 부식성, 표백성이 없어야 한다.
⑤ 소독력이 높아야 한다.

2) 이상적인 소독제로서 갖추어야 할 조건

① 소독 대상물에 소독력이 강하게 작용해야 한다.
② 불쾌한 냄새가 나지 않아야 한다.
③ 인축에 대한 독성이 적거나 없어야 한다.
④ 경제적이어야 한다.
⑤ 유기물의 성질과 양에 관계없이 소독작용이 강해야 한다.
⑥ 소독 대상물에 침투력이 강해야 한다.
⑦ 사용 방법이 간편해야 한다.
⑧ 소독 대상물에 손상을 주지 않아야 한다.
⑨ 짧은 기간에 소독이 가능해야 한다.
⑩ 어느 장소에서나 가능해야 한다.

⑪ 용해성이 높아야 한다.
⑫ 표백성과 부식성이 없어야 한다.

14-2. 소독 방법

1. 살균력 평가

소독약의 살균력 평가법은 다음과 같다.

① 석탄산계수 : 소독약이 페놀의 몇 배의 효력을 갖는가를 표준 균을 사용하여 일정 조건하에서 측정한 수치
② 최소 발육 저지 농도 : 특정 미생물을 특정 항생제로 성장을 억제하는 데 필요한 최소 농도이다.
③ 살균농도지수 : 특정 미생물을 사멸시킬 수 있는 약의 농도이다.
④ 최소 살균 농도 : 특정 미생물을 특정 항생제로 살균하는 데 필요한 최소 농도이다.

2. 소독 방법

1) 물리적 방법

(1) 건열에 의한 방법

① 화염 및 소각법
- 값이 싸고 재사용을 하지 않는 물건에 적합하다.
- 붕대, 의복, 컵, 구토물, 사체, 분비물, 객담, 관, 가옥 등에도 이용한다.

② 건열멸균법
- 유리그릇, 사기그릇 및 금속제품 등의 소독에 사용한다.
- 120℃ 이상 보통 150~160℃에서 30분 정도 가열하면 아포까지도 사멸시킬 수 있다.
- 건열멸균기 속에 넣고 160~170℃에서 1~2시간 가열하는 방법이다.

(2) 습열에 의한 방법

① 자비소독법

- 소독 대상물을 약 100℃ 물속에 넣어 15~20분간 끓이는 방법이다. 소독 효과를 높이기 위해 5% 석탄산, 2~3% 크레졸, 1~2% 중조(탄산수소나트륨) 등을 넣어준다.
- 분비물, 구토물, 의복, 유리그릇, 사기그릇, 금속기구 등의 소독에 이용한다.
- 의료기구의 소독에는 1% 탄산소다를 가하면 기구에 녹이 슬지 않는다.

② 유통증기멸균법

표면 소독에 좋으며 100℃의 유통증기로 30~40분 동안 간헐적으로 가열하면 아포까지도 사멸시킬 수 있다.

③ 간헐멸균법

- 100℃의 유통증기를 15~30분간씩 24시간 간격으로 3회 가열한다.
- 가열 시간과 가열 시간 사이의 쉬는 시간에는 실내온도를 20℃ 정도로 유지한다.
- 코흐멸균기를 사용한다.

④ 고압증기멸균법

- 고압솥을 이용하여 소독을 실시하는 방법이다(표 14-1 참조).
- 아포를 포함하여 모든 균을 사멸시킬 수 있다. 기구, 의류, 고무 제품, 배지, 시약 등의 멸균에 이용된다.
- 10파운드는 온도 115.5℃에서 30분간
  15파운드는 온도 121.5℃에서 20분간
  20파운드는 온도 126.5℃에서 15분간

⑤ 저온소독법

- 아포를 형성하지 않는 세균을 사멸하고, 영양분의 파괴를 방지하는 방법이다.
- 술 종류의 부패를 방지한다.
- 우유의 저온 살균은 비타민 파괴가 적고, 우유로부터 감염을 일으킬 수 있는 결핵균, 살모넬라균 등의 감염 방지를 목적으로 한다.
- 일반적으로 아이스크림 원료는 80℃에서 30분, 건조과일 72℃에서 30분 처리한다.
- 저온소독법은 우유 살균에도 이용하는데, 방법은 다음과 같다
  - ㉠ 저온살균법 : 61~65℃에서 30분간 가열 처리한다.
  - ㉡ 고온살균법 : 71.1℃에서 15초 동안 가열 처리한다.
  - ㉢ 초고온살균법 : 130~150℃, 평균 140℃에서 1초 미만, 원칙적으로 140℃에서 0.75초 동안 가열 처리한다.

【표 14-1】 압력과 온도와의 관계

기압	시간(분)	Lbs(inch^2)	온도(℃)
1		1	100
		5	108.8
1.5		7	111.7
	30	10	115.5
2		14	120.2
	20	15	121.5
3	15	20	126.5
		26	131.5

(3) 냉각 처리법

방부를 목적으로 이용한다. 균은 사멸되지 않으며 발육이 정지된다.

(4) 기계에 의한 방법

① 자외선 조사법

- 자외선 등에 포함되어 있는 2,400~2,800Å의 파장이 주로 사용된다.
- 공기, 식품, 기구 소독에 사용한다.
- 사람의 피부에 작용하면 피부염, 색소염을 일으킨다.
- 강한 살균작용과 비타민 D 합성에 관여한다.
- 증기 소독이나 자비 소독으로 불가능한 경우에 이용된다.

② 세균여과법

- 열이나 화학물질을 사용할 수 없을 때 사용한다.
- 액체 식품 등을 세균여과기로 걸러서 소독한다.
- 바이러스는 제거되지 않는다.
- 특수한 약품이나 혈청 같은 가열할 수 없는 것의 세균을 제거하는 방법이다.
- 불필요한 미생물을 제거하는 효과는 있지만 미생물을 파괴하지는 못한다.

③ 초음파살균법

초음파는 9,000사이클 이상이면 살균력을 갖는다.

2) 화학적 방법

(1) 석탄산(phenol)

석탄산은 카본산(carbolic acid) 또는 페놀(phenol)이라고도 하며, 특유의 냄새와 독성이 있는 무색 또는 흰색의 결정성 덩어리로 물에 잘 녹으며, 소독제의 평가 기준으로 사용되고 있다. 살균기전은 단백질의 응고작용, 세포 응고, 효소계 침투작용이다. 손 소독에는 1~2% 수용액을 사용하며, 기구, 용기, 고무제품, 실내 내부, 가구, 변기, 배설물, 의류 및 오물 등의 소독에 3%~5%의 수용액을 사용한다. 또한, 소독약의 온도가 상승하면 살균력도 비례하여 증가된다.

① 경제적이며, 거의 모든 균에 효과가 높고, 용도 범위가 넓다.
② 안정성이 높고, 오래 두어도 화학적 변화가 적다.
③ 살균력이 안전하며 유기물의 존재해도 소독력이 약화되지 않는다.
④ 취기와 독성으로 피부점막에 자극성이 있고, 금속의 부식성이 있다.

- 석탄산계수

석탄산(페놀)을 표준 물질로 하여 방부제나 살균제의 방부 및 살균력을 상대적으로 나타내는 수치이다. 3%의 석탄산이 일정한 온도하에서 장티푸스균에 대한 살균력과 비교하여 각종 소독제의 효능을 표시한 것이다.

$$\text{석탄산계수} = \frac{\text{소독액의 희석 배수}}{\text{석탄산의 희석 배수}} \text{(소독력의 살균력 지표)}$$

(2) 크레졸(cresol)

약산성의 액체로 무색이나 노란색 혹은 황갈색의 투명한 액체로 페놀과 같은 냄새가 나고 살균력은 페놀보다 약간 강하나 독성은 더 약하다. 살균 소독제나 방부제로 쓰인다. 비누액에 용해시켜 크레졸 수용액으로 손이나 피부에는 1~2% 수용액을 사용하고, 의류, 침구, 브러시, 실내 내부, 화장실 등에는 3%의 수용액으로 사용한다.

① 석탄산의 약 2배의 소독력이 있으며 독성이 약하다.
② 사용용도 범위가 넓고, 경제적이다.
③ 결핵균 소독에 효력이 있으며, 거의 모든 균에 효과가 있다.
④ 미용실 바닥 청소, 배설물 소독에 사용한다.
⑤ 냄새가 강하고 진한 용액이 피부에 닿으면 피부가 짓무른다.
⑥ 바이러스에 대한 소독력이 약하다.

(3) 승홍(제2 염화수은, mercury dichloride, $HgCl_2$)

승홍은 수은에 염소를 접촉시켜 만드는 무색의 바늘 모양 결정으로 색상과 냄새가 없으며 물에 녹는 성질이 있다. 맹독성이며 분석 시약 또는 소독제와 촉매로 사용되며 살균기전은 단백질 응고작용을 한다. 피부 소독에는 0.1%의 수용액이 사용된다.

① 여러 가지 균에 살균력이 강하다.
② 소량으로 소독이 가능하고 비교적 가격이 저렴하다.
③ 유리제품, 의류, 도자기 소독에 적합하다.
④ 단백질 존재 시 소독 효력이 저하된다.
⑤ 무색무취이고, 맹독성이고, 금속의 부식성이 있다.

(4) 알코올(alchol)류

무색투명하고 옅은 푸른색을 띤 화염을 발생시키며 물과 이산화탄소가 만들어진다. 휘발성이 있는 액체로서 물에 쉽게 녹으며 특이한 맛과 냄새가 있다. 알코올의 작용기전은 단백질을 응고시켜 세균의 세포활성을 방해하는 것으로 세포 활동을 정지시켜 소독작용을 한다. 50% 이하의 농도에서는 소독력이 약하고 70%의 농도가 소독의 효과가 가장 높다.

① 사용법이 간단하고 쉽게 구매할 수 있다.
② 무아포 균의 세균에 효과가 있으나, 아포가 있는 균에는 효과가 약하다.
③ 독성이 약하며, 손이나 피부 소독 및 기구 소독에 사용하기 편리하다.
④ 휘발성이어서 인화하기 쉽고, 비교적 값이 비싸다.

(5) 포름알데히드(formaldehyde, HCHO)

포름알데히드(폼알데히드, formaldehyde)는 강한 자극성 냄새를 가진 무색투명한 기체로 인체에 대한 독성이 매우 강하다. 자극성이 강한 냄새를 띤 기체상의 유기화합물의 일종인 알데히드로 메탄알(methanal)이라고도 한다. 0.1ppm 이하에서도 눈, 코, 목에 자극이 오고 두통, 심장 박동이 빨라지는 등의 증상이 나타난다. 화학적으로 반응이 강하고 수용성이 강하며 다른 물질과 쉽게 결합하는 특성이 있어 산업적으로 많이 이용되고 있다. 각종 합성수지 제조, 도금환원제, 접착제, 보존재, 첨가제 등으로 사용된다. 탄소가 포함된 물질이 불완전 연소할 때에 쉽게 만들어지는데, 산불이나 담배 연기 또는 자동차 매연에서 발견되며, 새집증후군과 아토피성 피부염의 원인 물질 중 하나이기도 하다. 또한 세균, 진균, 바이러스, 곰팡이에 대한 살균력이 뛰어나며, 방부제, 보존재로 사용되고 있다. 메틸알코올(메탄올)을 산화시켜 만든 가스 상태의 소독약이다. 자극성이 강한 냄새가 난다. 물에 잘 용해된다. 낮은 온도에서도 살균 작용이 강하며, 메틸알코올을 사용한 발생기로 밀폐된 실내나 상자 속에서 발생시켜 물건의 소독에 사용된다.

① 가스나 용액 상태로 1~1.5% 수용액이 사용된다.
② 실내 소독이나 밀폐된 공간, 서적, 종이 제품 소독에 적합하다.
③ 독성이 강하고 물체의 외부와 내부 소독 시에는 진공 상태를 유지하여야 한다.
④ 세균, 아포, 바이러스 등 많은 미생물에 소독에 유효하다.
⑤ 온도가 높을수록 효과가 상승하고, 30° 온도 이상이 유효하다.

(6) 포르말린(formalin)

메틸알코올을 산화하여 만든 포름알데히드를 35~38%의 농도로 물에 녹인 수용액으로, 장기보존하면 혼탁해진다. 높은 희석 농도에서도 단백질에 작용하고, 아포에 대해서도 강한 살균 효과가 있다. 포르말린은 일반 소독용으로 1~1.5% 수용액을 사용한다. 기체 상태의 포름알데히드에 다량의 포르말린을 흡입할 경우 중추신경계의 장애, 쇼크, 혼수상태에 빠지며, 다량 복용 시 심장 쇠약과 사망에 이를 수 있다.

① 의류, 금속기구, 도자기, 목제품, 손과 발, 고무장갑 등의 소독에 적합하다.
② 소독살균용으로 세균, 바이러스, 곰팡이 등의 생장을 저해한다.
③ 소독제, 살균제, 방부제, 방충제, 살충제로 사용한다.
④ 독성이 매우 강하고, 무색의 자극적 냄새가 나는 유해 화학물이다.

(7) 과산화수소(hydrogen peroxide, H_2O_2)

산화제로 무색의 무거운 기체로 임의의 비율로 혼합할 수 있으며, 시판품은 안정제로써 인산, 요산 등이 첨가되어 있다. 보통 산화제 3% 수용액은 옥시풀 등의 상품명의 소독제로 알려져 있으며, 약한 소독력으로 최근에는 사용하지 않고 있다.

① 2.5%~3.5%의 수용액으로 사용한다.
② 조직에 접촉하면 즉시 발생기 산소를 유리시킨다.
③ 무아포균에 유효하며 자극성이 적어서 구내염, 인두염, 창상용 세척제로 이용된다.

(8) 과망간산칼륨($KMnO_4$)

산화제로 바이러스, 미생물 효소 계를 불활성화 시켜 살균작용을 한다. 1% 용액은 결핵균으로 오염된 초자 기구에 살균이 가능하다. 0.5%로 하여 점막의 소독에 사용한다.

(9) 생석회(산화칼슘, calcium oxide, CaO)

산화칼슘라고도 하며, 백색의 분말이며 물과 만나면 다량의 열을 발생해 수산화칼슘이 된다. 분뇨, 토사물, 분뇨통, 쓰레기통, 하수도 등의 물이나 습기가 많은 곳에는 가루를 뿌려 소독하는 것이 좋다.

① 가격이 저렴하며, 넓은 장소 소독에 적합하다.
② 독성이 적고, 소독력이 약하고 결핵균, 아포균 등에는 거의 효력이 없다.
③ 석회수를 오래 보관하면 효력이 없어진다.

보관 시에는 밀봉하여야 한다.

(10) 역성비누(invert soap)

계면활성제로 세정력이 없고 살균이 목적인 양이온 계면활성제인 역성비누 또는 양성비누라고 한다. 양이온성 계면활성제로서, 물에 용해하였을 때 그 친유기 부분이 양이온으로 해리하는 물질을 말한다. 살균력이 강하고 맛이나 냄새, 자극성 및 독성이 없기 때문에 식품 소독 및 피부 소독에 이용한다. 대부분의 무아포균 및 세균, 진균, 유효하지만 바이러스, 녹농균, 결핵균, 아포균에는 효력이 없다. 살균 소독제로서 손가락, 점막 등에는 0.1~0.05%, 기구, 식기 소독에는 0.02~0.1%, 방부제로서는 0.01~0.001%의 농도로 사용되고 있으며, 보통 0.01~0.1% 용액으로 사용한다.

① 자극성, 독성이 없으며, 식품 및 피부소독에 좋다.
② 조리 기구나 손 소독에 이상적이고, 소독력이 약하고, 세정력이 없다.
③ 음료수 소독에는 사용할 수 없다.

(11) 염소제(Chlorine, Cl_2)

할로겐 화합물로 반응성이 가장 큰 물질이다. 염소 소독으로 상수도, 수영장, 식기류 등의 소독에 이용한다. 할로겐 원소로 살균력이 강한 순서로 염소(Cl) 〉 브롬(Br) 〉 요오드(I) 〉 불소(F)이다. 불소와 브롬은 강한 독성, 자극성, 부식성 때문 살균제로는 사용하지 않고 있다. 염소는 살균력이 강하나 자극성과 부식성이 강하여 상수도 , 하수도 등 대규모 소독으로 사용되고 있다.

① 발생기 산소의 산화 작용으로 단백질을 변성시켜 살균작용을 한다.
② 경제적이며, 독성이 적고, 세균과 바이러스에도 작용한다.
③ 염소 자체의 자극적인 냄새가 있고, 분해되기 쉬우며 냉암소에 보관하여야 한다.

(12) 요오드(iodine, I)

요오드와 계면활성제와의 합제가 많이 사용되고 있으며, 염소제와 같은 살균력이 있다. 수지, 기구 등의 소독에는 약 100배 용액(100~200ppm)으로 사용한다.

① 짙은 농도에서도 피부점막에 대한 부작용이 적고 약하다.
② 냄새가 약하고, 보통 실내에서 분해되지 않는다.
③ 색상으로 농도를 짐작 할 수 있다.
③ 요오드에 과민성이 있는 사람은 피부가 거칠어진다.
④ 일광에 의해 분해되며, 금속을 부식시킨다.

(13) 불소(F)

음용수에 충치 예방를 위해서 사용한다. 그러나 음용수가 1.0ppm 이상이 되면 반상치가 되므로 주의해야 한다.

① 충치 예방을 위해서 사용한다.
② 음용수가 1.0ppm 이상이 되면 반상치가 되므로 주의해야 한다.

(14) 머큐로크롬(mercurochrome)

국소적 항감염제(소독약)로 수은에 에오딘 색소의 분말을 녹인 선홍색으로 일명 '빨간약'이라고 하며 자극성이 없으나 살균력이 약하다. 2% 수용액으로 피부점막 소독에 사용하였으며 살균 작용이 강하지 않고, 부작용으로 국소에 발진이나 가려움증을 일으키는 등의 이유로 현재는 거의 사용하지 않는다.

(15) 오존(ozone, O_3)

상온 대기압에서 푸른빛의 기체로 영하 112℃ 이하에서는 검푸른 액체이며, 영하 193℃ 이하로 내려가면 고체가 된다. 오존은 불안정하여 온도가 올라갈수록, 압력이 낮아질수록 강한 작용을 한다. 오존은 강한 산화력으로 하수의 살균, 악취 제거 등에 유용하게 사용되며, 지구 대기 중에 오존층을 형성하여 지구의 보호막의 가장 좋은 역할을 하지만, 지표면에 생성되는 오존은 인간의 건강에 해로운 대기 오염 물질이 된다. 오존은 메탄, 일산화질소, 이산화질소 등에 자외선이 쬐이면 형성된다. 오존의 분해에 의한 발생기 산소에 의해서 살균된다. 공기를 소독하려면 고농도가 유지되어야 하는데, 고농도는 인체에 유해하므로 유의해야 한다. 오존은 지구의 천막, 살균, 탈취 등의 효과가 있으나, 피부암(DNA 돌연변이), 눈의 자극, 폐 기능 저하, 식물 성장 장애 등을 일으킨다.

① 특유한 냄새가 나며, 푸른빛의 기체로 분해에 의한 발생기 산소로 살균된다.
② 공기를 소독하려면 고농도가 유지되어야 하는데, 고농도는 인체에 유해하므로 유의해야 한다. 피부암, 눈의 자극, 폐 기능 저하, 식물 성장 장애 등을 일으킨다.
③ 상수도의 소독에도 사용한다.

(16) EO(ethylene oxide)가스 멸균법

EO가스는 박테리아의 세포벽을 침투하여 세포의 번식을 억제하거나 화학적으로 방해하여 파괴시킨다. 섬세하고 세밀한 기구, 각종 플라스틱 및 고무 등 열에 약하고 습기에 민감한 제품의 소독법으로 사용되고 있다.

① 열에 약하고 습기에 예민한 기구 소독에 사용한다.
② 멸균 후 장기간 보존이 가능하다.
③ 비용이 많이 들고 조작이 어려운 단점이 있다
④ 소독 시 폭발의 위험성 감소를 위해 이산화탄소나 프레온가스를 혼합하여 사용한다.

3. 소독 시 주의사항

1) 소독 시 주의사항

① 소독물의 성질을 파악하여 소독 방법을 결정한다.
② 소독 목적과 병원성 미생물의 종류 등을 고려한다.
③ 소독약은 사용할 때 만들어 사용하는 것이 가장 효과적이다.
④ 소독약은 밀폐 후 냉암소에 보관한다.

14-3. 미생물

1. 미생물의 정의

미생물은 육안으로는 관찰이 불가능하며, 현미경을 이용하여 볼 수 있는 0.1mm 이하의 크기를 가진 단세포 생물이다. 세균, 리케치아, 클라미디아, 바이러스, 진균, 원충 등이 이에 속한다.

2. 미생물의 역사

고대에는 신이 내린 벌이라 하여 신의 노여움을 풀기 위해 희생 제물을 바치는 등 신벌설이 있었으며, 지진 · 홍수 · 화산 폭발 · 혜성의 출현 등과 같은 천재지변이 일어날 때 발생하는 오염된 공기, 즉 독기(miasma)에 의해 감염된다고 하는 히포크라테스의 미아즈마설이 있었다. 또한, 프라카스토리우스는 매독의 전파 경로를 추적하여 감염병은 직접 접촉하거나 중간 매개물 감염자로부터 전파되고 감염을 일으킨다는 접촉전염설을 주장하였다. 또한, 루벤후크는 현미경 시대를 개척하였으며 해부학, 생리학, 의학, 화학 등의 분야에서 새로운 학설을 내놓았다. 파스퇴르와 코흐는 미생물과 질병을 연관시켜 연구하여 세균학의 발전을 가져왔다.

3. 미생물의 분류 및 특성

지구상 모든 곳에 미생물이 존재하며 미생물의 자정 능력은 자연환경에서 수질과 토양, 환경 개선, 생태 환경에 중요한 역할을 하고 있다. 지구상에 존재하는 많은 생물들은 소화, 생식, 가스 교환, 햇빛, 물 등을 이용하며, 식물은 광합성을 통해서 영양분을 생산한다. 많은 미생물은 인간들에게 매우 유용한 미생물도 있지만 병을 일으키는 병원성 미생물도 있으며, 원핵생물, 진핵생물, 극미생물로 나누어 볼 수 있다.

1) 원핵생물(prokaryote)

원핵생물은 막으로 이루어진 원핵세포라고 한다. 단세포형으로 세포 구조가 아주 간단하고 세포 소기관과 핵막이 존재하지 않기 때문에 핵이 뚜렷하게 나타나지 않는다. 원핵생물의 번식은 이분법과 같은 무성생식으로 이루어지며 원핵생물의 가장 대표적인 예는 세균이다. 세균의 구조는 협막, 세포막, 세포벽, 플라스미드, 섬모, 편모, 리보솜 등이 있다.

(1) 세균(bacteria)

박테리아는 생물의 주요 분류군이다. 세포 소기관을 가지지 않은 대부분의 원핵생물이 여기에 속한다. 세균은 핵이 없는 단세포 원핵생물로 증식 과정에서 독소를 생산하며, 이 독소는 생물체의 조직, 세포 등을 손상시켜 질병을 발생시킨다. 또한, 세균은 그 모양에 따라서 구균, 간균, 나선균 등이 있다.

- 구균 : 둥근 모양으로 생긴 균이며, 쌍구균, 포도상구균, 연쇄상구균, 수막염균, 임균, 폐렴구균 등이 있다.
- 간균 : 막대 모양이나 타원형으로 생긴 세균으로 이질균, 백일해균, 장티푸스균, 결핵균, 페스트균, 탄저균, 파상풍균 등이 있다.
- 나선균 : 긴 나선형을 이루고, 세포벽이 얇고 탄력성이 있는 나선상의 간균으로 파상 운동에 의해 균체가 이동한다. 인체에 병원성을 나타내는 주요 세균으로는 장염비브리오, 재귀열속, 콜레라, 매독 균등이 있다.

(2) 마이코플라즈마(mycoplasma)

세포벽이 없으며, 다양한 모양을 지닌 원핵 미생물이다. 균의 형태가 매우 다양하고 사람의 점막 조직 특히 생식기, 요도, 호흡기, 구강 감염을 일으킨다.

2) 진핵생물(eukaryote)

진핵생물은 진핵세포로 이루어진 동물, 식물, 균류, 원생동물로 고등 식물이나 동물의 구성 세포와 같이 고도로 진화된 구조를 가진 세포를 진핵세포라 한다. 이러한 세포를 가진 미생물을 진핵생물이라 하며 진균, 점균, 원생동물 및 조류 등이 있다. 진핵세포는 세포막과 유전물질을 구분 지을 수 있어, DNA의 관찰이 뚜렷하다. 다양한 세포소기관을 가지고 있는 진핵세포는 미토콘드리아, 엽록체, 골지체, 소포체 등이 존재하며, 이들은 세포 환경을 조절하고 생존에 필수적 물질을 생성 및 보관, 노폐물의 제거 등 역할을 수행하고 있다.

(1) 진균(true fungi)

곰팡이, 효모, 버섯 등의 균종은 핵막이 있는 진핵생물에 속하며 미토콘드리아, 소포체 등의 세포소기관이 발달하고, 키틴, 글루칸 등으로 구성된 세포벽이 있다. 대부분은 세포성인 균사를 형성하여 신장, 발육하고 유성생식 및 무성생식을 하고 번식체로서 포자형성을 하지만, 일부 균종(효모)은 단세포성 증식을 한다. 주로 부생균으로서 자연계의 유기분해에 관여하지만, 일부는 동식물에 기생 또는 공생한다.

(2) 원생동물(protozoa)

단세포 생물을 통칭하여 말하며, 운동 방식에 따라 분류되는데, 운동 형식으로는 위족, 섬모, 편모 등이 있다. 말라리아 원충, 아메바성 이질균 등이 있다.

(3) 조류(algae)

원생생물계에 속하는 진핵생물군으로서 대부분 광합성 색소를 가지고 독립 영양 생활을 한다. 외형적 · 기능적으로는 뿌리 · 줄기 · 잎 등이 구별되지 않으며, 포자에 의해 번식한다.

(4)점균류(myxomycetes)

진핵세포로 원생동물과 진균류의 중간에 위치하는 것으로 변형균류라고도 한다. 일반적으로 음습한 곳에 있는 썩은 나무, 마른 나뭇가지, 낙엽 등에서 발생하며, 식물의 줄기, 잎 또는 이끼류의 엽상체 등에도 발생한다.

3) 극미생물

극미생물은 클라미디아, 리케치아, 콕시엘라, 바이러스 미생물은 세포성 미생물과 비세포성 미생물로 나누어진다. 비세포성 미생물로는 바이러스가 있다.

(1) 바이러스(virus)

- 바이러스는 크기가 세균보다 작아 세균여과기의 구멍을 통과하므로 세균 여과기로는 바이러스를 제거하기가 어렵다.
- 바이러스의 가장 큰 특징은 독립적인 대사 기능이 없기 때문에 살아 있는 세포 내에서만 증식이 가능한 것이며, 자가 증식을 하는 특성이 있다.
- 크기가 가장 큰 바이러스는 수두 바이러스이고, 가장 작은 바이러스는 소아마비 바이러스이다.
- 일반적으로 바이러스는 간염 바이러스를 제외하고는 60℃에서 30분 이상 가열하게 되면 불활성화 된다.
- 포르말린, 페놀 등과 같은 세균용 소독제로도 일반적으로 바이러스를 불활성화 시킬 수 있다.

(2) 리케치아(rickettsia)

- 살아 있는 세포 내에서만 증식이 가능하다.
- 리케치아를 보유하는 동물은 절지동물과 포유동물류가 있다.
- 주요 질환으로는 발진티푸스, 발진열, 양충병 등이 있다.

(3) 클라미디아(chlamydia)

- 리케치아와 동일하게 세균과 유사한 특성을 갖지만 대사계를 갖지 않으며, 이분분열로 증식한다.
- 클라미디아 트라코마는 사람의 눈이나 생식기 점막에 국소 감염을 일으키며, 다른 사람에게 전파된다.

4. 미생물의 증식

미생물은 적당한 환경과 충분한 영향을 주면 분열에 의해 증식한다. 미생물이 증식하는데 필요한 영양원으로 탄소원, 질소원, 무기물 및 발육인자 등이 있으며, 환경인자로는 온도, 산소 농도, 물의 활성, 빛의 세기, 삼투압, ph 등이 있다. 이러한 인자들은 미생물의 증식을 결정짓는 요인들로 인위적인 조절을 통해 미생물의 증식을 촉진 및 억제할 수 있다.

1) 영양원

- 최상의 조건에서 미생물을 발육시키기 위해서는 에너지원을 필요로 하는 영양원으로 탄소원, 질소원, 무기염류, 발육인자 등이 있다.
- 대부분의 병원성 세균은 화학 영양성과 기생 영양성이 있다. 화학 영양성은 화학반응 에너지를 이용하는 세균이며, 기생 영양성 세균은 자체 에너지 생산 능력이 없어 숙주세포의 에너지를 이용하는 세균이다.

2) 수분

- 세균의 80~90%를 구성하고 있는 것은 수분이다.
- 대부분의 미생물은 상대습도가 낮은 건조 상태에서는 생장할 수 없다. 건조에 민감한 세균으로는 임질균과 수막염균이 있으며, 반대로 건조에 내성을 가지는 세균으로는 호흡기계의 결핵균이 대표적이다.

3) 온도

- 대부분의 미생물이 생장할 수 있는 최적 온도는 28~38℃이다.
- 온도에 따라 저온(16~20℃)에서 가장 발육이 잘되는 저온성균, 중온(30~40℃)에서 가장 발육이 잘되는 중온성균, 고온(50~65℃) 가장 발육이 잘되는 고온성균이 있다. 대부분 인체 질병의 원인이 되는 세균은 인간의 체온과 유사한 중온성균이다.

4) pH(수소이온농도)

- 일반적으로 세균은 pH 6~8 사이에서 최적의 발육을 보인다.
- 대부분 병원성 세균들은 pH 5 이하의 산성과 pH 8.5 이상의 알칼리에서 파괴되며 중성에서 잘 번식한다.

5) 산소

세균의 성장에 작용하는 산소 요구성에 따라 호기성, 혐기성, 통성혐기성으로 구분된다.

- 호기성균은 산소가 있을 때에만 생장할 수 있는 균이며 결핵균, 백일해, 디프테리아균 등이 있다.
- 혐기성균은 산소가 없이도 생장할 수 있는 균으로 보툴리누스균, 파상풍균 등이 있다.
- 통성혐기성균은 산소의 존재 유무에 관계없이 증식하는 균으로 살모넬라, 포도상구균 등이 있다.

14-4. 미용업 분야의 위생 · 소독

이 · 미용 분야는 불특정 다수의 사람들을 직접 상대하여 이루어지는 직종이므로 공중에게 위생적으로 미치는 영향이 매우 크다고 할 수 있다. 이 · 미용업 분야에 종사하는 사람들은 무엇보다 공중보건에 대한 바른 지식을 가지고 공중위생관리법과 공중위생관리법 시행령, 공중위생관리법 시행규칙을 통한 여러 가지 준수 사항과 소독 기준을 반드시 지켜야 한다.

1. 미용인의 위생 실무

1) 미용인의 위생

① 용모 단정해야 하며, 청결한 유니폼을 착용한다.
② 위생과 안전 규정을 준수한다.
③ 필요 시 마스크와 장갑을 착용한다.
④ 전염성 질환이 있을 시 업무를 행하지 않아야 한다.
⑤ 장비와 기구들은 사용 전에 소독된 것이지 확인하고 사용한다.
⑥ 사용 후 소독한 기구와 소독하지 아니한 기구를 분리한다.
⑦ 사용한 기구들은 깨끗하게 씻은 후 소독하여 제자리에 둔다.

2. 미용 실무에서 위생관리

1) 미용 실무 위생관리

① 카운터 및 입구

- 입구를 항상 청결히 하며 출입에 지장을 주는 물건을 치운다.
- 제품의 진열장 및 옷 보관함을 청결히 한다.
- 카운터 내에는 필요한 물건만 정리・정돈하여 둔다.

② 실내 환경

- 많은 사람들이 호흡으로 인한 이산화탄소와 소독약, 미용제품들의 냄새 등을 제하기 위한 환기 장치와 실내 공기 정화를 위한 시설을 갖추어야 한다.
- 냉난방 시설기기 등의 필터 교체와 청소를 깨끗이 하며 오염과 감염의 매개체가 되지 않도록 해야 한다.
- 실내의 조명을 조도에 맞춰 주어야 하며 바닥과 조명기구 등은 더러워지지 않도록 닦아 주어야 한다.
- 의자, 쇼파, 방석 등의 물품은 정기적으로 세탁, 소독한다.
- 쓰레기통은 뚜껑이 있는 것을 사용한다.

③ 휴게실과 대기실

- 휴게실과 대기실에 상쾌한 환경이 되도록 에어컨, 온풍기, 가습기와 제습기 등의 기구에 균이 서식하기 쉬우므로 정기적으로 필터 교체와 소독을 실시하여야 한다.
- 방석과 쿠션 등은 정기적으로 세탁하고 환기를 자주 실시한다.
- 서적이나 책자는 파손된 것, 오래된 것을 교환하고 정리 정돈을 한다.

④ 화장실과 세면대

- 악취가 나지 않도록 하며 바닥과 벽면을 함께 세제로 깨끗이 청소 후 바닥은 습기가 없게 건조시키고, 정기적으로 소독을 실시해야 한다.
- 환기에 유의하며 창문은 방충망을 설치해 벌레나 곤충의 침입을 방지하고, 필요에 따라 방향제를 사용하여 청결히 한다.
- 거울에 얼룩이나 물비누 등이 튀어 묻어있지 않게 액상비누를 사용하여 깨끗하게 한다.
- 배수구에는 오물이 끼지 않도록 하고, 물을 사용하는 곳은 청소 후 건조시키고, 뚜껑이 있는 쓰레기통을 비치한다.

※ 간편한 알코올 솜 소독 방법

소독이 된 스테인리스 용기나 유리병에 적당한 크기로 자른 솜을 넣고 70% 알코올을 부어 밀봉하여 알코올의 증발과 오염을 막아야 한다.

- 알코올 소독솜으로 소독할 도구를 한 방향으로 닦아주고 사용하지 않은 다른 면으로 닦아 주어야 한다.
- 사용한 솜 부분을 다시 닦으면 오염 물질이 여러 곳으로 확산시킬 우려가 있으므로 재차 사용은 하지 않아야 한다.

3. 미용업의 분야별 위생 소독

1) 미용실의 위생관리

(1) 미용 실무 위생 소독

① 실내 작업장

- 미용업의 작업장은 환기가 대단히 중요하다. 주로 실내 밀폐된 공간에서 사용하는 퍼머 약이나 염모제의 화학약품과 암모니아 등으로 인한 냄새와 많은 사람들의 호흡으로 인한 이산화탄소의 배출 등으로 인한 군집독에 유의하여야 한다. 필요에 따라 국소 환기, 전체 환기를 하여 신선한 공기가 유입이 되도록 자연환기, 닥트 혹은 인공 환기 장치를 설치하여야 한다.
- 조명이나 전구 부분의 이물질을 제거해야 하며 적당한 조명을 유지해야 한다.
- 화장대나 미용의자, 카운터나 작업장 시설물에 먼지나 머리카락, 등의 오염물이 없도록 수시로 청소 후 필요 부분을 알코올 솜으로 닦는다.
- 벽이나 바닥, 기기나 기구 등에 각종의 용액이나 염모제 등이 묻어 있지 않도록 주의하며 묻은 즉시 닦아야 얼룩이 생기지 않는다.
- 에어컨 및 제습기의 필터 부분을 정기적으로 청소하고 소독해야 한다.

② 샴푸실

- 샴푸 세면대와 배수구에 머리카락이 쌓여 있지 않게 항상 청결히 해야 한다.
- 물을 사용하는 곳은 청소 후 건조시키고, 배수구에는 오물이 끼지 않도록 한다.
- 제품의 보관 장소를 청결히 하고 일회용품은 사용 즉시 처리할 수 있도록 뚜껑이 있는 쓰레기통을 준비한다.

(2) 미용실 기구, 도구류 소독

① 가위

- 금속 제품을 소독할 때는 부식되거나 날이 상하지 않도록 유의한다.
- 자비 소독의 경우 날이 상할 우려가 있으므로 70% 알코올을 이용하여 소독한다. 소독하기 전 이물질은 중성세제로 세척 후 소독하여 사용한다.

② 레이저(Razor)

- 일회용 날을 사용해야 하며 반드시 재사용해서는 안 된다.
- 날을 갈아 끼워 사용하는 것은 때나 이물질이 끼어 소독 상태가 불완전하게 되는 경우가 많으므로 세척 후 소독한다.
- 자비소독의 경우 열에 의해 손잡이 등의 장식 변형에 주의하여야 한다.

③ 헤어 클리퍼(Hair Clipper)

- 고객마다 사용 후 바로 분해하여 소독하는 것은 곤란하므로, 분해하지 않고 70% 알코올을 적신 솜으로 닦아낸 후 깨끗한 알코올 솜으로 1회 더 닦는다.
- 사용 후에는 날을 분해하여 머리카락이 끼여 있는 것을 클리퍼 전용 브러시로 털어내고 소독하고 기름칠을 한 후 소독장에 보관한다.

④ 전기기구

- 드라이어, 가온기, 전기 아이론 등은 먼지나 머리카락 기타 오염물 등이 끼지 않도록 매일 청소한다.

⑤ 각종 플라스틱류, 나무 재질의 각종 용품

- 플라스틱, 고무제품은 열이나 약액에 변질, 또는 변형되기 쉬우며, 나무의 재질은 물에 의해 변형되기 쉽기 때문에 미온수에 중성세제로 신속히 세척 후 물기를 제거하고 자외선 소독기에서 소독한다.
- 퍼머로드, 세팅롤은 퍼머 약이나 염모제 등의 잔여물이 남아있지 않도록 미온수로 잘 세척 후 필요에 따라 역성비누로 다시 세척 후 물기를 제거한 후 제자리에 정리 정돈하여 둔다.
- 파마 · 염색용 고무장갑 및 각종 스펀지 등은 미온수에 중성세제로 세척하고 맑은 물로 헹군 다음 그늘에서 건조시킨다.
- 핀셋, 클립 등은 두피에 직접 닿은 것은 진균, 피부염을 일으킬 수 있으므로

70%의 알코올을 적신 솜으로 닦아 주고 사용하며, 경우에 따라서 70% 알코올 용액에 20분간 담가 소독한 후 사용한다.

⑥ 타월 및 가운류

- 타월 및 터번은 중성세제로 세탁 후 삶아서(자비소독) 사용하여야 하며, 눈병이나 피부병을 옮길 수 있으므로 반드시 삶아서 사용하여야 한다.
- 비닐 종류의 커트보, 염색보 등 세탁하기가 곤란한 것은 목에 직접 닿은 부위를 중성세제를 묻힌 브러시로 씻은 후 그늘에서 건조시킨다.
- 타월 및 가운류의 사용 전과 사용 후 구별되게 뚜껑 있는 보관함에 보관한다.

2) 피부미용 관리실의 위생관리

(1) 피부미용 관리실 실무 위생 소독

피부미용 관리실의 위생 소독은 미용실의 기구, 도구류, 타월, 가운류 소독과 같은 방법으로 소독을 실시한다.

① 카운터 및 입구

- 피부 관리실은 신발로 인한 외부 오염 물질이 전파되지 않도록 대기실의 입구에서 실내화로 갈아 신게 한다.
- 카운터는 고객과 첫 대면하는 장소로 쾌적하게 관리하여야 한다.
- 적절한 조명을 유지하고, 환기 장치에 주의해야 하며 정기적인 필터 교환과 소독을 한다.

② 탈의실 및 샤워실

- 탈의실 옷장은 고객의 옷을 청결히 보관되게 수시로 청소하여 청결을 유지한다.
- 한 번 사용한 가운은 재사용하지 않는다. 또한, 샤워실, 화장실 등은 매일 청소하며, 사용하지 않을 때에는 열어서 환기를 시킨다.
- 샤워장은 항상 청결을 유지하고 먼지나 머리카락 등으로 고객에게 불쾌감을 주지 않도록 한다.
- 습기로 바닥이 미끄러지지 않도록 항상 건조하게 하며, 바닥에 깔은 타월이나 패드는 매 고객마다 교환하며 삶아서 사용한다.
- 습기로 곰팡이 등이 생기지 않도록 청소 후 통풍이 잘 되도록 문을 열어둔다.
- 사용한 가운이나 타월은 별도의 뚜껑 있는 보관함에 모아둔다.

③ 시술 공간

- 적절한 조명이 유지되게 하며 정기적으로 조명기구를 청소하고 경우에 따라서 부분 조명을 사용하여 고객이 편안함을 취할 수 있도록 한다.
- 화장품 류의 향과 각종 화학물질 등과 냉난방기로 인하여 실내 환기가 잘 이루어지지 않을 때 두통이나 호흡기 질환 혹은 피로를 유발할 수 있다. 수시로 환기를 시킨다.
- 바닥은 미끄럽지 않고 벽은 먼지가 잘 끼지 않게 정기적으로 청소 및 소독을 하여야 한다.
- 세면대 주위를 청결히 하며 비누, 소독제 등을 갖추고 언제든지 사용할 수 있게 한다.

④ 준비실

- 세탁기, 건조대, 작업실 바닥에 물이 고이지 않아야 하고 청소하기 쉬워야 한다.
- 물품 보관은 이름을 명기하여 부착하고, 화학제품의 경우 통풍이 잘되는 냉암소에 정리 정돈하여 보관한다.
- 별도의 청소도구함을 비치하여 관리한다.

(2) 기구 및 도구류의 위생과 소독

- 피부관리에서 사용되는 기계와 도구는 직접 피부와 접촉되기 때문에 소독을 철저히 해야 한다.
- 기구나 도구류 등은 소독이나 살균 전에 적당량의 미온수에 세척하여 기구나 도구에 남아있는 오염을 제거하며 소독이나 살균의 효과를 증대시킨다.
- 소독된 기구류는 사용한 것과 사용하지 않은 것을 구분하여 보관하며, 일부 소독이 어려운 기계나 전기제품도 위생과 청결 상태를 유지하여 오염원을 제거한 후 알콜 솜으로 사용하기 전과 후에도 닦아서 사용한다.

① 종합 미안기기류 및 도구

- 튜브류, 유리제품 및 브러시

  미온수로 세제를 사용하여 세척하고 자비소독을 하거나 70%의 알코올 용액에 20분간 담근 후 자외선 소독기에 보관한다.
- 패드류의 비닐제품, 각종 플라스틱 보울, 고무 등

  중성세제로 세척 후 70%의 알코올로 닦아 준 후 자외선 소독기에 보관한다.

- 유리, 스테인리스

  중성세제로 세척 후 필요에 따라 자비소독 후 소독기에 보관한다.

- 붓 종류

  중성세제로 신속하게 세척 후 포개어지지 않도록 하여 자외선 소독기에 넣는다.

- 족집게 및 핀셋, 랜셋

  고름이나 혈액, 기타 이물질을 미온수에 중성세제로 세척하고 70% 알코올에 20분간 담가 소독 후 사용한다. 혈액을 통한 질병의 전파 위험이 매우 높으며 감염을 방지하기 위하여 사용 시마다 소독하여 새 것으로 사용한다. 시술자 및 고객이 바늘에 찔리지 않게 하여야 하며 혈액과 관련된 기타 전염성 질환으로부터 전파되지 않게 특별한 주의를 하여야 한다.

- 온장고, 자외선 소독기 등의 전기 제품

  기기의 안과 밖을 습기 있는 타올로 닦고 마른 수건으로 습기를 제거하고, 코드를 뺀 후 문을 열어 둔다. 사용하지 않을 경우 덮개를 사용하여 보관한다.

- 확대경, 적외선램프, 우드램프

  시술 전 후에 70% 알코올 솜으로 닦아주고 사용하고 사용 후에는 렌즈 부분에 먼지가 끼지 않도록 마른 수건으로 닦아주고 덮개를 씌어 청결하게 유지 관리하며 보관한다.

- 스티머

  기기의 바깥부분은 젖은 타월로 잘 닦고 수증기가 나오는 관은 분리하여 중성세제로 세척하고 관 입구는 70% 알코올 솜으로 닦아준다.

- 전동브러시(바이브레이터)

  미지근한 물에 중성세제를 풀어 부드러운 브러시로 세척하고 자외선 소독기 보관한다.

- 스킨스크러버

  헤드 부분을 중성세제로 세척하고 70% 알코올 액에 20분 동안 담근 후 꺼내어 자외선 소독기에 보관한다.

- 초음파기기

  기기의 바깥 부분은 젖은 타올로 닦아주고 전극봉과 헤드는 70% 알코올 솜으로 닦아준다.

- 흡입기(석션)

  기기는 젖은 타월로 오염물을 제거한 후 알코올 솜과 면봉으로 닦아주고 유리관은 미지근한 물에 중성세제로 세척 후 70% 알코올 액에 20분 정도 담근 후 자외선 소독기에 보관한다.

- 피부관리용 베드
  수시로 중성세제로 닦아주고 70% 알코올을 묻혀 소독한다. 정리대는 70% 알코올을 묻힌 솜으로 닦은 후 물품을 정리 정돈 세팅한다.

② 용품 소독

- 클렌징 솜은 피부관리 시 타월 대신 솜을 넓게 잘라 1회용으로 사용하여 교차감염을 방지할 수 있다.
- 스패튤라는 금속 재료나 플라스틱 재질의 경우 소독을 하여 재사용하며, 1회용은 사용 후 버린다.
- 해면 스펀지는 세탁기로 할 때는 세탁 망에 넣어 세탁 후 채광과 통풍이 잘되는 곳에 건조시키며, 채광이 들지 않은 곳에서는 자외선 소독기에는 펼쳐놓아야 하며 겹쳐 놓으면 표면만 살균 효과가 있으므로 유의하여야 한다.
- 베드 시트는 삶아서 사용할 수 있는 것으로 하는 것이 바람직하며 1회용 종이 시트로 사용한 경우에는 사용 후 버린다.
- 가운은 피부에 직접 접촉하는 것이므로 세탁 후 자연 일광소독을 하는 것이 좋으며, 고객마다 새 것으로 사용한다.
- 터번, 타월은 삶아서 사용하는 것이 가장 좋으며, 1회용 비닐모자나 종이수건 등은 1회 사용 후 버린다.

3) 매니큐어 • 페디큐어 관리실의 위생관리

(1) 매니큐어 · 페디큐어 실무 위생 소독

매니큐어 · 페디큐어 살롱은 대체적으로 좁은 공간에서 실시되고 있는 형태로 적용되는 위생 소독은 미용실과 피부 관리실의 소독법과 같은 방법으로 소독을 실시한다.

① 매니큐어리스트 실무 위생관리

- 깨끗한 복장으로 갈아입고, 필요에 따라 마스크를 착용한다.
- 시술 전과 후에는 반드시 흐르는 물에 향균 비누와 손 세척용 브러시를 사용하여 씻고 물기를 제거하고 건조시킨다.
- 고객 시술 전에 70% 알코올로 손 소독을 실시한다.

② 매니큐어 실무 위생

- 화학물질의 사용 후 반드시 손을 씻는다.

- 모든 용기의 내용물에 이름표를 부착한다.
- 고객의 손, 손톱, 발, 발톱 등의 부위에 박테리아나 진균 등의 서식에 의한 감염 위험이 있으므로 주의해야 한다.
- 시술자나 피시술자 모두 개방된 상처나 궤양 등이 존재할 경우 다른 사람에게도 전염될 수 있으므로 시술을 중단하고, 전문의에게 의뢰한다.
- 밀폐된 공간에서의 정밀 작업이므로 환기 등에 신경을 써야 하며 내외의 온도차 등으로 인한 감염 등에 주의해야 한다.

③ 실내 위생관리

- 작업 공간이 좁은 곳에서 세밀한 작업이 주로 이루어지는 형태이므로 적정한 조명을 유지하여야 하며, 냉·온방 시설이 잘되어 있어야 한다.
- 폴리시, 아크릴 파우더의 냄새와 팁을 갈아주어 발생하는 분진이 많기 때문에 살롱 내의 환기 장치가 중요하다.
- 벽, 천장, 바닥과 기계·기구에 먼지가 쌓이지 않게 청소를 해야 하며, 정기적인 소독을 실시해야 한다.
- 소독제 및 각종의 화학용품은 통풍이 잘되고 서늘한 곳에 별도 보관한다.
- 사용한 도구들을 사용하지 않은 것과 별도로 분리하여 보관하여 처리한다.
- 기계 및 도구, 재료 등은 사용 후 다음 고객을 위하여 정리 정돈한다.
- 고객마다 시술이 끝나면 바닥에 깔았던 타월은 반드시 삶아서 사용하여야 한다. 1회용 타월은 비닐봉투에 봉하여 뚜껑이 있는 쓰레기통에 버린다.

(2) 매니큐어 기구 및 도구류의 소독

① 기기류

- 습식용 소독기

  다양한 형태의 습식용 소독기가 있으며, 소독하고자 하는 물건이 충분히 들어갈 수 있어야 하며, 소독제에 의해 재질의 부식이 없는 것으로 뚜껑이 있는 것이어야 된다.
- 건식용 소독기

  건식용 소독기는 연막, 증기, 미스트 등의 방법으로 사용되어지기 때문에 소독기의 밀폐가 중요하며, 외부로 노출 시 인체에 영향을 미칠 수 있으므로 주의해야 한다.
- 자외선 살균 소독기

  가장 대표적인 예로 자외선 소독기를 들 수 있으며, 전처리로 습식이나 건식, 또는 화학적 소독제를 이용하여 소독 후 사용하는 것이 효과적이다.

② 도구 및 용품류 소독

네일 살롱 내의 기구들은 고객의 피부에 직접 접촉되는 것이므로 박테리아와 진균류 등의 병원체가 오염된 도구나 기구들로 전염 경로로 작용할 수 있다. 모든 기구는 고객마다 사용 전에 반드시 소독하여 사용하고 사용 후에도 소독 후 소독장에 보관하며 시술 전과 후에 테이블의 정리 및 소독을 실시한다.

- 파일, 니퍼, 푸셔, 큐티클 시저는 사용 후로 70% 알코올에 20분 이상 담근 후 물기를 제거하고 자외선 소독기에 보관한다.
- 에모리 보드, 파일, 버퍼는 일회용으로 사용하고 사용 후 반드시 버린다.
- 개인의 소지품 서랍장을 비치하여 고객의 이름을 붙여 그 고객이 다시 방문할 때 다시 사용할 수 있다.
- 플라스틱 종류의 보울, 핑거 보울은 사용 후 미온수로 중성세제를 이용하여 세척하고 건조 후 사용한다. 손발톱에 무좀이나 기타 질환을 전염시킬 수 있으므로 주의하여야 하며 일회용 종이 재질의 것을 사용한 후 폐기는 것이 가장 이상적이다.
- 타월은 삶아서 소독한 것으로 사용하며, 한 번 사용한 것은 세탁 전에 다시 사용하지 않는다. 또한 사용한 것은 별도 분리하여 매일매일 세탁하며, 이물질이 묻은 경우 즉시 교환한다.

(3) 페디큐어 기구 및 도구류의 소독

페디큐어 기구 및 도구류의 소독은 매니큐어 기구 및 도구류의 소독과 같은 방법으로 소독을 실시한다.

① 페디큐어 베드

- 고객이 사용한 타월과 가운은 별도의 세탁물 보관함에 넣어서 보관 후 세탁한다.
- 베드의 겉면과 베드 위의 비닐은 70% 알코올을 사용하여 닦는다.
- 베드의 팔걸이와 다리 등도 정기적으로 70% 알코올을 이용하여 닦는다.
- 바닥에 물이 고이지 않게 주의하며 이물질로 인해 미끄럽지 않게 관리한다.

② 족탕기(각탕기, 스파) 및 세면대

- 사용 후 중성세제를 사용하여 닦은 후 건조한 하여 사용하며 정기적으로 70% 알코올을 이용하여 소독한다.
- 고객마다 새로운 물을 사용하여 세족한다.
- 전기를 사용하는 기구이므로 감전에 주의하며, 사용 후 코드를 뽑아둔다.

③ 버퍼

- 일회용이나 개인용으로 사용한다.
- 공용으로 사용할 경우 버퍼 표면에 균이나 오염 물질이 다른 사람에게 전파될 수 있으므로 주의해야 한다.
- 개인용으로 사용할 경우 사용 후 중성세제로 세척 후 알코올 용액에 담가 소독 후 소독장에 보관한다.
- 시술 시 분말 형태로 공기 중에 날리지 않도록 주의해야 하며, 경우에 따라서 스프레이식 70% 알코올 용액을 분사하며, 시술자와 피시술자와의 적정 거리를 유지하는 것이 좋다.

④ 굳은살 제거기(크레도)

- 굳은살 제거기에 끼워 사용한 면도날은 1회용으로 고객마다 새것을 사용하며 한 번 사용한 것은 폐기 처분한다.
- 작은 상처에도 감염이 일어날 수 있으므로 특별히 주의해야 한다.
- 사용한 굳은살 제거기는 미온수에 중성세제로 세척 후 70% 알코올 용액에 담가 소독 후 자외선 소독기에 보관한다.
- 기계 및 도구를 사용할 시에는 회사의 사용설명서와 주의 사항을 반드시 참조하여 세척 및 소독을 실시한다.

⑤ 지압봉 세트

- 개인용을 사용하는 것이 가장 좋으며, 중성세제를 사용하여 빨리 세척하고 통풍이 잘 되는 곳에서 건조 후 자외선 소독기에 보관한다.
- 재질에 따라 항균 처리된 제품도 있으나. 진균류나 바이러스 감염에 주의해야 한다.

4) 메이크업 분야 위생관리

(1) 메이크업 실무 위생 소독

메이크업 실무에서의 위생 소독은 미용실과 피부 관리실의 소독법과 같은 방법으로 소독을 실시한다.

① 메이크업 아티스트의 위생 실무

- 깨끗한 복장으로 갈아입고, 필요에 따라 마스크를 착용한다.
- 시술 전과 후에는 반드시 흐르는 물에 항균 비누와 손 세척용 브러시를 사용하여 씻고 물기를 제거하고 건조시킨다.

② 메이크업 분야의 위생 소독

- 메이크업 시설 전후로 향균 비누나 70%의 알코올수를 이용해 손을 깨끗이 한다.
- 메이크업 시술 시에도 파운데이션 스펀지 등은 매 고객마다 소독된 것으로 사용하도록 한다.
- 제품을 떠낼 때 사용되는 스패튤라는 일회 사용을 원칙으로 한다.
- 사용한 제품은 밀봉하여 보관하며, 필요한 경우 화장품 냉장고에 보관한다.
- 터번이나 헤어밴드도 일회용을 사용하고, 사용 후 분리하여 보관 처리한다.

※ 공중위생관리법에 명시된 미용실에서의 소독기준 및 방법

① 자외선 소독 : 1㎠당 85㎼ 이상의 자외선을 20분 이상 쬐어준다.

② 건열멸균 소독 : 섭씨 100℃ 이상의 건조한 열에 20분 이상 쐬어준다.

③ 증기 소독 : 섭씨 100℃ 이상의 습한 열에 20분 이상 쐬어준다.

④ 열탕 소독 : 섭씨 100℃ 이상의 물속에 10분 이상 끓여 준다.

⑤ 석탄산수 소독 : 석탄산수(석탄산 3%, 물 97%의 수용액을 말한다)에 10분 이상 담가둔다.

⑥ 크레졸 소독 : 크레졸수(크레졸 3%, 물 97%의 수용액을 말한다)에 10분 이상 담가둔다.

⑦ 에탄올 소독 : 에탄올수용액(에탄올이 70%인 수용액을 말한다)에 10분 이상 담가두거나 에탄올수용액을 머금은 면 또는 거즈로 기구의 표면을 닦아준다.

제15장

식품위생과 영양

Food Hygiene & Nutrition

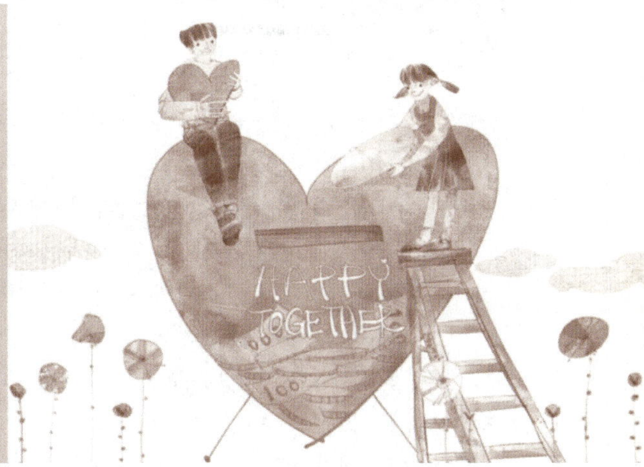

15-1. 식품위생의 개념

1. 식품위생의 개요

우리나라 식품위생법에 식품으로 인하여 생기는 위생상의 위해를 방지하고 식품의 질적 향상을 도모하며 식품에 관한 올바른 정보를 제공하여 국민보건의 증진에 이바지함을 목적으로 한다.

우리나라 식품위생법을 살펴보면 다음과 같다.

식품위생법[시행 2019. 1. 12.] [법률 제15943호, 2018. 12. 11. 일부 개정]

<출처 법제처>

제1장 총칙

제1조(목적) 이 법은 식품으로 인하여 생기는 위생상의 위해(危害)를 방지하고 식품영양의 질적 향상을 도모하며 식품에 관한 올바른 정보를 제공하여 국민보건의 증진에 이바지함을 목적으로 한다.

제2조(정의) 이 법에서 사용하는 용어의 뜻은 다음과 같다.

1. "식품"이란 모든 음식물(의약으로 섭취하는 것은 제외한다)을 말한다.
2. "식품첨가물"이란 식품을 제조·가공·조리 또는 보존하는 과정에서 감미(甘味), 착색(着色), 표백(漂白) 또는 산화방지 등을 목적으로 식품에 사용되는 물질을 말한다. 이 경우 기구(器具)·용기·포장을 살균·소독하는 데에

사용되어 간접적으로 식품으로 옮아갈 수 있는 물질을 포함한다.

3. "화학적 합성품"이란 화학적 수단으로 원소(元素) 또는 화합물에 분해 반응 외의 화학 반응을 일으켜서 얻은 물질을 말한다.
4. "기구"란 다음 각 목의 어느 하나에 해당하는 것으로서 식품 또는 식품첨가물에 직접 닿는 기계·기구나 그 밖의 물건(농업과 수산업에서 식품을 채취하는 데에 쓰는 기계·기구나 그 밖의 물건 및 「위생용품 관리법」 제2조제1호에 따른 위생용품은 제외한다)을 말한다.
   가. 음식을 먹을 때 사용하거나 담는 것
   나. 식품 또는 식품첨가물을 채취·제조·가공·조리·저장·소분[(小分): 완제품을 나누어 유통을 목적으로 재포장하는 것을 말한다. 이하 같다]·운반·진열할 때 사용하는 것
5. "용기·포장"이란 식품 또는 식품첨가물을 넣거나 싸는 것으로서 식품 또는 식품첨가물을 주고받을 때 함께 건네는 물품을 말한다.
6. "위해"란 식품, 식품첨가물, 기구 또는 용기·포장에 존재하는 위험요소로서 인체의 건강을 해치거나 해칠 우려가 있는 것을 말한다.
7. "표시"란 식품, 식품첨가물, 기구 또는 용기·포장에 적는 문자, 숫자 또는 도형을 말한다.
8. "영양표시"란 식품에 들어있는 영양소의 양(量) 등 영양에 관한 정보를 표시하는 것을 말한다.
9. "영업"이란 식품 또는 식품첨가물을 채취·제조·가공·조리·저장·소분·운반 또는 판매하거나 기구 또는 용기·포장을 제조·운반·판매하는 업(농업과 수산업에 속하는 식품 채취업은 제외한다)을 말한다.
10. "영업자"란 제37조 제1항에 따라 영업허가를 받은 자나 같은 조 제4항에 따라 영업신고를 한 자 또는 같은 조 제5항에 따라 영업등록을 한 자를 말한다.
11. "식품위생"이란 식품, 식품첨가물, 기구 또는 용기·포장을 대상으로 하는 음식에 관한 위생을 말한다.

위와 같이

- '식품'이란 모든 음식물(의약으로 섭취하는 것은 제외한다)을 말한다.
- '식품첨가물'이란 식품을 제조·가공 또는 보존하는 과정에서 식품에 넣거나 섞는 물질 또는 식품을 적시는 등에 사용되는 물질을 말한다. 이 경우 기구·용기·포장을 살균·소독하는 데에 사용되어 간접적으로 식품으로 옮아갈 수 있는 물질을 포함한다.
- '위해'란 식품, 식품첨가물, 기구 또는 용기·포장에 존재하는 위험요소로서 인체의 건강을 해치거나 해칠 우려가 있는 것을 말한다.

- '식품위생'이란 식품, 식품첨가물, 기구 또는 용기·포장을 대상으로 하는 음식에 관한 위생을 말한다.

식품위생이라 함은 모든 음식물을 말하며, 의약으로 섭취하는 것은 예외로 하고, 모든 식품의 첨가물, 용기 및 포장을 대상으로 하는 음식물에 관한 위생으로 식품의 재배, 생산, 제조로부터 최종적으로 인간이 섭취하는 과정의 모든 단계에 걸쳐 식품의 안전성 및 완전 무결성을 확보하기 위한 모든 수단을 말한다.

2. 식품의 변질

1) 변질의 원인

식품 변질의 원인은 생물학적 요인, 화학적 요인, 물리학적 요인이 있다. 미생물 증식에 영향을 주는 요인으로는 식품 내의 수분 함량, 수소이온 농도(pH), 온도, 광선, 열, 압력, 삼투압, 산소, 습도 등의 작용으로 변질이 되는 것이다.

2) 변질의 종류

(1) 부패(putrefaction)

단백질 식품이 미생물에 의해 분해되는 과정으로 아민, 암모니아 등이 만들어지면서 악취를 생성하거나 유해성 물질이 생성되는 현상이다. 즉 단백질이 유해한 물질을 생성하여 악취로 부패되는 현상이다.

(2) 산패(rancidity)

유지나 유지식품을 공기 중에 장시간 노출하였을 때 산화적 산패로 식품의 품질을 저하시키고 영양소를 파괴하며 암 유발인자를 형성시키기도 한다. 산패는 불포화도가 높은 기름에서 더 잘 발생하므로 가열하였던 기름은 재사용하지 않아야 한다.

(3) 변패(deterioration)

미생물 및 효소 등에 의해 탄수화물과 지방질이 분해되어 산미를 형성하거나 비정상적인 맛과 냄새가 나는 현상이다.

(4) 발효(fermentation)

식품에 미생물이 작용하여 식품의 성질을 변화시키는 과정으로 인체에 유익 되게 작용하도록 하는 것이다. 주로 당과 탄수화물에서 각종 유기산, 알코올이 생산되는 것으로 발효를 이용한 대표적인 식품으로는 빵, 술, 간장, 된장 등이 있다.

3. 식품의 보존

식품 보존은 식품을 수확에서부터 모든 유통 과정을 거쳐 인간이 섭취하기까지의 모든 과정에서 식품의 변질을 방지하여 각종 질병, 위해 및 사고를 예방하는 데 목적이 있다.

1) 물리적 방법

(1) 냉장 냉동법

식품을 저온에서 저장하여 효소반응을 포함한 화학 반응을 억제하며, 미생물의 성장과 활성을 억제하여 식품의 신선도 유지하거나 저장성을 높일 수 있다.

식품을 빙점 이상의 저온에서 저장하거나 동결 저장하여 양호한 품질로 장기간 보관이 가능하다.

- 냉장법 : 과채류의 경우에 약간의 공기가 통할 수 있게 보관하여야 신선도를 오래유지시킬 수 있다. 0~4℃에서 보관하는 방법이다.
- 냉동법 : 빵이나 떡, 밥과 같은 호화1)된 전분질이 많은 식품은 냉장 보관보다 냉동하여 밀봉하여 저장하는 것이 좋다. -18℃이하에서 저장하는 것이다, 냉동은 일반적으로 식품의 노화2) 현상이 일어나지 않아 해동 시 원상태로 복원될 수 있다.
- 움저장 : 10℃ 정도의 온도에서 햇볕이 차단된 곳에 보관하는 방법으로 주로 파, 당근 등의 채소류를 보관할 때 사용된다.

(2) 가열 살균법

살균을 목적으로 하는 방법으로 미생물의 작용을 억제하여 효소의 자기소화 작용을 저지하는 방법이다.

---

1) 호화 : 전분이 물과 함께 가열하면 팽창되어 소화되기 쉽게 되는 상태를 말한다. 쌀이 물과 함께 가열하면 밥이 되는 상태이다.

2) 노화 : 호화된 전분을 실온 상태에 두면 호화되기 전의 상태로 되돌아가는 현상을 말한다. 밥을 실온에 두면 딱딱하게 되는 현상이다.

- 저온 살균법 : 60~65℃에서 30분간 살균을 한다. 우유, 과즙, 각종 소스, 액체 식품에 주로 이용된다.
- 고온 단시간 살균법 : 70~75℃에서 15초간 살균한다. 우유, 과즙에 이용된다.
- 초고온 살균법 : 130~150℃(평균 140℃, 0.75초)에서1~3초간 살균한다.

(3) 건조 탈수법

건조 탈수법은 수분 함량을 낮추어 미생물 번식을 억제하여 저장하여 방법으로 일광건조, 고온건조, 배건법, 동결건조 방법이 있다. 식품의 저장성과 상품의 풍미를 고려하여 수분함량을 낮추는데, 주로 곡류와 과일류 등에 사용한다. 보통 수분함량이 15% 정도 유지하면 적당한 건조법이며, 지나치게 건조 또는 탈수를 하게 되면 상품으로 가치와 풍미가 없어지게 된다. 미생물 번식에 필요한 적당한 습도 15% 이하에서 일반적인 미생물은 번식이 억제 되므로 13%~15% 이하가 되도록 습도를 제거하는 방법이다.

- 일광 건조 : 농수산물에 널리 이용되고 있다.
- 고온 건조 : 90℃ 이상의 고온에서 건조한다.
- 배건법 : 불에 직화 가열 건조하는 방법이다.
- 동결 건조 : 냉동시켜 건조하는 방법이다.

2) 화학적 방법

- 염장법(salting method)
  식품을 소금에 절여 삼투압을 이용하여 탈수 건조시켜 저장하는 방법으로 채소류, 축산물, 해산물 등에 이용되고 있다.

- 당장법(sugaring method)
  당, 즉 설탕을 고농도로 첨가해 부패 세균의 생육을 억제하는 방법으로 잼, 젤리, 과실 등에 이용한다.

- 초절임법(picking method)
  pH가 낮은 초산, 젖산을 이용해 식품을 저장하는 방법이다. 세균은 pH 4.9 이하, 효모는 pH 3.1 이하에서 번식하지 못하게 하는 것을 이용한 것이다.

- 훈연법(smoking method)
  연기로 가열한 후 건조하는 식품 저장법으로 연기에 섞여 있는 포름알데히드와 알코올 성분 등 여러 가지 화학 물질들이 방부제 역할을 하고 건조로 인해 미생물들이 생존할 수 없는 환경을 만들어 보존하는 방법이다. 햄, 베이컨, 조개류에 사용된다.

- 통조림법(밀봉법)
  캔 속을 진공 상태로 밀봉한 후 가열 처리함으로써 세균의 발육 및 번식 억제로 장기간 보존할 수 있다.

- 방사선 살균법
  소량의 방사선을 쬐여 살균하는 방법으로 곡류, 축산, 청과물 등에 이용된다.

- 가스저장법
  탄산가스나 질소가스 속에 보존하는 가스 저장, 방부제 첨가 저장, 항산화제 첨가 저장 등이 있다.

4. 식품과 전염병

1) 경구전염병

① 경구전염병의 특징
- ⓐ 경구전염병은 2차 감염 가능성이 크다.
- ⓑ 세균성 식중독이 다량의 균량이 필요한데 비해 경구전염병은 미량의 균량에도 감염이 가능하다.
- ⓒ 계절별 발생을 보면 여름철에 많으며 겨울철에 적다.
- ⓓ 폭발적으로 발생하거나 집단적으로 발생한다.
- ⓔ 이질이나 장티푸스는 가족 집적성이 있다.

② 경구감염병의 예방 대책
- ⓐ 감염원 대책 : 환자의 조기 발견, 격리 특히 식품 취급자(식품업소의 영양사, 조리사, 종업원 등)의 정기적 건강 진단 및 검변
- ⓑ 감염 경로 대책 : 수도 및 우물물의 위생적 관리와 소독, 하수 및 변소의 위생적 관리, 식육 및 우유의 위생적 관리, 식품 취급자의 신체 청결, 식기구 및 용기의 소독, 위생해충 및 쥐의 구제
- ⓒ 숙주 대책 : 건강관리, 위생적 식생활, 예방 접종

5. 식품과 기생충 질환

1) 기생충 질환의 종류

① 육류와 관계가 깊은 기생충 : 무구조충(소고기), 유구조충(돼지고기), 선모충(돼지고기)

② 민물고기와 관계가 깊은 기생충 : 폐디스토마(담수산 게, 참게, 가재), 간디스토마(담수산 참붕어), 요꼬가와흡충, 이형흡충(은어, 숭어)

③ 바다 생선과 관계가 깊은 기생충 : 아니사키스충(대구, 고등어, 오징어, 조기, 명태)

④ 채소와 관계가 깊은 기생충 : 회충, 구충, 편충, 동양모양선충, 유구낭충, 이질아메바, 람블편모충

2) 기생충 질환의 예방 대책은 다음과 같다.

① 식육 검사를 철저히 하고 식육을 잘 익혀서 먹는다.

② 비위생적인 생선회를 금하고 조리 후 칼, 도마 및 식기구 등을 청결히 한다.

③ 채소는 흐르는 물에 3회 이상 잘 씻는다.

④ 분변, 위생해충을 잘 관리한다.

⑤ 오염 지역에서의 생수 음용을 삼간다.

6. 식중독

1) 세균성 식중독

식중독이란 오염된 식품, 첨가물, 기구, 용기 및 포장 등에 의하여 급성 위장장애를 일으키는 질병이다. WHO에 의하면, 음식 감염은 병원성 세균 및 기생충에 오염된 음식으로부터 기인된 것으로서 독혈증 여부에 관계없이 급성 위장염을 일으키는 것이라고 정의했다. 식중독을 분류하여 보면 [그림 15-1]과 같다.

- 식중독
  - 세균성
    - 감염형 : 세균의 체내 증식에 의한 것
      예 : *Salmonella*, 병원대장균, 장염비브리오균, 웰치균
    - 독소형
      - 세균의 독소에 의한 것
        예 : botulinus균, 포도상구균, *Cereus*균, 장구균
      - 부패 산물에 의한 것
        예 : allergy성 식중독
    - 기 타 : *Campylobacter*균
  - 화학성 — 유독한 화학적 물질에 의한 것
    예 : 메틸알코올, 납, 수은, 비소, 유기인제
  - 자연독
    - 식물성
      - 식용식물로 오인하여 섭취하는 것
        예 : 버섯
      - 독물이 특정 부위에 국한되어 있는 것
        예 : 감자
      - 곰팡이의 기생에 의한 것
        예 : 황변미
    - 동물성
      - 독물이 특정 장기에 국한되어 있는 것
        예 : 복어
      - 특이적인 환경에서 유독화되는 것
        예 : 패류

【그림 15-1】 식중독의 분류

① 감염형 식중독

ⓐ 살모넬라(salmonella) 식중독

- 원인균 : 그람양성 간균에 속하는 장염균, 장티푸스균, 돼지콜레라균, 추백리균 등이 있다.(그림 15-2 참조)
- 잠복기, 임상 증상 및 원인 식품 : 5~10월에 다발하고 보통 6~48시간, 보통 12~24시간 정도의 잠복기를 거쳐 오심, 구토, 설사, 복통, 발열(38~40℃) 등이 있다. 원인 식품은 동물성 식품이다. 치명률은 0.3~1.0%이다.
- 예방 : 저온 저장을 하여 균증식을 방지하고 본균은 60℃ 20분 가열에 의해서 사멸되므로 먹기 전에 가열하며 식품은 뚜껑을 잘 닫아 오염을 방지하고 방충·방서를 철저히 하여야 한다.

ⓑ 장염비브리오(vibro) 식중독(호염균 식중독)

- 원인균 : 그람양성 간균에 속하는 장염비브리오균이다. 이는 호염균으로서 3~5%의 염도에서 발육·증식이 활발하다.(그림 15-3 참조)

- 잠복기, 임상 증상 및 원인 식품 : 잠복기는 보통 4~96시간으로 평균 15시간이며, 주증상은 설사, 복통, 두통, 오심 등이다. 원인 식품은 근해산 어패류이다.
- 예방 : 7~9월에는 어패류의 생식을 삼가야 한다.

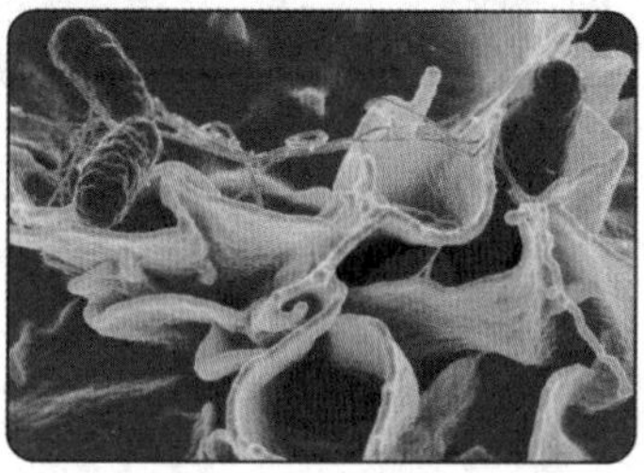

【그림 15-2】 장염균

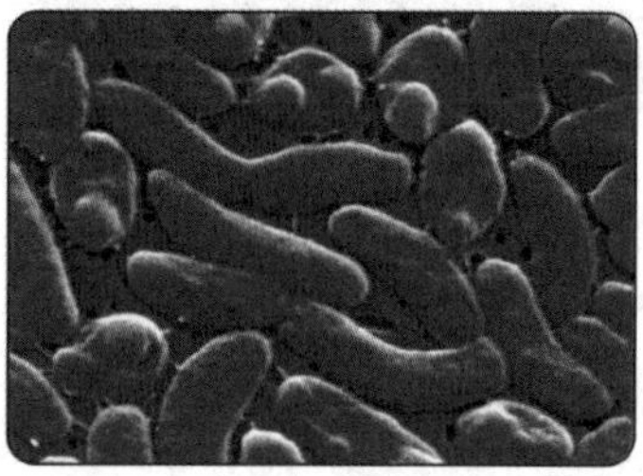

【그림 15-3】 장염비브리오균

② 독소형 식중독

ⓐ 포도상구균(staphylacoccal) 식중독

- 원인균 : 황색포도상구균은 화농의 원인균으로서 식중독의 원인균이다. 이 독소는 내열성이 강하기 때문에 120℃에서 20분 동안 가열하여도 파괴되지 않는다.(그림 15-4 참조)
- 잠복기, 임상 증상 및 원인 식품 : 잠복기는 1~6시간, 보통 2~4시간이고 주요 증상은 유연, 오심, 구토, 복통, 설사 등인데, 심하면 탈수, 쇠약, 허탈, 의식 장애, 혈압 하강의 증상이 나타난다. 원인 식품은 유제품과 김밥, 과자류, 떡류 등이다.
- 예방 : 기구, 식품의 멸균, 오염 방지, 저온 보존 등인데, 특히 손에 화농소가 있는 사람은 식품 취급을 삼가 해야 한다.

ⓑ 보툴리누스(botulinus) 식중독

- 원인균 : 그람양성 간균에 속하는 뉴로톡신이다.
- 잠복기, 임상 증상 및 원인 식품 : 잠복기는 보통 12~36시간이나 2~4시간에 신경 증상이 나타나기도 하며 72시간 후에 나타나기도 한다. 주증상은 오심, 구토, 복통, 설사, 시력장애, 안검하수, 복시, 두통, 연하곤란, 쉰 목소리, 언어 곤란, 핍뇨, 변비, 신경장애, 운동장애 등이며, 심하면 호흡부전에 의해서 사망한다. 원인 식품은 통조림, 소시지 등과 채소, 과일, 식육, 어육, 유제품 등이다.
- 예방 : A형 아포는 100℃, 6시간 이하 가열로는 파괴되지 않으나, E형 아포는 100℃, 5분간 가열로 파괴되므로 충분히 가열하고 식품을 4℃ 이하로 보관하여야 한다.

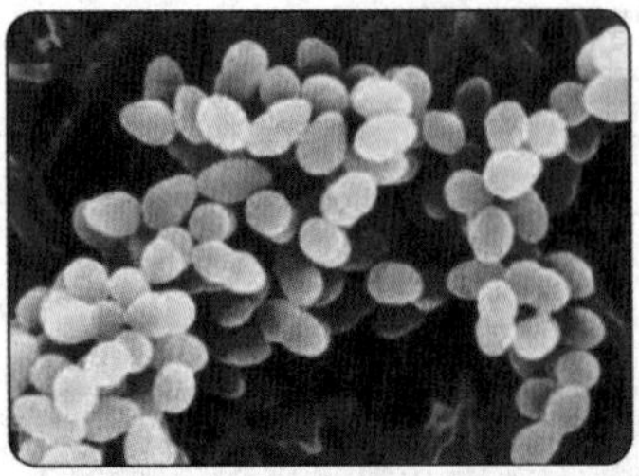

【그림 15-4】 포도상구균

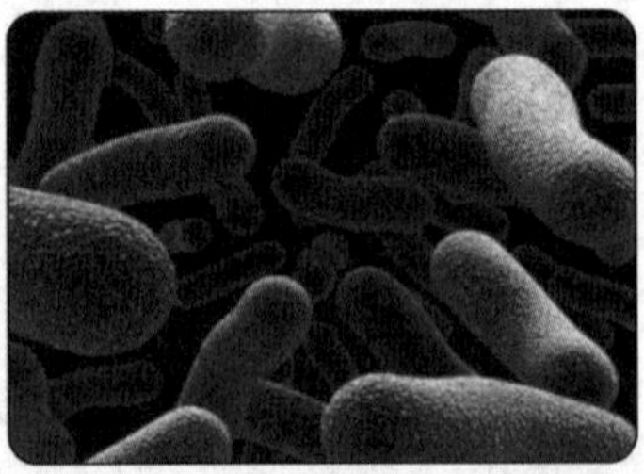

【그림 15-5】 보툴리누스 A형

③ 세균성 식중독의 예방 대책

- 원인균의 식품 오염을 방지한다.
- 오염된 균의 발육・증식을 방지한다(냉장 및 냉동 보관).
- 오염균을 사멸시킨다(가열, 자외선 조사 등).
- 위장장애자, 화농성질환자, 감염병 환자 및 보균자는 식품의 제조・가공・조리 및 취급을 금지한다.
- 식품의 재료는 신선한 것을 사용하고 위생적으로 관리하도록 지도・감독을 철저히 한다.
- 식품의 제조・가공・조리에 종사하는 사람은 정기 건강 진단 및 검변을 받아야 한다.
- 식품 제조・가공・조리 및 취급자는 손이나 신체를 청결하게 유지한다.
- 구충・구서 관리를 철저히 한다.
- 식품 제조, 가공, 조리장의 청결 유지, 조리기구 및 식기구 등의 소독을 철저히 한다.
- 진개(부엌 쓰레기)를 위생적으로 관리・처리한다.
- 식품위생법을 준수한다.
- 세균성 식중독의 원인, 증상 및 예방에 대한 보건 교육을 철저히 실시한다.

2) 화학성 식중독

- 화학성 식중독의 원인 물질은 식품 중에 존재하는 유해물질에 따라서 다음과 같이 분류할 수 있다.

① 고의 또는 오용으로 첨가되는 유해물질(유해성 감미료, 인공 착색료, 보존료, 표백료, 증량제 등)

② 재배 · 생산, 제조 · 가공 및 저장 중에 본의 아니게 잔류 · 혼입되는 유해물질(농약)
③ 색 · 맛이 식품과 비슷하여 식품으로 오인되는 유해물질(바륨, 메틸알코올)
④ 기구 · 용기 · 포장재 등으로부터 용출, 이행되는 유해물질(납, 카드뮴, 비소, 아연 등)
⑤ 제조 · 가공 및 저장 중에 생성되는 유해물질(지방산)
⑥ 환경오염 물질에 의한 유해물질(수은, P.C.Bs)
⑦ 기타 원인에 의하여 식품을 오염시키는 유해물질(방사능 오염 등)

ⓐ 유해 인공 감미료

사카린, 아스파탐, 둘신, 시클라메이트 등이 있다. 설탕이 보다 저렴하고 단맛의 효과를 높이기 위해 개발되었지만 인체에 유해하다고 알려졌고 많은 나라에서는 사용이 금지되었다. 부작용으로는 소화기, 신장, 뇌, 자궁, 방광에 장애가 생기고 발암성이 있다.

ⓑ 유해 인공 착색료

식품의 미화, 상품의 가치를 향상시키기 위해서 착색료를 첨가한다. 부작용으로는 간, 혈액, 콩팥에 장애가 생기고 발암성이 있다.

ⓒ 유해 보존료(살균료)

붕산, 포름알데히드, 불소화합물, 승홍 등이 있다. 부작용으로는 피부염, 고환위축이 생기고 발암성이 있다.

ⓓ 유해 표백료

아황산나트륨, 삼염화질소, 형광표백제 등이 있다. 부작용으로는 순환기 장애, 위점막 자극, 천식 유발, 호흡기 점막, 눈 자극, 유전자의 손상, 염색체 이상 등이 있다.

ⓔ 유해한 중금속으로는 납(Pb), 카드늄(Cd), 비소(As), 아연(Zn), 주석(Sn), 수은(Hg), 은(Ag), 안티몬(Sb), 구리(Cu) 등이 있다.

• 화학성 식중독의 예방 대책

① 식품 재료, 기구, 용기, 포장 등은 항상 청결하고 위생적으로 관리하여야 한다.
② 부정, 불량품의 구입과 사용을 삼가야 한다.
③ 식품첨가물을 사용하지 않는 식품 가공법을 개발해야 한다.
④ 가급적 식품첨가물을 사용하지 않아야 한다.
⑤ 독성과 잔류성이 적은 농약을 개발하여야 한다.
⑥ 공업약품이나 농약 등은 식품, 첨가물, 기구, 용기, 포장 등과 별도의 장소에 보관하여야 한다.
⑦ 식품, 첨가물, 기구, 용기, 포장 등은 위해 물질에 오염되지 않도록 하여야 한다.

⑧ 식기나 완구 등은 색깔이 아름다운 것은 구입과 사용을 삼가해야 한다.
⑨ 식품위생법을 준수하여야 한다.

3) 자연독에 의한 식중독

(1) 식물성 식중독

- 독버섯

  버섯의 종류는 5,000~6,000종에 달하는데, 이 중 독버섯으로서는 외대버섯, 화경버섯, 미치광이버섯, 깔때기버섯, 광대버섯, 노란다발버섯, 무당버섯, 굴털이버섯, 큰붉은젖버섯, 땀버섯, 애광대버섯, 독청버섯 등이 있다.

  대표적인 독은 무스카린(muscarine)이다. 증상은 복통, 구토, 설사 등이며 심할 경우 근육 경련, 혈압 저하, 혼수 상태에 빠지고 사망까지 이를 수 있다.

- 감자

  감자는 0.005~0.1%의 솔라닌(solanine)을 함유하고 있으나, 이 정도의 양은 해가 없다. 중독의 위험 부위는 저장 중에 생기는 녹색 부위와 발아한 새로운 싹인데, 0.1% 이상의 솔라닌을 함유하고 있다. 증상은 구토, 두통, 혀의 경직, 언어장애, 발한, 안면 창백, 전신 권태, 복통, 불안감, 시력 장애, 서맥, 환각, 의식 장애 등을 일으킨다.

- 맥각

  맥각류는 에르고톡신(ergotoxin)이 개화기에 기생에 의하여 균핵이 생기는데, 교감신경에 작용하여 위장 및 신경계 증상을 일으킨다.

- 청매

  덜 익는 매실에는 아미그달린(amygdalin)이 있어 복통, 구토, 설사, 호흡 곤란, 마비 등을 일으킨다.

- 독미나리

  독미나리에는 시큐톡신(cicutoxin)이 있어 복통, 구토, 마비, 호흡 마비 등을 일으킨다.

- 피마자

  피마자 씨앗에는 리신(ricin)이 있어 신체의 무기력, 구토, 설사 등을 일으킨다.

- 목화씨

  면실유라고도 하며 고시폴(gossypol)이 있어 복통, 구토 등을 일으킨다.

(2) 동물성 식중독

- 복어

  우리나라 근해에는 약 40종이 분포되어 있는데, 10여 종을 식용으로 사용하고 있다. 보통 봄에 독력이 강해지기 시작하여 5~6월에 최고에 달한다. 증상은 유독 성분인 테트로도톡신(tetrodotoxin)이 함유된 복어를 섭취한 후, 30분~5시간 이내에 일어나고 심한 경우에는 발증 후 10분 이내에 사망한다. 주증상은 위장 장애(오심, 구토, 위통), 지각 이상, 운동 장애, 혈압 하강, 호흡 장애 등인데 호흡 마비에 의해서 사망한다.

- 모시조개

  굴, 바지락, 모시조개 등에 의하여 베네루핀(venerupin) 중독을 일으킨다. 잠복기는 1~2일 이고 증상은 불쾌감, 전신 권태, 오심, 구토, 변비, 두통, 배·목·다리 등에 피하출혈반이 나타나며 황달도 나타난다. 뇌 증상은 의식 혼탁, 토혈, 혈변 등이 있으며 심하면 10시간~7일 이내에 사망한다.

- 섭조개

  처음에는 마비성 조개중독이라고 하며 유독 성분은 삭시톡신(saxitoxin) 등이 있다. 복어독과 비슷한 맹독성이다. 증상은 30분~3시간의 잠복기를 거쳐 마비 증상이 나타나 사지 마비, 언어 장애, 유연, 두통, 오심, 구토, 호흡 곤란, 심하면 호흡 마비로 사망한다.

- 벌꿀

  벌꿀 중에 함유된 안드로메도톡신(andromedotoxin)이 식중독을 일으킨다.

(3) 유독곰팡이 식중독

미코톡신(mycotoxin)은 곰팡이 진균독증 또는 곰팡이독증이라고 한다. 탄수화물이 풍부한 농산물이나 곡류에서 많이 발생 한다. 간장독, 신장독, 신경독, 과민증 피부염 등을 일으킨다. 땅콩, 쌀, 밀, 옥수수, 된장, 고추장 등에 아플라톡신(aflatoxin)이 존재한다.

15-2. 영양소

1. 영양소의 작용

영양소란, 인체의 생명 유지 및 성장에 필요한 물질로서 열량소와 조절소로 나눌 수 있다. 열량소에는 에너지원이 되는 단백질, 탄수화물, 지방으로 3대 주영양소이다. 조절소에는 무기질과 비타민이 있다. 이들을 5대 영양소라고 하며 물을 포함시켜 6대 영양소라고 한다.

1) 단백질

단백질의 기본 구성단위인 아미노산은 체내에서 합성되는 것도 있으나 합성할 수 없는 것은 음식물로부터 섭취하여야 하는데 이것을 필수아미노산이라고 한다. 필수아미노산 종류는 성인의 경우 발린, 류신, 이소류신, 메티오닌, 트레오닌, 리신, 페닐알라닌, 트립토판 등 8종이다. 어린아이의 경우에는 히스티딘을 추가하여 9종이 필수아미노산이다. 보통 단백질은 하루에 체중 1kg당 1g이 필요하다.

2) 탄수화물

탄수화물(당질)은 자연계에 널리 존재하는 유기화합물인데, 이는 주로 식물의 광합성에 의해서 생성된다. C, H, O의 3원소로 구성되어 있는 화합물로서, 탄수화물은 중요한 열량원으로 이용률은 약 98%이다. 뇌를 제외하고 모든 조직에 저장되어 있으나, 가장 많은 부위는 골격근과 간이다. 소화기관에서 흡수된 탄수화물은 포도당의 형태로 전환되고 혈액을 통해서 간에 들어가 당원질로 합성된 후 간에 저장된다. 그리고 탄수화물의 일부는 지방으로 전환되어 체지방이 되기 때문에 탄수화물을 과잉 섭취하게 되면 체중이 증가한다.

3) 지방

지방은 탄수화물과 같이 C, H, O의 3원소로 구성되어 있는 화합물이다. 1g당 지방은 열량이 9kal를 발생한다. 단백질 4kcal, 탄수화물 4kcal보다 2배 이상이다. 지방산 중에는 [표 15-1]과 같이 수소 원자의 숫자가 탄소 원자의 2배가 되는 것이 있는데, 이것을 포화지방산이라고 하며, 수소 원자의 숫자가 탄소 원자의 2배가 되지 못하는 것이 있는데, 이것을 불포화지방산이라고 한다. 포화지방산을 가지고 있는 지방은 동맥경화증 발생과 관계가 깊다.

【표 15-1】 주요 지방산

구 분	지 방 산	함유되어 있는 식품
포화지방산	butyric acid($C_4H_8O_2$) caproic acid($C_6H_{12}O_2$) myristic acid($C_{14}H_{28}O_2$) palmitic acid($C_{16}H_{32}O_2$) stearic acid($C_{18}H_{36}O_2$) cerotic acid($C_{26}H_{52}O_2$)	버터 버터 경랍, 코코넛유 동식물성 물기름 동식물성 굳기름 밀랍, 라놀린
불포화지방산	oleic acid($C_{18}H_{34}O_2$)	동식물성 굳기름

체내에서 합성되지 않는 지방산을 필수지방산이라고 한다. 필수지방산에는 리놀레산, 리놀렌산, 아라키돈산 등이 있으며, 필수지방산이 결핍되면 성장이 중지되고 피부와 신장에 병변이 나타난다.

4) 무기질(광물질)

무기질은 뼈와 치아의 구성 성분이며 생명 유지에 필요한 유기화합물의 구성 요소이고 pH 및 삼투압을 조절하며 효소 반응을 활성화시키고 신경의 흥분 전달이나, 근육의 수축 작용 등에 관여한다. 칼슘이 결핍되면 산성 체질이 되며 신장이 작아진다. 산성 체질은 동맥경화증, 당뇨병, 전신 쇠약 등을 유발할 수 있으며 신경통, 고혈압, 질병에 대한 저항력 저하 등에 영향을 주기도 한다.

- 칼슘 : 뼈를 구성하고 신경의 흥분 작용, 혈액 응고, 근육 수축에 작용한다.
- 인 : 칼슘의 대사와 밀접한 관계가 있다. 지방과 탄수화물의 에너지대사에 작용한다.
- 마그네슘 : 뼈의 석회화와 단백질 합성에 중요하다.
- 철분 : 혈액의 구성 성분이다. 산소 운반에 작용한다.
- 요오드 : 갑상선 기능 유지에 작용한다.
- 아연 : 체내 효소 작용과 호르몬 활성에 작용한다.

5) 비타민

비타민은 체내에서 유기 촉매로 신체의 기능을 조절한다. 체내에서는 극히 소량이 필요하기 때문에 편식이나 흡수 장애 등이 없는 경우에는 결핍되지 않는다. 비타민은 수용성과 지용성으로 나눈다.

(1) 수용성비타민

① 비타민 B 복합체

- 비타민 B_1(티아민) : 탄수화물의 작용을 촉진한다. 곡식의 내피, 배아, 우유, 감자, 배추, 돼지고기, 달걀, 효모 등에 다량 함유되어 있으며 체내에서 대장균의 작용에 의해서 합성된다. 결핍 시 각기병을 일으킨다.
- 비타민 B_2(리보플라빈) : 성장인자라고도 하며 생체 내에서 산화 과정, 지방대사, 아미노산대사에 관여한다. 결핍 시 구내염, 설염, 구각염 등을 일으킨다. 푸른색 채소, 육류, 소 간 등에 다량 함유되어 있다.
- 니아신 : 피부병 예방 인자 또는 항질병 인자라고 한다. 생체 내 산화 과정에 관여하는 비타민으로서 결핍되면 펠라그라가 생긴다. 이 증상은 손등과 발등의 피부가 검게 변색되고 헐게 되며 신경 증상이 나타난다. 옥수수를 주식으로 하는 사람들에게서 많이 발생한다. 간, 효모, 땅콩 등에 다량 함유되어 있다.
- 엽산 : 조혈 기능과 관계가 깊으며 비타민 B_{12}와 관련이 깊다. 임신부는 엽산이 결핍 시 기형아를 출산할 위험이 있다. 간, 콩팥, 버섯, 효모, 푸른색 채소 등에 들어 있다.
- 비타민 B_6 : 결핍 시 성장 장애, 비염, 설염, 지방간, 빈혈, 흉선 위축, 면역체 생산능력 저하 및 당뇨병 등을 일으킨다.
- 비타민 B_{12} : 결핍 시 악성 빈혈을 일으킨다. 악성 빈혈 치료에도 이용된다. 동물의 간에 다량 함유되어 있다.

② 비타민 C

결핍 시 무력증, 구내염, 빈혈 등을 주 증상으로 하는 괴혈병이 나타나며 춘곤증(뇌의 작용에 관여), 질병 치유 지연 등이 나타난다. 성인의 경우 하루 1g 정도 섭취하면 충분한데, 4g 이상 섭취하면 요결석, 복통 및 설사 등을 일으킬 수 있다. 귤, 채소 등에 다량 함유되어 있다.

(2) 지용성비타민

- 비타민 A

  녹색식물이나 과일 속에 들어 있는 카로틴이 체내에서 비타민 A로 이환되는데 이것을 프로비타민 A라고 한다. 비타민 A는 여분이 생기면 간에 저장되며 결핍되면 야맹증, 안구건조증이 생기고 , 피부가 거칠어지고, 항암 작용이 약화된다. 임신 중 비타민 A를 과량 복용하면 기형아 출산의 우려가 있다. 푸른색 채소, 당근, 간유 등에 다량 함유되어 있으며 체내에서 대장균의 작용에 의해서 합성된다.

- 비타민 D
  일광의 작용으로 합성되기 때문에 햇볕을 충분히 쬐면 별도로 섭취할 필요가 없다. 비타민 D는 칼슘과 인의 흡수를 촉진한다. 결핍 시 구루병이 발생한다. 여분이 생기면 간에 저장되며 간유 및 난황 속에 다량 함유되어 있다.
- 비타민 E
  항산화제이고, 혈액의 총 토코페롤의 농도를 0.5mg%로 유지시킬 수 있는 섭취량이면 장애가 없다. 부족 시에는 유산, 불임을 일으키며 지질대사와도 관계가 깊다. 푸른색 채소, 곡류, 육류, 달걀 등에 많이 함유되어 있다.
- 비타민 K
  결핍 시 혈액 응고에 장애가 나타난다. 푸른 잎의 채소에 다량 함유되어 있으며 체내에서 대장균의 작용에 의해서 합성되므로 쉽게 결핍되지 않는다.

6) 물(water)

성인의 생리적인 필요량은 하루에 약 1ℓ이다. 인체는 약 60~70%가 물로 구성되어 있는데, 약 40%가 세포 내에 있으며 20%는 조직 내에 있고 5%는 혈액 내에 있다. 인체의 수분 중 10%가 소실되면 경련이 일어나고 정신적으로 불안해진다. 20%가 소실되면 사망한다. 물의 체내 작용을 요약하여 보면 다음과 같다

① 체액 조성
② 체액의 평형 유지 및 조성
③ 피부 및 점막의 마찰 방지
④ 혈액, 림프액 및 노폐물 제거의 운반체
⑤ 체온 조절 등이다.

15-3. 영양 상태 판정과 영양장애

1. 영양 상태 판정

1) 주관적 판정

주관적으로 시진, 촉진 및 경험 등으로 판정한다.

2) 객관적 판정

(1) 신체 계측에 의한 판정

- 브로카지수(Broca's index)

  비만도 판정에 많이 사용되는 방법으로 키와 체중을 기초로 표준체중을 측정하는 방법이다.

  브로카지수 = [체중(kg)/신장(cm)−100] × 100

  - 90~110 미만은 정상,
  - 110~120 미만이면 과체중,
  - 120~150 미만이면 비만,
  - 150 이상이면 고도 비만이라고 본다.

- 체질량지수(BMI, Body Mass Index)

  체질량지수로 신체 지방의 양을 측정하는 비만 측정법이다.

  BMII = 체중(kg)/신장$(m)^2$

  - 18.5~23 미만은 정상 체중,
  - 23~25 미만이면 과체중,
  - 25~30 미만이면 비만,
  - 25 이상이면 고도 비만이라고 본다.

- 카우프지수(Kaup Index)

  영유아부터 학령 전까지의 영양 판정에 사용된다.

  카우프지수 = 체중(kg)/(신장cm$)^2$ × 10^4

  - 13~15 마른 편,
  - 15~19 정상,
  - 19~22 비만으로 본다.

- 로렐지수(Rohrer Index)

  학령기 이후 어린이의 비만 판정에 이용되는 지표이다.

  로렐지수 = 체중(kg)/신장$(cm)^3$ × 10^7

  - 신장 110~129cm에서는 180 이상,
  - 신장 130~149cm에서는 170 이상,
  - 신장 150cm 이상에서는 160 이상을 비만으로 판정한다.

• 비만도

표준체중과 측정 체중으로 비만도를 측정하는 방법이다.

- 표준체중(남) : (신장-100) × 0.92
- 표준체중(여) : (신장-100) × 0.86

- 신장 165cm 이상 : 신장(cm)－110
- 신장 151cm ~ 164cm : 신장(cm)－105
- 신장 150cm 이하 : 신장(cm)－100

비만도(%) = [(측정 체중kg－표준체중kg)/표준체중] × 100

∵ 비만도

- ± 10% 이상 : 정상
- 10~20% : 체중 과다
- 20% 이상 : 비만

(2) 이화학적 검사에 의한 판정

혈액검사, 소변검사, 타액검사 등으로 판정한다.

(3) 통계를 이용한 판정

사망률, 전염병 이환율, 식이 섭취 평가, 기타 통계들을 이용하여 간접적으로 영양 상태를 판정한다.

2. 대사와 소요 열량

열량의 단위는 칼로리이다. 1칼로리는 물 1g을 14.5℃에서 15.5℃로 올리는데 필요한 열량이다. 인체의 생명 현상에 필요한 열량은 성, 연령, 활동량, 신체적 조건, 체중 및 기후 등의 영향을 받는다.

1) 기초대사량

생명 유지에 필요한 최소한의 열량을 기초대사량이라 한다. 기초대사량의 측정은 식후 12~15시간이 경과하여 소화 작용이 진행되지 않으며 쾌적한 실온에서 누워 있는 상태로 육체적, 정신적으로 안정된 상태에서 소비하는 열량을 측정해야 한다. 기초대사량에 영향을 미치는 인자로서는 체표면적, 연령, 성, 기온, 호르몬 분비량 등이다.

2) 노동대사율(Relative Metabolic Rate, RMR)

근로 강도에 따라서 안정 시보다 대사량이 증가하는데, 이와 같이 근로에 의해서 소비되는 열량을 노동대사율이라 한다.

$$\text{R.M.R.} = \frac{\text{노동 시 소비 열량} - \text{안정 시 소비열량}}{\text{기초대사량}} = \frac{\text{노동대사량}}{\text{기초대사량}}$$

3) 특이동적 작용

특이동적 작용은 식사를 할 때 체내에 받아들여진 영양소가 분해되면서 그 일부가 체열로 소비되는 작용이다. 음식물을 소화·흡수하는 데 소비되는 열량을 말한다. 소화·흡수보다는 소화기의 운동에 의해서 소비되는 열량이 차지하는 비중이 크다. 특이동적 작용에 의한 대사량의 증가는 섭취 열량에 비례한다.

4) 열량 소요량

1일 열량 소요량은 A = B + 7Bx + A/10이다

- A : 열량 소요량
- B : 기초대사에 필요한 열량
- Bx : 일상생활에 필요한 열량
- A/10 : 특이동적 작용(SDA)에 필요한 열량
- X : 생활활동지수

3. 영양장애

1) 영양장애

(1) 영양장애의 종류

① 결핍증 : 필요영양소 결핍으로 인한 병적 상태

② 저영양 : 열량 섭취의 부족 상태

③ 영양실조증 : 영양소의 결핍이 양적·질적으로 부족한 상태

④ 기아 상태 : 저영양과 영양실조증이 함께 나타난 상태

(2) 영양장애의 판정 기준

① 열량 단백질 결핍증 : 개발도상국이나 후진국 어린이에게 주로 발생한다. 출생 직후부터 모유나 분유의 부족 또는 비위생적 상태로 인해 마라스무스(Marasmus)가 발생할 수 있다. 콰시오커증(Kwashiorkor)은 열량은 공급받지만 양질의 단백질을 섭취하지 못할 때 발생한다.

② 비만증 : 과다한 영양 섭취로 인한 영양 장애로 과다 체중으로 인한 체지방이 25% 이상이면 비만이라 정의한다. 비만의 원인은 유전적 요인, 과다 열량 섭취, 운동 부족, 내분비계 장애, 심리적 요인 등이 있다.
비만증의 5D로는 용모손상(disfigurement), 불편(discomfort), 활동 불편(disability), 질병(disease), 사망(death) 등이 있다.

2) 국민 영양조사와 한국인의 영양 문제

국민 영양조사는 1970년부터 실시하였다. 1995년 1월 5일(법령 제4914호) 국민건강증진법이 제정·공포되어 국민 영양 개선령과 동 시행규칙은 국민건강 증진법으로 통폐합되었다. 국민 영양조사는 식품 섭취량, 건강 상태 및 식생활 상태 등의 양상을 파악하여 국민영양 개선을 위한 정책의 기초 자료를 수집하는데 그 목적이 있다. 식습관에서 초래된 영양상 문제점을 요약하여 보면 다음과 같다

① 식사 내용상 열량 구성의 불균형 : 곡류의 과잉 섭취로 단백질(필수아미노산), 지방(필수지방산) 등 필수영양소의 불균형을 초래한다.

② 비타민 및 미네랄 섭취 부족 : 칼슘, 철분, 비타민 A, B_2 및 B_{12} 등의 섭취가 부족하다.

③ 나트륨, 캡사이신 과잉 섭취 : 지나친 당질 섭취는 나트륨 섭취를 조장하고 있다. 고춧가루의 캡사이신의 과잉 섭취로 인해 위장 장애가 발생한다.

3) 영양 문제 개선 방향

① 동물성 식품 섭취 비율이 크게 증가함에 따라 심혈관계 질환이 증가하였다. 지질 섭취는 총 열량의 20%를 넘지 않도록 하고 열량과 단백질은 권장량에 알맞게 섭취하도록 한다.

② 칼슘의 섭취가 부족하고 나트륨은 과잉 섭취를 하고 있다.
칼슘을 비롯한 철분, 비타민 A, 리보플라빈의 섭취를 늘리고 WHO의 나트륨 1일 권장량인 2000mg을 초과하지 않도록 한다.

③ 바른 식습관에 관한 교육과 생활에서의 실천을 유도한다.
④ 연령, 교육 수준 등 다양한 조건에 알맞은 정책들이 필요하다.

4) 청 · 장년층 성인의 식생활 목표(보건복지부)

① 하루에 먹는 식품이 20가지 이상이 되게 한다.
② 포화지방산은 총 열량의 6% 이하로 한다.
③ BMI가 20~25 사이가 되도록 체중을 유지한다.
④ 소금은 1일 10g 정도만 섭취한다.
⑤ 술의 소비를 감소시킨다.
⑥ 음식의 낭비를 막는다.
⑦ 전통음식 문화를 유지한다.

제16장

공중위생관리법

Public Health law

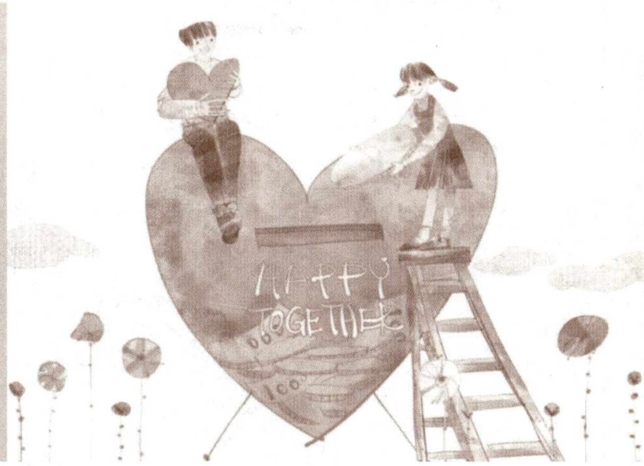

공중위생관리법 (출처 : 법제처 2019.02)

[시행 2018. 12. 11.] [법률 제15873호, 2018. 12. 11. 일부개정]

제1조(목적) 이 법은 공중이 이용하는 영업의 위생관리 등에 관한 사항을 규정함으로써 위생수준을 향상시켜 국민의 건강증진에 기여함을 목적으로 한다.

제2조(정의) ①이 법에서 사용하는 용어의 정의는 다음과 같다.

1. "공중위생영업"이라 함은 다수인을 대상으로 위생관리서비스를 제공하는 영업으로서 숙박업·목욕장업·이용업·미용업·세탁업·건물 위생관리업을 말한다.
2. "숙박업"이라 함은 손님이 잠을 자고 머물 수 있도록 시설 및 설비등의 서비스를 제공하는 영업을 말한다. 다만, 농어촌에 소재하는 민박등 대통령령이 정하는 경우를 제외한다.
3. "목욕장업"이라 함은 다음 각목의 어느 하나에 해당하는 서비스를 손님에게 제공하는 영업을 말한다. 다만, 숙박업 영업소에 부설된 욕실 등 대통령령이 정하는 경우를 제외한다.
   가. 물로 목욕을 할 수 있는 시설 및 설비 등의 서비스
   나. 맥반석·황토·옥 등을 직접 또는 간접 가열하여 발생되는 열기 또는 원적외선 등을 이용하여 땀을 낼 수 있는 시설 및 설비 등의 서비스
4. "이용업"이라 함은 손님의 머리카락 또는 수염을 깎거나 다듬는 등의 방법으로 손님의 용모를 단정하게 하는 영업을 말한다.
5. "미용업"이라 함은 손님의 얼굴·머리·피부등을 손질하여 손님의 외모를 아름

답게 꾸미는 영업을 말한다.

6. "세탁업"이라 함은 의류 기타 섬유제품이나 피혁제품등을 세탁하는 영업을 말한다.
7. "건물위생관리업"이라 함은 공중이 이용하는 건축물·시설물등의 청결유지와 실내공기정화를 위한 청소등을 대행하는 영업을 말한다.
8. 삭제 <2015. 12. 22.>

② 제1항제2호 내지 제7호의 영업은 대통령령이 정하는 바에 의하여 이를 세분할 수 있다.

제3조(공중위생영업의 신고 및 폐업신고) ① 공중위생영업을 하고자 하는 자는 공중위생영업의 종류별로 보건복지부령이 정하는 시설 및 설비를 갖추고 시장·군수·구청장(자치구의 구청장에 한한다. 이하 같다)에게 신고하여야 한다. 보건복지부령이 정하는 중요사항을 변경하고자 하는 때에도 또한 같다.

② 제1항의 규정에 의하여 공중위생영업의 신고를 한 자(이하 "공중위생영업자"라 한다)는 공중위생영업을 폐업한 날부터 20일 이내에 시장·군수·구청장에게 신고하여야 한다. 다만, 제11조에 따른 영업정지 등의 기간 중에는 폐업신고를 할 수 없다.

③ 시장·군수·구청장은 공중위생영업자가 「부가가치세법」 제8조에 따라 관할 세무서장에게 폐업신고를 하거나 관할 세무서장이 사업자등록을 말소한 경우에는 신고 사항을 직권으로 말소할 수 있다.

④ 시장·군수·구청장은 제3항의 직권말소를 위하여 필요한 경우 관할 세무서장에게 공중위생영업자의 폐업여부에 대한 정보 제공을 요청할 수 있다. 이 경우 요청을 받은 관할 세무서장은 「전자정부법」 제36조제1항에 따라 공중위생영업자의 폐업여부에 대한 정보를 제공하여야 한다.

⑤ 제1항 및 제2항의 규정에 의한 신고의 방법 및 절차 등에 관하여 필요한 사항은 보건복지부령으로 정한다.

제3조의2(공중위생영업의 승계) ① 공중위생영업자가 그 공중위생영업을 양도하거나 사망한 때 또는 법인의 합병이 있는 때에는 그 양수인·상속인 또는 합병후 존속하는 법인이나 합병에 의하여 설립되는 법인은 그 공중위생영업자의 지위를 승계한다.

② 민사집행법에 의한 경매, 「채무자 회생 및 파산에 관한 법률」에 의한 환가나 국세징수법·관세법 또는 「지방세징수법」에 의한 압류재산의 매각 그 밖에 이에 준하는 절차에 따라 공중위생영업 관련시설 및 설비의 전부를 인수한 자는 이 법에 의한 그 공중위생영업자의 지위를 승계한다.

③ 제1항 또는 제2항의 규정에 불구하고 이용업 또는 미용업의 경우에는 제6조의 규

정에 의한 면허를 소지한 자에 한하여 공중위생영업자의 지위를 승계할 수 있다.

④ 제1항 또는 제2항의 규정에 의하여 공중위생영업자의 지위를 승계한 자는 1월 이내에 보건복지부령이 정하는 바에 따라 시장・군수 또는 구청장에게 신고하여야 한다.

제4조(공중위생영업자의 위생관리의무등) ① 공중위생영업자는 그 이용자에게 건강상 위해요인이 발생하지 아니하도록 영업관련 시설 및 설비를 위생적이고 안전하게 관리하여야 한다.

② 목욕장업을 하는 자는 다음 각호의 사항을 지켜야 한다. 이 경우 세부기준은 보건복지부령으로 정한다.

1. 제2조제1항제3호 가목의 서비스를 제공하는 경우 : 목욕장의 수질기준 및 수질검사방법 등 수질 관리에 관한 사항
2. 제2조제1항제3호 나목의 서비스를 제공하는 경우 : 위생기준 등에 관한 사항

③ 이용업을 하는 자는 다음 각호의 사항을 지켜야 한다.

1. 이용기구는 소독을 한 기구와 소독을 하지 아니한 기구로 분리하여 보관하고, 면도기는 1회용 면도날만을 손님 1인에 한하여 사용할 것. 이 경우 이용기구의 소독기준 및 방법은 보건복지부령으로 정한다.
2. 이용사면허증을 영업소안에 게시할 것
3. 이용업소표시등을 영업소 외부에 설치할 것

④ 미용업을 하는 자는 다음 각호의 사항을 지켜야 한다.

1. 의료기구와 의약품을 사용하지 아니하는 순수한 화장 또는 피부미용을 할 것
2. 미용기구는 소독을 한 기구와 소독을 하지 아니한 기구로 분리하여 보관하고, 면도기는 1회용 면도날만을 손님 1인에 한하여 사용할 것. 이 경우 미용기구의 소독기준 및 방법은 보건복지부령으로 정한다.
3. 미용사면허증을 영업소안에 게시할 것

⑤ 세탁업을 하는 자는 세제를 사용함에 있어서 국민건강에 유해한 물질이 발생되지 아니하도록 기계 및 설비를 안전하게 관리하여야 한다. 이 경우 유해한 물질이 발생되는 세제의 종류와 기계 및 설비의 안전관리에 관하여 필요한 사항은 보건복지부령으로 정한다.

⑥ 건물위생관리업을 하는 자는 사용장비 또는 약제의 취급시 인체의 건강에 해를 끼치지 아니하도록 위생적이고 안전하게 관리하여야 한다.

⑦ 제1항 내지 제6항의 규정에 의하여 공중위생영업자가 준수하여야 할 위생관리기준 기타 위생관리서비스의 제공에 관하여 필요한 사항으로서 그 각항에 규정된 사항외의 사항 및 감염병환자 기타 함께 출입시켜서는 아니되는 자의 범위와 목욕장

내에 둘 수 있는 종사자의 범위등 건전한 영업질서유지를 위하여 영업자가 준수하여야 할 사항은 보건복지부령으로 정한다.

제5조(공중위생영업자의 불법카메라 설치 금지) 공중위생영업자는 영업소에 「성폭력범죄의 처벌 등에 관한 특례법」 제14조제1항에 위반되는 행위에 이용되는 카메라나 그 밖에 이와 유사한 기능을 갖춘 기계장치를 설치해서는 아니 된다.

[본조신설 2018. 12. 11.][시행일 : 2019. 6. 12.] 제5조

제6조(이용사 및 미용사의 면허등) ① 이용사 또는 미용사가 되고자 하는 자는 다음 각호의 1에 해당하는 자로서 보건복지부령이 정하는 바에 의하여 시장·군수·구청장의 면허를 받아야 한다.

1. 전문대학 또는 이와 같은 수준 이상의 학력이 있다고 교육부장관이 인정하는 학교에서 이용 또는 미용에 관한 학과를 졸업한 자

1의2. 「학점인정 등에 관한 법률」 제8조에 따라 대학 또는 전문대학을 졸업한 자와 같은 수준 이상의 학력이 있는 것으로 인정되어 같은 법 제9조에 따라 이용 또는 미용에 관한 학위를 취득한 자

2. 고등학교 또는 이와 같은 수준의 학력이 있다고 교육부장관이 인정하는 학교에서 이용 또는 미용에 관한 학과를 졸업한 자
3. 교육부장관이 인정하는 고등기술학교에서 1년 이상 이용 또는 미용에 관한 소정의 과정을 이수한 자
4. 국가기술자격법에 의한 이용사 또는 미용사의 자격을 취득한 자

② 다음 각호의 1에 해당하는 자는 이용사 또는 미용사의 면허를 받을 수 없다.

1. 피성년후견인
2. 「정신건강증진 및 정신질환자 복지서비스 지원에 관한 법률」 제3조제1호에 따른 정신질환자. 다만, 전문의가 이용사 또는 미용사로서 적합하다고 인정하는 사람은 그러하지 아니하다.
3. 공중의 위생에 영향을 미칠 수 있는 감염병환자로서 보건복지부령이 정하는 자
4. 마약 기타 대통령령으로 정하는 약물 중독자
5. 제7조제1항제2호, 제4호, 제6호 또는 제7호의 사유로 면허가 취소된 후 1년이 경과되지 아니한 자

제6조의2(위생사의 면허 등) ① 위생사가 되려는 사람은 다음 각 호의 어느 하나에 해당하는 사람으로서 위생사 국가시험에 합격한 후 보건복지부장관의 면허를 받아야 한다.

1. 전문대학이나 이와 같은 수준 이상에 해당된다고 교육부장관이 인정하는 학교(보건복지부장관이 정하여 고시하는 인정기준에 해당하는 외국의 학교를 포함한다. 이하 같다)에서 보건 또는 위생에 관한 교육과정을 이수한 사람
2. 「학점인정 등에 관한 법률」 제8조에 따라 전문대학을 졸업한 사람과 같은 수준 이상의 학력이 있는 것으로 인정되어 같은 법 제9조에 따라 보건 또는 위생에 관한 학위를 취득한 사람
3. 외국의 위생사 면허 또는 자격(보건복지부장관이 정하여 고시하는 인정기준에 해당하는 면허 또는 자격을 말한다)을 가진 사람

② 제1항에 따른 위생사 국가시험은 매년 1회 이상 보건복지부장관이 실시하며, 시험과목·시험방법·합격기준과 그 밖에 시험에 필요한 사항은 대통령령으로 정한다.

③ 보건복지부장관은 위생사 국가시험의 실시에 관한 업무를 「한국보건의료인국가시험원법」에 따른 한국보건의료인국가시험원에 위탁할 수 있다.

④ 위생사 국가시험에서 대통령령으로 정하는 부정행위를 한 사람에 대하여는 그 시험을 정지시키거나 합격을 무효로 한다.

⑤ 제4항에 따라 시험이 정지되거나 합격이 무효가 된 사람은 해당 위생사 국가시험 후에 치러지는 위생사 국가시험에 2회 응시할 수 없다.

⑥ 보건복지부장관은 위생사 면허를 부여하는 경우에는 보건복지부령으로 정하는 바에 따라 면허대장에 등록하고 면허증을 발급하여야 한다.

⑦ 다음 각 호의 어느 하나에 해당하는 사람은 위생사 면허를 받을 수 없다.

1. 「정신건강증진 및 정신질환자 복지서비스 지원에 관한 법률」 제3조제1호에 따른 정신질환자. 다만, 전문의가 위생사로서 적합하다고 인정하는 사람은 그러하지 아니하다.
2. 「마약류 관리에 관한 법률」에 따른 마약류 중독자
3. 이 법, 「감염병의 예방 및 관리에 관한 법률」, 「검역법」, 「식품위생법」, 「의료법」, 「약사법」, 「마약류 관리에 관한 법률」 또는 「보건범죄 단속에 관한 특별조치법」을 위반하여 금고 이상의 실형을 선고받고 그 집행이 끝나지 아니하거나 그 집행을 받지 아니하기로 확정되지 아니한 사람

⑧ 제6항에 따른 면허의 등록, 수수료 및 면허증에 필요한 사항은 보건복지부령으로 정한다.

[본조신설 2016. 2. 3.] [시행일 : 2019. 12. 12.] 제6조의2제1항제1호, 제6조의2제1항제3호

제7조(이용사 및 미용사의 면허취소등) ① 시장·군수·구청장은 이용사 또는 미용사가 다음 각호의 1에 해당하는 때에는 그 면허를 취소하거나 6월 이내의 기간을 정하여

그 면허의 정지를 명할 수 있다. 다만, 제1호, 제2호, 제4호, 제6호 또는 제7호에 해당하는 경우에는 그 면허를 취소하여야 한다.

1. 제6조제2항제1호
2. 제6조제2항제2호 내지 제4호에 해당하게 된 때
3. 면허증을 다른 사람에게 대여한 때
4. 「국가기술자격법」에 따라 자격이 취소된 때
5. 「국가기술자격법」에 따라 자격정지처분을 받은 때(「국가기술자격법」에 따른 자격정지처분 기간에 한정한다)
6. 이중으로 면허를 취득한 때(나중에 발급받은 면허를 말한다)
7. 면허정지처분을 받고도 그 정지 기간 중에 업무를 한 때
8. 「성매매알선 등 행위의 처벌에 관한 법률」이나 「풍속영업의 규제에 관한 법률」을 위반하여 관계 행정기관의 장으로부터 그 사실을 통보받은 때

② 제1항의 규정에 의한 면허취소·정지처분의 세부적인 기준은 그 처분의 사유와 위반의 정도등을 감안하여 보건복지부령으로 정한다.

제7조의2(위생사 면허의 취소 등) ① 보건복지부장관은 위생사가 다음 각 호의 어느 하나에 해당하는 경우에는 그 면허를 취소한다.

1. 제6조의2제7항 각 호의 어느 하나에 해당하게 된 경우
2. 면허증을 대여한 경우

② 위생사가 제1항제1호에 따라 면허가 취소된 후 그 처분의 원인이 된 사유가 소멸된 때에는 보건복지부장관은 그 사람에 대하여 다시 면허를 부여할 수 있다.

제8조(이용사 및 미용사의 업무범위등) ① 제6조제1항의 규정에 의한 이용사 또는 미용사의 면허를 받은 자가 아니면 이용업 또는 미용업을 개설하거나 그 업무에 종사할 수 없다. 다만, 이용사 또는 미용사의 감독을 받아 이용 또는 미용 업무의 보조를 행하는 경우에는 그러하지 아니하다.

② 이용 및 미용의 업무는 영업소외의 장소에서 행할 수 없다. 다만, 보건복지부령이 정하는 특별한 사유가 있는 경우에는 그러하지 아니하다.

③ 제1항의 규정에 의한 이용사 및 미용사의 업무범위와 이용·미용의 업무보조 범위에 관하여 필요한 사항은 보건복지부령으로 정한다.

제8조의2(위생사의 업무범위) 위생사의 업무범위는 다음 각 호와 같다.

1. 공중위생영업소, 공중이용시설 및 위생용품의 위생관리
2. 음료수의 처리 및 위생관리
3. 쓰레기, 분뇨, 하수, 그 밖의 폐기물의 처리
4. 식품·식품첨가물과 이에 관련된 기구·용기 및 포장의 제조와 가공에 관한 위생관리
5. 유해 곤충·설치류 및 매개체 관리
6. 그 밖에 보건위생에 영향을 미치는 것으로서 대통령령으로 정하는 업무

제9조(보고 및 출입·검사) ① 특별시장·광역시장·도지사(이하 "시·도지사"라 한다) 또는 시장·군수·구청장은 공중위생관리상 필요하다고 인정하는 때에는 공중위생영업자에 대하여 필요한 보고를 하게 하거나 소속공무원으로 하여금 영업소·사무소 등에 출입하여 공중위생영업자의 위생관리의무이행 등에 대하여 검사하게 하거나 필요에 따라 공중위생영업장부나 서류를 열람하게 할 수 있다.

② 시·도지사 또는 시장·군수·구청장은 공중위생영업자의 영업소에 제5조에 따라 설치가 금지되는 카메라나 기계장치가 설치되었는지를 검사할 수 있다. 이 경우 공중위생영업자는 특별한 사정이 없으면 검사에 따라야 한다.

③ 제2항의 경우에 시·도지사 또는 시장·군수·구청장은 관할 경찰관서의 장에게 협조를 요청할 수 있다.

④ 제2항의 경우에 시·도지사 또는 시장·군수·구청장은 영업소에 대하여 검사 결과에 대한 확인증을 발부할 수 있다.

⑤ 제1항 및 제2항의 경우에 관계공무원은 그 권한을 표시하는 증표를 지녀야 하며, 관계인에게 이를 내보여야 한다.

⑥ 제1항 및 제2항의 규정을 적용함에 있어서 관광진흥법 제4조제2항의 규정에 의하여 등록한 관광숙박업(이하 "관광숙박업"이라 한다)의 경우에는 당해 관광숙박업의 관할행정기관의 장과 사전에 협의하여야 한다. 다만, 보건위생관리상 위해요인을 방지하기 위하여 긴급한 사유가 있는 경우에는 그러하지 아니하다.

[시행일 : 2019. 6. 12.] 제9조제2항, 제9조제3항, 제9조제4항, 제9조제5항, 제9조제6항

제9조의2(영업의 제한) 시·도지사는 공익상 또는 선량한 풍속을 유지하기 위하여 필요하다고 인정하는 때에는 공중위생영업자 및 종사원에 대하여 영업시간 및 영업행위에 관한 필요한 제한을 할 수 있다.

제10조(위생지도 및 개선명령) 시·도지사 또는 시장·군수·구청장은 다음 각 호의 어느 하나에 해당하는 자에 대하여 보건복지부령으로 정하는 바에 따라 기간을 정하여 그 개선을 명할 수 있다.

1. 제3조제1항의 규정에 의한 공중위생영업의 종류별 시설 및 설비기준을 위반한 공중위생영업자
2. 제4조의 규정에 의한 위생관리의무 등을 위반한 공중위생영업자

제11조(공중위생영업소의 폐쇄등) ① 시장·군수·구청장은 공중위생영업자가 다음 각 호의 어느 하나에 해당하면 6월 이내의 기간을 정하여 영업의 정지 또는 일부 시설의 사용중지를 명하거나 영업소폐쇄등을 명할 수 있다. 다만, 관광숙박업의 경우에는 당해 관광숙박업의 관할행정기관의 장과 미리 협의하여야 한다.

1. 제3조제1항 전단에 따른 영업신고를 하지 아니하거나 시설과 설비기준을 위반한 경우
2. 제3조제1항 후단에 따른 변경신고를 하지 아니한 경우
3. 제3조의2제4항에 따른 지위승계신고를 하지 아니한 경우
4. 제4조에 따른 공중위생영업자의 위생관리의무등을 지키지 아니한 경우

4의2. 제5조를 위반하여 카메라나 기계장치를 설치한 경우

5. 제8조제2항을 위반하여 영업소 외의 장소에서 이용 또는 미용 업무를 한 경우
6. 제9조에 따른 보고를 하지 아니하거나 거짓으로 보고한 경우 또는 관계 공무원의 출입, 검사 또는 공중위생영업 장부 또는 서류의 열람을 거부·방해하거나 기피한 경우
7. 제10조에 따른 개선명령을 이행하지 아니한 경우
8. 「성매매알선 등 행위의 처벌에 관한 법률」, 「풍속영업의 규제에 관한 법률」, 「청소년 보호법」, 「아동·청소년의 성보호에 관한 법률」 또는 「의료법」을 위반하여 관계 행정기관의 장으로부터 그 사실을 통보받은 경우

② 시장·군수·구청장은 제1항에 따른 영업정지처분을 받고도 그 영업정지 기간에 영업을 한 경우에는 영업소 폐쇄를 명할 수 있다.

③ 시장·군수·구청장은 다음 각 호의 어느 하나에 해당하는 경우에는 영업소 폐쇄를 명할 수 있다.

1. 공중위생영업자가 정당한 사유 없이 6개월 이상 계속 휴업하는 경우
2. 공중위생영업자가 「부가가치세법」 제8조에 따라 관할 세무서장에게 폐업신고를 하거나 관할 세무서장이 사업자 등록을 말소한 경우

④ 제1항에 따른 행정처분의 세부기준은 그 위반행위의 유형과 위반 정도 등을 고려하여 보건복지부령으로 정한다.

⑤ 시장·군수·구청장은 공중위생영업자가 제1항의 규정에 의한 영업소폐쇄명령을 받고도 계속하여 영업을 하는 때에는 관계공무원으로 하여금 당해 영업소를 폐쇄하기 위하여 다음 각호의 조치를 하게 할 수 있다. 제3조제1항 전단을 위반하여 신고를 하지 아니하고 공중위생영업을 하는 경우에도 또한 같다.

1. 당해 영업소의 간판 기타 영업표지물의 제거
2. 당해 영업소가 위법한 영업소임을 알리는 게시물등의 부착
3. 영업을 위하여 필수불가결한 기구 또는 시설물을 사용할 수 없게 하는 봉인

⑥ 시장·군수·구청장은 제5항제3호에 따른 봉인을 한 후 봉인을 계속할 필요가 없다고 인정되는 때와 영업자등이나 그 대리인이 당해 영업소를 폐쇄할 것을 약속하는 때 및 정당한 사유를 들어 봉인의 해제를 요청하는 때에는 그 봉인을 해제할 수 있다. 제5항제2호에 따른 게시물 등의 제거를 요청하는 경우에도 또한 같다.

[시행일 : 2019. 6. 12.] 제11조제1항제4호의2

제11조의2(과징금처분) ① 시장·군수·구청장은 제11조제1항의 규정에 의한 영업정지가 이용자에게 심한 불편을 주거나 그 밖에 공익을 해할 우려가 있는 경우에는 영업정지 처분에 갈음하여 1억원 이하의 과징금을 부과할 수 있다. 다만, 제5조, 「성매매알선 등 행위의 처벌에 관한 법률」, 「아동·청소년의 성보호에 관한 법률」, 「풍속영업의 규제에 관한 법률」 제3조 각호의 1 또는 이에 상응하는 위반행위로 인하여 처분을 받게 되는 경우를 제외한다.

② 제1항의 규정에 의한 과징금을 부과하는 위반행위의 종별·정도 등에 따른 과징금의 금액 등에 관하여 필요한 사항은 대통령령으로 정한다.

③ 시장·군수·구청장은 제1항의 규정에 의한 과징금을 납부하여야 할 자가 납부기한까지 이를 납부하지 아니한 경우에는 대통령령으로 정하는 바에 따라 제1항에 따른 과징금 부과처분을 취소하고, 제11조제1항에 따른 영업정지 처분을 하거나 「지방세외수입금의 징수 등에 관한 법률」에 따라 이를 징수한다.

④ 제1항 및 제3항의 규정에 의하여 시장·군수·구청장이 부과·징수한 과징금은 당해 시·군·구에 귀속된다.

⑤ 시장·군수·구청장은 과징금의 징수를 위하여 필요한 경우에는 다음 각 호의 사항을 기재한 문서로 관할 세무관서의 장에게 과세정보의 제공을 요청할 수 있다.

1. 납세자의 인적사항
2. 사용목적

3. 과징금 부과기준이 되는 매출금액

[본조신설 2002. 8. 26.][시행일 : 2019. 4. 16.] 제11조의2[시행일 : 2019. 4. 16.] 제11조의2

제11조의3(행정제재처분효과의 승계) ①공중위생영업자가 그 영업을 양도하거나 사망한 때 또는 법인의 합병이 있는 때에는 종전의 영업자에 대하여 제11조제1항의 위반을 사유로 행한 행정제재처분의 효과는 그 처분기간이 만료된 날부터 1년간 양수인・상속인 또는 합병후 존속하는 법인에 승계된다.

②공중위생영업자가 그 영업을 양도하거나 사망한 때 또는 법인의 합병이 있는 때에는 제11조제1항의 위반을 사유로 하여 종전의 영업자에 대하여 진행중인 행정제재처분 절차를 양수인・상속인 또는 합병 후 존속하는 법인에 대하여 속행할 수 있다.

제11조의4(같은 종류의 영업 금지) ① 제5조, 「성매매알선 등 행위의 처벌에 관한 법률」・「아동・청소년의 성보호에 관한 법률」・「풍속영업의 규제에 관한 법률」 또는 「청소년 보호법」(이하 이 조에서 "「성매매알선 등 행위의 처벌에 관한 법률」 등"이라 한다)을 위반하여 제11조제1항의 폐쇄명령을 받은 자(법인인 경우에는 그 대표자를 포함한다. 이하 제2항에서 같다)는 그 폐쇄명령을 받은 후 2년이 경과하지 아니한 때에는 같은 종류의 영업을 할 수 없다.

② 「성매매알선 등 행위의 처벌에 관한 법률」 등 외의 법률을 위반하여 제11조제1항의 폐쇄명령을 받은 자는 그 폐쇄명령을 받은 후 1년이 경과하지 아니한 때에는 같은 종류의 영업을 할 수 없다.

③ 「성매매알선 등 행위의 처벌에 관한 법률」 등의 위반으로 제11조제1항에 따른 폐쇄명령이 있은 후 1년이 경과하지 아니한 때에는 누구든지 그 폐쇄명령이 이루어진 영업장소에서 같은 종류의 영업을 할 수 없다.

④ 「성매매알선 등 행위의 처벌에 관한 법률」 등 외의 법률의 위반으로 제11조제1항에 따른 폐쇄명령이 있은 후 6개월이 경과하지 아니한 때에는 누구든지 그 폐쇄명령이 이루어진 영업장소에서 같은 종류의 영업을 할 수 없다.

[본조신설 2007. 5. 25.][시행일 : 2019. 6. 12.] 제11조의4제1항

제11조의5(이용업소표시등의 사용제한) 누구든지 시・군・구에 이용업 신고를 하지 아니하고 이용업소 표시 등을 설치할 수 없다.

제11조의6(위반사실 공표) 시장・군수・구청장은 제7조, 제11조 또는 제11조의2에 따라 행정처분이 확정된 공중위생영업자에 대한 처분 내용, 해당 영업소의 명칭 등 처분과

관련한 영업 정보를 대통령령으로 정하는 바에 따라 공표하여야 한다.

제12조(청문) 보건복지부장관 또는 시장·군수·구청장은 다음 각 호의 어느 하나에 해당하는 처분을 하려면 청문을 하여야 한다.

1. 제3조제3항에 따른 신고사항의 직권 말소
2. 제7조에 따른 이용사와 미용사의 면허취소 또는 면허정지
3. 제7조의2에 따른 위생사의 면허취소
4. 제11조에 따른 영업정지명령, 일부 시설의 사용중지명령 또는 영업소 폐쇄명령

제13조(위생서비스수준의 평가) ① 시·도지사는 공중위생영업소(관광숙박업의 경우를 제외한다. 이하 이 조에서 같다)의 위생관리수준을 향상시키기 위하여 위생서비스평가계획(이하 "평가계획"이라 한다)을 수립하여 시장·군수·구청장에게 통보하여야 한다.

② 시장·군수·구청장은 평가계획에 따라 관할지역별 세부평가계획을 수립한 후 공중위생영업소의 위생서비스수준을 평가(이하 "위생서비스평가"라 한다)하여야 한다.

③ 시장·군수·구청장은 위생서비스평가의 전문성을 높이기 위하여 필요하다고 인정하는 경우에는 관련 전문기관 및 단체로 하여금 위생서비스평가를 실시하게 할 수 있다.

④ 제1항 내지 제3항의 규정에 의한 위생서비스평가의 주기·방법, 위생관리등급의 기준 기타 평가에 관하여 필요한 사항은 보건복지부령으로 정한다.

제14조(위생관리등급 공표등) ① 시장·군수·구청장은 보건복지부령이 정하는 바에 의하여 위생서비스평가의 결과에 따른 위생관리등급을 해당공중위생영업자에게 통보하고 이를 공표하여야 한다.

② 공중위생영업자는 제1항의 규정에 의하여 시장·군수·구청장으로부터 통보받은 위생관리등급의 표지를 영업소의 명칭과 함께 영업소의 출입구에 부착할 수 있다. <개정 2005. 3. 31.>

③ 시·도지사 또는 시장·군수·구청장은 위생서비스평가의 결과 위생서비스의 수준이 우수하다고 인정되는 영업소에 대하여 포상을 실시할 수 있다.

④ 시·도지사 또는 시장·군수·구청장은 위생서비스평가의 결과에 따른 위생관리등급별로 영업소에 대한 위생 감시를 실시하여야 한다. 이 경우 영업소에 대한 출입·검사와 위생감시의 실시주기 및 횟수 등 위생관리등급별 위생 감시기준은 보건복지부령으로 정한다.

제15조(공중위생감시원) ① 제3조, 제3조의2, 제4조 또는 제8조 내지 제11조의 규정에 의한 관계공무원의 업무를 행하게 하기 위하여 특별시·광역시·도 및 시·군·구(자치구에 한한다)에 공중위생감시원을 둔다.

② 제1항의 규정에 의한 공중위생감시원의 자격·임명·업무범위 기타 필요한 사항은 대통령령으로 정한다.

제15조의2(명예공중위생감시원) ① 시·도지사는 공중위생의 관리를 위한 지도·계몽 등을 행하게 하기 위하여 명예공중위생감시원을 둘 수 있다.

② 제1항의 규정에 의한 명예공중위생감시원의 자격 및 위촉방법, 업무범위 등에 관하여 필요한 사항은 대통령령으로 정한다.

제16조(공중위생 영업자단체의 설립) 공중위생영업자는 공중위생과 국민보건의 향상을 기하고 그 영업의 건전한 발전을 도모하기 위하여 영업의 종류별로 전국적인 조직을 가지는 영업자단체를 설립할 수 있다.

제17조(위생교육) ① 공중위생영업자는 매년 위생교육을 받아야 한다.

② 제3조제1항 전단의 규정에 의하여 신고를 하고자 하는 자는 미리 위생교육을 받아야 한다. 다만, 보건복지부령으로 정하는 부득이한 사유로 미리 교육을 받을 수 없는 경우에는 영업개시 후 6개월 이내에 위생교육을 받을 수 있다.

③ 제1항 및 제2항의 규정에 따른 위생교육을 받아야 하는 자 중 영업에 직접 종사하지 아니하거나 2 이상의 장소에서 영업을 하는 자는 종업원 중 영업장별로 공중위생에 관한 책임자를 지정하고 그 책임자로 하여금 위생교육을 받게 하여야 한다.

④ 제1항부터 제3항까지의 규정에 따른 위생교육은 보건복지부장관이 허가한 단체 또는 제16조에 따른 단체가 실시할 수 있다.

⑤ 제1항부터 제4항까지의 규정에 따른 위생교육의 방법·절차 등에 관하여 필요한 사항은 보건복지부령으로 정한다.

제18조(위임 및 위탁) ① 보건복지부장관은 이 법에 의한 권한의 일부를 대통령령이 정하는 바에 의하여 시·도지사 또는 시장·군수·구청장에게 위임할 수 있다.

② 보건복지부장관은 대통령령이 정하는 바에 의하여 관계 전문기관에 그 업무의 일부를 위탁할 수 있다.

제19조(국고보조) 국가 또는 지방자치단체는 제13조제3항의 규정에 의하여 위생서비

스평가를 실시하는 자에 대하여 예산의 범위 안에서 위생서비스평가에 소요되는 경비의 전부 또는 일부를 보조할 수 있다.

제19조의2(수수료) 제6조의 규정에 의하여 이용사 또는 미용사 면허를 받고자 하는 자는 대통령령이 정하는 바에 따라 수수료를 납부하여야 한다.

제19조의3(같은 명칭의 사용금지) 위생사가 아니면 위생사라는 명칭을 사용하지 못한다.

제19조의4(벌칙 적용에서 공무원 의제) 제18조제2항에 따라 위탁받은 업무에 종사하는 관계 전문기관의 임직원은 「형법」 제129조부터 제132조까지의 규정을 적용할 때에는 공무원으로 본다.

제20조(벌칙) ① 다음 각호의 1에 해당하는 자는 1년 이하의 징역 또는 1천만원 이하의 벌금에 처한다.

1. 제3조제1항 전단의 규정에 의한 신고를 하지 아니한 자
2. 제11조제1항의 규정에 의한 영업정지명령 또는 일부 시설의 사용중지명령을 받고도 그 기간중에 영업을 하거나 그 시설을 사용한 자 또는 영업소 폐쇄명령을 받고도 계속하여 영업을 한 자

② 다음 각호의 1에 해당하는 자는 6월 이하의 징역 또는 500만원 이하의 벌금에 처한다.

1. 제3조제1항 후단의 규정에 의한 변경신고를 하지 아니한 자
2. 제3조의2제1항의 규정에 의하여 공중위생영업자의 지위를 승계한 자로서 동조제4항의 규정에 의한 신고를 하지 아니한 자
3. 제4조제7항의 규정에 위반하여 건전한 영업질서를 위하여 공중위생영업자가 준수하여야 할 사항을 준수하지 아니한 자

③ 다음 각 호의 어느 하나에 해당하는 사람은 300만원 이하의 벌금에 처한다.

1. 제7조제1항에 따른 면허의 취소 또는 정지 중에 이용업 또는 미용업을 한 사람
2. 제8조제1항을 위반하여 면허를 받지 아니하고 이용업 또는 미용업을 개설하거나 그 업무에 종사한 사람

제21조(양벌규정) 법인의 대표자나 법인 또는 개인의 대리인, 사용인, 그 밖의 종업원이 그 법인 또는 개인의 업무에 관하여 제20조의 위반행위를 하면 그 행위자를 벌하는 외에 그 법인 또는 개인에게도 해당 조문의 벌금형을 과(科)한다. 다만, 법인 또는 개인

이 그 위반행위를 방지하기 위하여 해당 업무에 관하여 상당한 주의와 감독을 게을리하지 아니한 경우에는 그러하지 아니하다.

제22조(과태료) ① 다음 각호의 1에 해당하는 자는 300만원 이하의 과태료에 처한다.

1. 삭제 <2016. 2. 3.>

1의2. 제4조제2항의 규정을 위반하여 목욕장의 수질기준 또는 위생기준을 준수하지 아니한 자로서 제10조의 규정에 의한 개선명령에 따르지 아니한 자

2. 제4조제7항의 규정에 위반하여 숙박업소의 시설 및 설비를 위생적이고 안전하게 관리하지 아니한 자
3. 제4조제7항의 규정에 위반하여 목욕장업소의 시설 및 설비를 위생적이고 안전하게 관리하지 아니한 자
4. 제9조의 규정에 의한 보고를 하지 아니하거나 관계공무원의 출입·검사 기타 조치를 거부·방해 또는 기피한 자
5. 제10조의 규정에 의한 개선명령에 위반한 자
6. 제11조의5를 위반하여 이용업소표시등을 설치한 자

② 다음 각호의 1에 해당하는 자는 200만원 이하의 과태료에 처한다.

1. 제4조제3항 각호 및 제7항의 규정에 위반하여 이용업소의 위생관리 의무를 지키지 아니한 자
2. 제4조제4항 각호 및 제7항의 규정에 위반하여 미용업소의 위생관리 의무를 지키지 아니한 자
3. 제4조제5항 및 제7항의 규정에 위반하여 세탁업소의 위생관리 의무를 지키지 아니한 자
4. 제4조제6항 및 제7항의 규정에 위반하여 건물위생관리업소의 위생관리 의무를 지키지 아니한 자
5. 제8조제2항의 규정에 위반하여 영업소외의 장소에서 이용 또는 미용업무를 행한 자
6. 제17조제1항의 규정에 위반하여 위생교육을 받지 아니한 자

③ 제19조의3을 위반하여 위생사의 명칭을 사용한 자에게는 100만원 이하의 과태료를 부과한다.

④ 제1항부터 제3항까지의 규정에 따른 과태료는 대통령령으로 정하는 바에 따라 보건복지부장관 또는 시장·군수·구청장이 부과·징수한다.

제23조 삭제

부칙 <법률 제5839호, 1999. 2. 8.>

제1조 (시행일) 이 법은 공포후 6월이 경과한 날부터 시행한다.
제2조 (다른 법률의 폐지) 공중위생법은 이를 폐지한다.

부칙 <법률 제15184호, 2017. 12. 12.>

이 법은 공포한 날부터 시행한다.

부칙 <법률 제15873호, 2018. 12. 11.>

제1조(시행일) 이 법은 공포한 날부터 시행한다. 다만, 제5조, 제9조제2항부터 제6항까지, 제11조 제1항제4호의2, 제11조의2제1항 및 제11조의4제1항의 개정규정은 공포 후 6개월이 경과한 날부터 시행하며, 제6조의2제1항제1호 및 제3호의 개정규정은 공포 후 1년이 경과한 날부터 시행한다.

제2조(위생사 국가시험의 응시자격에 관한 경과조치) 이 법 시행 당시 종전의 제6조의2제1항제1호 및 제3호에 따라 위생사 국가시험의 응시자격을 인정받은 사람은 이 법에 따른 응시자격이 있는 것으로 본다.

공중위생관리법 시행령

[시행 2019. 1. 1.] [대통령령 제29421호, 2018. 12. 24., 타법개정]

제1조(목적) 이 영은 「공중위생관리법」에서 위임된 사항과 그 시행에 관하여 필요한 사항을 규정함을 목적으로 한다.

제2조(적용제외 대상) ① 「공중위생관리법」(이하 "법"이라 한다) 제2조 제1항 제2호 단서의 규정에 의하여 숙박업에서 제외되는 시설은 다음 각호와 같다.

1. 「농어촌정비법」에 따른 농어촌민박사업용 시설
2. 「산림문화·휴양에 관한 법률」에 따라 자연휴양림 안에 설치된 시설
3. 「청소년활동진흥법」 제10조 제1호에 의한 청소년 수련시설
4. 「관광진흥법」 제4조에 따라 등록한 외국인관광 도시민박업용 시설

② 법 제2조 제1항 제3호 단서의 규정에 의하여 목욕장업에서 제외되는 시설은 다음 각호와 같다.

1. 숙박업 영업소에 부설된 욕실
2. 「체육시설의 설치·이용에 관한 법률」에 의한 종합체육시설업의 체온 관리실
3. 제1항 각호의 1에 해당하는 시설에 부설된 욕실

제3조 삭제 <2016. 8. 2.>

제4조(숙박업 및 미용업의 세분) 법 제2조 제2항에 따라 숙박업 및 미용업을 다음과 같이 세분한다.

1. 숙박업
   가. 숙박업(일반) : 손님이 잠을 자고 머물 수 있도록 시설(취사시설은 제외한다) 및 설비 등의 서비스를 제공하는 영업
   나. 숙박업(생활) : 손님이 잠을 자고 머물 수 있도록 시설(취사시설을 포함한다) 및 설비 등의 서비스를 제공하는 영업
2. 미용업
   가. 미용업(일반) : 파마·머리카락자르기·머리카락모양내기·머리피부손질·머리카락염색·머리감기, 의료기기나 의약품을 사용하지 아니하는 눈썹손질을 하는 영업
   나. 미용업(피부) : 의료기기나 의약품을 사용하지 아니하는 피부상태분석·피부

관리 · 제모(除毛) · 눈썹손질을 하는 영업

다. 미용업(손톱 · 발톱) : 손톱과 발톱을 손질 · 화장(化粧)하는 영업

라. 미용업(화장 · 분장) : 얼굴 등 신체의 화장, 분장 및 의료기기나 의약품을 사용하지 아니하는 눈썹손질을 하는 영업

마. 미용업(종합) : 가목부터 라목까지의 업무를 모두 하는 영업

제5조 삭제 <2003. 4. 4.>

제6조(마약외의 약물 중독자) 법 제6조 제2항 제4호에서 "기타 대통령령으로 정하는 약물중독자"라 함은 대마 또는 향정신성의약품의 중독자를 말한다.

제6조의2(위생사 국가시험의 시험방법 등) ① 보건복지부장관은 법 제6조의2 제1항에 따른 위생사 국가시험(이하 "위생사 국가시험"이라 한다)을 실시하려는 경우에는 시험일시, 시험장소 및 시험과목 등 위생사 국가시험 시행계획을 시험실시 90일 전까지 공고하여야 한다. 다만, 시험장소의 경우에는 시험실시 30일 전까지 공고할 수 있다.

② 위생사 국가시험은 다음 각 호의 구분에 따라 필기시험과 실기시험으로 실시한다.

1. 필기시험: 다음 각 목의 시험과목에 대한 검정(檢定)
   가. 공중보건학
   나. 환경위생학
   다. 식품위생학
   라. 위생곤충학
   마. 위생 관계 법령(「공중위생관리법」, 「식품위생법」, 「감염병의 예방 및 관리에 관한 법률」, 「먹는물관리법」, 「폐기물관리법」 및 「하수도법」과 그 하위법령)
2. 실기시험: 위생사 업무 수행에 필요한 지식 및 기술 등의 실기 방법에 따른 검정

③ 위생사 국가시험의 합격자 결정기준은 다음 각 호의 구분에 따른다.

1. 필기시험 : 각 과목 총점의 40퍼센트 이상, 전 과목 총점의 60퍼센트 이상 득점한 사람
2. 실기시험 : 실기시험 총점의 60퍼센트 이상 득점한 사람

④ 보건복지부장관은 위생사 국가시험을 실시할 때마다 시험과목에 대한 전문지식 또는 위생사 업무에 대한 풍부한 경험을 갖춘 사람 중에서 시험위원을 임명하거나 위촉한다. 이 경우 해당 시험위원에 대해서는 예산의 범위에서 수당과 여비를 지급할 수 있다.

⑤ 보건복지부장관은 법 제6조의2 제3항에 따라 위생사 국가시험의 실시에 관한 업무

를 「한국보건의료인국가시험원법」에 따른 한국보건의료인국가시험원에 위탁한다.

⑥ 법 제6조의2 제4항에서 "대통령령으로 정하는 부정행위"란 다음 각 호의 어느 하나에 해당하는 행위를 말한다.

1. 대리시험을 의뢰하거나 대리로 시험에 응시하는 행위
2. 다른 수험생의 답안지를 보거나 본인의 답안지를 보여 주는 행위
3. 정보통신기기나 그 밖의 신호 등을 이용하여 해당 시험내용에 관하여 다른 사람과 의사소통하는 행위
4. 부정한 자료를 가지고 있거나 이용하는 행위
5. 그 밖의 부정한 수단으로 본인 또는 다른 사람의 시험 결과에 영향을 미치는 행위로서 보건복지부령으로 정하는 행위

⑦ 제1항부터 제6항까지에서 규정한 사항 외에 위생사 국가시험의 실시절차, 실시방법, 실시비용 및 업무위탁 등에 필요한 사항은 보건복지부장관이 정하여 고시한다.

제6조의3(위생사의 업무) 법 제8조의2 제6호에서 "대통령령으로 정하는 업무"란 다음 각 호의 업무를 말한다.

1. 소독업무
2. 보건관리업무

제7조 삭제 <2003. 4. 4.>

제7조의2(과징금을 부과할 위반행위의 종별과 과징금의 금액) ① 법 제11조의2 제2항의 규정에 따라 부과하는 과징금의 금액은 위반행위의 종별·정도 등을 감안하여 보건복지부령이 정하는 영업정지기간에 별표 1의 과징금 산정기준을 적용하여 산정한다.

② 시장·군수·구청장(자치구의 구청장을 말한다. 이하 같다)은 공중위생영업자의 사업규모·위반행위의 정도 및 횟수 등을 참작하여 제1항의 규정에 의한 과징금의 금액의 2분의 1의 범위안에서 이를 가중 또는 감경할 수 있다. 이 경우 가중하는 때에도 과징금의 총액이 3천만원을 초과할 수 없다.

제7조의3(과징금의 부과 및 납부) ① 시장·군수·구청장은 법 제11조의2의 규정에 따라 과징금을 부과하고자 할 때에는 그 위반행위의 종별과 해당 과징금의 금액 등을 명시하여 이를 납부할 것을 서면으로 통지하여야 한다.

② 제1항의 규정에 따라 통지를 받은 자는 통지를 받은 날부터 20일 이내에 과징금을 시장·군수·구청장이 정하는 수납기관에 납부하여야 한다. 다만, 천재·지변 그 밖에

부득이한 사유로 인하여 그 기간내에 과징금을 납부할 수 없는 때에는 그 사유가 없어진 날부터 7일 이내에 납부하여야 한다.

③ 제2항의 규정에 따라 과징금의 납부를 받은 수납기관은 영수증을 납부자에게 교부하여야 한다.

④ 과징금의 수납기관은 제2항의 규정에 따라 과징금을 수납한 때에는 지체없이 그 사실을 시장・군수・구청장에게 통보하여야 한다.

⑤ 과징금은 이를 분할하여 납부할 수 없다.

⑥ 과징금의 징수절차는 보건복지부령으로 정한다.

제7조의4(과징금 부과처분 취소 대상자) 법 제11조의2 제3항에 따라 과징금 부과처분을 취소하고 영업정지 처분을 하거나 「지방세외수입금의 징수 등에 관한 법률」에 따라 과징금을 징수하여야 하는 대상자는 과징금을 기한 내에 납부하지 아니한 자로서 1회의 독촉을 받고 그 독촉을 받은 날부터 15일 이내에 과징금을 납부하지 아니한 자로 한다.

제7조의5(위반사실의 공표) ① 법 제11조의6에 따른 공표 사항은 다음 각 호와 같다.

1. 「공중위생관리법」 위반사실의 공표라는 내용의 표제
2. 공중위생영업의 종류
3. 영업소의 명칭 및 소재지와 대표자 성명
4. 위반 내용(위반행위의 구체적 내용과 근거 법령을 포함한다)
5. 행정처분의 내용, 처분일 및 처분기간
6. 그 밖에 보건복지부장관이 특히 공표할 필요가 있다고 인정하는 사항

② 시장・군수・구청장은 법 제11조의6에 따라 공표하는 경우에는 해당 시・군・구(자치구를 말한다)의 인터넷 홈페이지와 공중위생영업자의 인터넷 홈페이지(인터넷 홈페이지가 있는 경우만 해당한다)에 각각 게시하여야 한다.

③ 제2항에 따른 공표의 절차 및 방법 등에 필요한 세부사항은 보건복지부장관이 정하여 고시한다.

제8조(공중위생감시원의 자격 및 임명) ① 법 제15조에 따라 특별시장・광역시장・도지사(이하 "시・도지사"라 한다) 또는 시장・군수・구청장은 다음 각 호의 어느 하나에 해당하는 소속 공무원 중에서 공중위생감시원을 임명한다.

1. 위생사 또는 환경기사 2급 이상의 자격증이 있는 사람
2. 「고등교육법」에 따른 대학에서 화학・화공학・환경공학 또는 위생학 분야를 전공하고 졸업한 사람 또는 법령에 따라 이와 같은 수준 이상의 학력이 있다고 인

정되는 사람

3. 외국에서 위생사 또는 환경기사의 면허를 받은 사람
4. 1년 이상 공중위생 행정에 종사한 경력이 있는 사람

② 시・도지사 또는 시장・군수・구청장은 제1항 각 호의 어느 하나에 해당하는 사람만으로는 공중위생감시원의 인력확보가 곤란하다고 인정되는 때에는 공중위생 행정에 종사하는 사람 중 공중위생 감시에 관한 교육훈련을 2주 이상 받은 사람을 공중위생 행정에 종사하는 기간 동안 공중위생감시원으로 임명할 수 있다.

제9조(공중위생감시원의 업무범위) 법 제15조에 따른 공중위생감시원의 업무는 다음 각호와 같다.

1. 법 제3조 제1항의 규정에 의한 시설 및 설비의 확인
2. 법 제4조의 규정에 의한 공중위생영업 관련 시설 및 설비의 위생상태 확인・검사, 공중위생영업자의 위생관리의무 및 영업자준수사항 이행여부의 확인
3. 삭제 <2016. 8. 2.>
4. 법 제10조의 규정에 의한 위생지도 및 개선명령 이행여부의 확인
5. 법 제11조의 규정에 의한 공중위생영업소의 영업의 정지, 일부 시설의 사용중지 또는 영업소 폐쇄명령 이행여부의 확인
6. 법 제17조의 규정에 의한 위생교육 이행여부의 확인

제9조의2(명예공중위생감시원의 자격 등) ① 법 제15조의2 제1항의 규정에 의한 명예공중위생감시원(이하 "명예감시원"이라 한다)은 시・도지사가 다음 각호의 1에 해당하는 자중에서 위촉한다.

1. 공중위생에 대한 지식과 관심이 있는 자
2. 소비자단체, 공중위생관련 협회 또는 단체의 소속직원중에서 당해 단체 등의 장이 추천하는 자

② 명예감시원의 업무는 다음 각호와 같다.

1. 공중위생감시원이 행하는 검사대상물의 수거 지원
2. 법령 위반행위에 대한 신고 및 자료 제공
3. 그 밖에 공중위생에 관한 홍보・계몽 등 공중위생관리업무와 관련하여 시・도지사가 따로 정하여 부여하는 업무

③ 시・도지사는 명예감시원의 활동지원을 위하여 예산의 범위안에서 시・도지사가 정하는 바에 따라 수당 등을 지급할 수 있다.

④ 명예감시원의 운영에 관하여 필요한 사항은 시・도지사가 정한다.

제10조(세탁물관리 사고로 인한 분쟁의 조정) 법 제16조의 규정에 의하여 설립된 세탁업자단체는 그 정관이 정하는 바에 의하여 세탁업자와 소비자간의 분쟁 조정을 위하여 노력하여야 한다.

제10조의2(수수료) 법 제19조의2의 규정에 따른 수수료는 지방자치단체의 수입증지 또는 정보통신망을 이용한 전자화폐·전자결제 등의 방법으로 시장·군수·구청장에게 납부하여야 하며, 그 금액은 다음 각 호와 같다. <개정 2011. 4. 22.>

1. 이용사 또는 미용사 면허를 신규로 신청하는 경우 : 5천500원
2. 이용사 또는 미용사 면허증을 재교부 받고자 하는 경우 : 3천원

제10조의3(민감정보 및 고유식별정보의 처리) ① 보건복지부장관(법 제6조의2제3항에 따라 보건복지부장관의 업무를 위탁받은 자를 포함한다)은 다음 각 호의 사무를 수행하기 위하여 불가피한 경우 「개인정보 보호법」 제23조에 따른 건강에 관한 정보, 같은 법 시행령 제19조 제1호 또는 제4호에 따른 주민등록번호 또는 외국인등록번호가 포함된 자료를 처리할 수 있다. <신설 2016. 8. 2.>

1. 법 제6조의2에 따른 위생사 면허 및 위생사 국가시험에 관한 사무
2. 법 제7조의2에 따른 위생사 면허의 취소 및 면허 재부여에 관한 사무
3. 법 제12조 제3호에 따른 청문에 관한 사무

② 시·도지사 또는 시장·군수·구청장(시·도지사는 제5호의 사무만 해당하며, 해당 권한이 위임·위탁된 경우에는 그 권한을 위임·위탁받은 자를 포함한다)은 다음 각 호의 사무를 수행하기 위하여 불가피한 경우 「개인정보 보호법」 제23조에 따른 건강에 관한 정보, 같은 법 시행령 제19조 제1호 또는 제4호에 따른 주민등록번호 또는 외국인등록번호가 포함된 자료를 처리할 수 있다. <개정 2016. 8. 2.>

1. 법 제3조에 따른 공중위생영업의 신고·변경신고 및 폐업신고에 관한 사무
2. 법 제3조의2에 따른 공중위생영업자의 지위승계 신고에 관한 사무
3. 법 제6조에 따른 이용사 및 미용사 면허신청 및 면허증 발급에 관한 사무
4. 법 제7조에 따른 이용사 및 미용사의 면허취소 등에 관한 사무
5. 법 제10조에 따른 위생지도 및 개선명령에 관한 사무
6. 법 제11조에 따른 공중위생업소의 폐쇄 등에 관한 사무
7. 법 제11조의2에 따른 과징금의 부과·징수에 관한 사무
8. 법 제12조 제1호·제2호 및 제4호에 따른 청문에 관한 사무

제10조의4 삭제 <2018. 12. 24.>

제11조(과태료의 부과) 법 제22조에 따른 과태료의 부과기준은 별표 2와 같다.

부칙 <대통령령 제16619호, 1999. 12. 27.>

① (시행일) 이 영은 공포한 날부터 시행한다.
② (다른 법령의 폐지) 공중위생법시행령은 이를 폐지한다.
③ (위생처리업 및 위생용품제조업에 관한 경과조치) 이 영 시행 이후의 위생처리업 및 위생용품제조업에 관하여는 관련 법령의 제정 또는 개정시까지 종전의 공중위생법시행령을 적용한다.
④ (다른 법령과의 관계) 이 영 시행당시 다른 법령에서 종전의 공중위생법시행령을 인용하고 있는 경우 이 영중 그에 해당하는 규정이 있는 때에는 종전의 규정에 갈음하여 이 영 또는 이 영의 해당 규정을 인용한 것으로 본다.

부칙 <대통령령 제16887호, 2000. 7. 1.>

이 영은 2000년 7월 13일부터 시행한다.

부칙 <대통령령 제17296호, 2001. 7. 7.> (학원의설립·운영 및과외교습에관한법률시행령)

제1조 (시행일) 이 영은 2001년 7월 8일부터 시행한다.

제2조 (다른 법령의 개정) ① 내지 ⑨ 생략
⑩ 공중위생관리법시행령중 다음과 같이 개정한다.

부칙 <대통령령 제27431호, 2016. 8. 2.>

제1조(시행일) 이 영은 2016년 8월 4일부터 시행한다. 다만, 제3조 및 제9조제3호의 개정규정은 2016년 12월 23일부터 시행한다.

제2조(다른 법령의 폐지) 위생사에 관한 법률 시행령은 폐지한다.

제3조(과징금의 산정기준에 관한 경과조치) 이 영 시행 전의 위반행위에 대하여 과징금을 부과하는 경우에는 별표 1의 개정규정에도 불구하고 종전의 규정에 따른다.

제4조(과태료의 부과기준에 관한 경과조치) 이 영 시행 전의 위반행위에 대하여 과태료를 부과하는 경우에는 별표 2 제1호의 개정규정에도 불구하고 종전의 규정에 따른다.

제5조(다른 법령의 개정) 지방세법 시행령 일부를 다음과 같이 개정한다.

별표 <제1종> 제165호 본문, 같은 표 <제2종> 제129호 본문, 같은 표 <제3종> 제174호 본문 및 같은 표 <제4종> 제144호 본문 중 "위생관리용역업"을 각각 "건물위생관리업"으로 한다.

부칙 <대통령령 제29197호, 2018. 9. 28.>

이 영은 공포한 날부터 시행한다.

부칙 <대통령령 제29421호, 2018. 12. 24.> (규제 재검토기한 설정 등을 위한 57개 법령의 일부개정에 관한 대통령령)

이 영은 2019년 1월 1일부터 시행한다.

[별표 1] 과징금의 산정기준(제7조의2제1항 관련)
[별표 2] 과태료의 부과기준(제11조 관련)

[별표 1]

과징금 산정기준(제7조의2제1항 관련)

1. 일반기준

가. 영업정지 1개월은 30일을 기준으로 한다.

나. 위반행위의 종별에 따른 과징금의 금액은 영업정지 기간에 다목에 따라 산정한 영업정지 1일당 과징금의 금액을 곱하여 얻은 금액으로 한다. 다만, 과징금 산정금액이 3천만원을 넘는 경우에는 3천만원으로 한다.

다. 1일당 과징금의 금액은 위반행위를 한 공중위생영업자의 연간 총매출액을 기준으로 산출한다.

라. 연간 총매출액은 처분일이 속한 연도의 전년도의 1년간 총매출액을 기준으로 한다. 다만, 신규사업·휴업 등에 따라 1년간 총매출액을 산출할 수 없거나 1년간 매출액을 기준으로 하는 것이 현저히 불합리하다고 인정되는 경우에는 분기별·월별 또는 일별 매출액을 기준으로 연간 총매출액을 환산하여 산출한다.

2. 과징금 부과기준

등급	연간 총매출액 (단위: 백만원)	영영업정지 1일당 과징금 금액 (단위: 원)
1	100 이하	9,400
2	100 초과 ~ 200 이하	41,000
3	200 초과 ~ 310 이하	52,000
4	310 초과 ~ 430 이하	63,000
5	430 초과 ~ 560 이하	74,000
6	560 초과 ~ 700 이하	85,000
7	700 초과 ~ 860 이하	96,000
8	860 초과 ~ 1,040 이하	105,000
9	1,040 초과 ~ 1,240 이하	114,000
10	1,240 초과 ~ 1,460 이하	123,000
11	1,460 초과 ~ 1,710 이하	132,000
12	1,710 초과 ~ 2,000 이하	141,000
13	2,000 초과 ~ 2,300 이하	153,000
14	2,300 초과 ~ 2,600 이하	174,000
15	2,600 초과 ~ 3,000 이하	200,000
16	3,000 초과 ~ 3,400 이하	228,000
17	3,400 초과 ~ 3,800 이하	256,000
18	3,800 초과 ~ 4,300 이하	288,000

19	4,300 초과 ~ 4,800 이하	324,000
20	4,800 초과 ~ 5,400 이하	363,000
21	5,400 초과 ~ 6,000 이하	406,000
22	6,000 초과 ~ 6,700 이하	452,000
23	6,700 초과 ~ 7,500 이하	505,000
24	7,500 초과 ~ 8,600 이하	573,000
25	8,600 초과 ~ 10,000 이하	662,000
26	10,000 초과 ~ 12,000 이하	783,000
27	12,000 초과 ~ 15,000 이하	961,000
28	15,000 초과 ~ 20,000 이하	1,246,000
29	20,000 초과 ~ 25,000 이하	1,602,000
30	25,000 초과 ~ 30,000 이하	1,959,000
31	30,000 초과 ~ 35,000 이하	2,315,000
32	35,000 초과 ~ 40,000 이하	2,671,000
33	40,000 이상	2,849,000

[별표 2]

과태료의 부과기준(제11조 관련)

1. 일반기준

가. 보건복지부장관 또는 시장·군수·구청장은 다음의 어느 하나에 해당하는 경우에는 제2호의 개별기준에 따른 과태료 금액의 2분의 1 범위에서 그 금액을 줄일 수 있다. 다만, 과태료를 체납하고 있는 위반행위자에 대해서는 그렇지 않다.

1) 위반행위자가 「질서위반행위규제법 시행령」 제2조의2제1항 각 호의 어느 하나에 해당하는 경우

2) 위반행위가 사소한 부주의나 오류로 발생한 것으로 인정되는 경우

3) 위반의 내용·정도가 경미하다고 인정되는 경우

4) 위반행위자가 법 위반상태를 시정하거나 해소하기 위해 노력한 것이 인정되는 경우

5) 그 밖에 위반행위의 정도, 위반행위의 동기와 그 결과 등을 고려하여 과태료 금액을 줄일 필요가 있다고 인정되는 경우

나. 보건복지부장관 또는 시장·군수·구청장은 다음의 어느 하나에 해당하는 경우에는 제2호의 개별기준에 따른 과태료 금액의 2분의 1 범위에서 그 금액을 늘려 부과할 수 있다. 다만, 늘려 부과하는 경우에도 법 제22조제1항부터 제3항까지에 따른 과태료 금액의 상한을 넘을 수 없다.

1) 위반의 내용 및 정도가 중대하여 이로 인한 피해가 크다고 인정되는 경우

2) 법 위반상태의 기간이 6개월 이상인 경우

3) 그 밖에 위반행위의 정도, 위반행위의 동기와 그 결과 등을 고려하여 가중할 필요가 있다고 인정되는 경우

2. 개별기준

위 반 행 위	근거 법조문	과태료 금액 (단위:만원)
가. 법 제4조제2항을 위반하여 목욕장의 욕수 중 원수의 수질기준 또는 위생기준을 준수하지 않은 자로서 법 제10조에 따른 개선명령에 따르지 않은 경우	법 제22조 제1항 제1호의2	100
나. 법 제4조제2항을 위반하여 목욕장의 욕수 중 욕조수의 수질기준 또는 위생기준을 준수하지 않은 자로서 법 제10조에 따른 개선명령에 따르지 않은 경우	법 제22조제1항 제1호의2	70

다. 법 제4조제3항 각 호 및 같은 조 제7항을 위반하여 이용업소의 위생관리 의무를 지키지 않은 경우	법 제22조 제2항 제1호	50
라. 법 제4조제4항 각 호 및 같은 조 제7항을 위반하여 미용업소의 위생관리 의무를 지키지 않은 경우	법 제22조 제2항 제2호	50
마. 법 제4조제5항 및 제7항을 위반하여 세탁업소의 위생관리 의무를 지키지 않은 경우	법 제22조제2항 제3호	30
바. 법 제4조제6항 및 제7항을 위반하여 건물위생관리업소의 위생관리 의무를 지키지 않은 경우	법 제22조제2항 제4호	30
사. 법 제4조제7항을 위반하여 숙박업소의 시설 및 설비를 위생적이고 안전하게 관리하지 않은 경우	법 제22조제1항 제2호	50
아. 법 제4조제7항을 위반하여 목욕장업소의 시설 및 설비를 위생적이고 안전하게 관리하지 않은 경우	법 제22조제1항 제3호	50
자. 법 제8조제2항을 위반하여 영업소 외의 장소에서 이용 또는 미용업무를 행한 경우	법 제22조제2항 제5호	70
차. 법 제9조에 따른 보고를 하지 않거나 관계공무원의 출입·검사 기타 조치를 거부·방해 또는 기피한 경우	법 제22조제1항 제4호	100
카. 법 제10조에 따른 개선명령에 위반한 경우	법 제22조제1항 제5호	100
타. 법 제11조의5를 위반하여 이용업소표시등을 설치한 경우	법 제22조제1항 제6호	70
파. 법 제17조제1항을 위반하여 위생교육을 받지 않은 경우	법 제22조제2항 제6호	20
하. 법 제19조의3을 위반하여 위생사의 명칭을 사용한 경우	법 제22조제3항	50

공중위생관리법 시행규칙

[보건복지부령 제606호, 2018. 12. 28., 타법개정]

제1조(목적) 이 규칙은 「공중위생관리법」 및 같은 법 시행령에서 위임된 사항과 그 시행에 관하여 필요한 사항을 규정함을 목적으로 한다.

제2조(시설 및 설비기준) 「공중위생관리법」(이하 "법"이라 한다) 제3조제1항에 따른 공중위생영업의 종류별 시설 및 설비기준은 별표 1과 같다.

제3조(공중위생영업의 신고) ① 법 제3조제1항에 따라 공중위생영업의 신고를 하려는 자는 제2조에 따른 공중위생영업의 종류별 시설 및 설비기준에 적합한 시설을 갖춘 후 별지 제1호서식의 신고서(전자문서로 된 신고서를 포함한다)에 다음 각 호의 서류를 첨부하여 시장·군수·구청장(자치구의 구청장을 말한다. 이하 같다)에게 제출하여야 한다.

1. 영업시설 및 설비개요서
2. 교육필증(법 제17조제2항에 따라 미리 교육을 받은 경우에만 해당한다)
3. 삭제 <2012. 6. 29.>
4. 「국유재산법 시행규칙」 제14조제3항에 따른 국유재산 사용허가서(국유철도 정거장 시설 또는 군사시설에서 영업하려는 경우에만 해당한다)
5. 철도사업자(도시철도사업자를 포함한다)와 체결한 철도시설 사용계약에 관한 서류(국유철도외의 철도 정거장 시설에서 영업하려고 하는 경우에만 해당한다)
6. 「다중이용업소의 안전관리에 관한 특별법」 제9조제5항에 따라 소방본부장 또는 소방서장이 발급하는 안전시설등 완비증명서(「다중이용업소의 안전관리에 관한 특별법 시행령」 제2조제4호에 해당하는 목욕장업을 하려는 경우에만 해당한다)

② 제1항에 따라 신고서를 제출받은 시장·군수·구청장은 「전자정부법」 제36조제1항에 따른 행정정보의 공동이용을 통하여 다음 각 호의 서류를 확인하여야 한다. 다만, 제3호·제3호의2 및 제4호의 경우 신고인이 확인에 동의하지 아니하는 경우에는 그 서류를 첨부하도록 하여야 한다.

1. 건축물대장
2. 토지이용계획확인서
3. 전기안전점검확인서(「전기사업법」 제66조의2제1항에 따른 전기안전점검을 받아야 하는 경우에만 해당한다)

3의2. 액화석유가스 사용시설 완성검사증명서(「액화석유가스의 안전관리 및 사업법」

제44조제2항에 따라 액화석유가스 사용시설의 완성검사를 받아야 하는 경우만 해당한다)

4. 면허증(이용업·미용업의 경우에만 해당한다)

③ 제1항에 따른 신고를 받은 시장·군수·구청장은 즉시 별지 제2호서식의 영업신고증을 교부하고, 별지 제3호서식의 신고관리대장(전자문서를 포함한다)을 작성·관리하여야 한다.

④ 제1항에 따른 신고를 받은 시장·군수·구청장은 해당 영업소의 시설 및 설비에 대한 확인이 필요한 경우에는 영업신고증을 교부한 후 30일 이내에 확인하여야 한다.

⑤ 법 제3조제1항에 따라 공중위생영업의 신고를 한 자가 제3항에 따라 교부받은 영업신고증을 잃어버렸거나 헐어 못 쓰게 되어 재교부 받으려는 경우에는 별지 제4호서식의 영업신고증 재교부신청서를 시장·군수·구청장에게 제출하여야 한다. 이 경우 영업신고증이 헐어 못쓰게 된 경우에는 못 쓰게 된 영업신고증을 첨부하여야 한다.

제3조의2(변경신고) ① 법 제3조제1항 후단에서 "보건복지부령이 정하는 중요사항"이란 다음 각 호의 사항을 말한다.

1. 영업소의 명칭 또는 상호
2. 영업소의 소재지
3. 신고한 영업장 면적의 3분의 1 이상의 증감
4. 대표자의 성명 또는 생년월일
5. 「공중위생관리법 시행령」(이하 "영"이라 한다) 제4조제1호 각 목에 따른 숙박업 업종 간 변경
6. 영 제4조제2호 각 목에 따른 미용업 업종 간 변경

② 법 제3조제1항 후단에 따라 변경신고를 하려는 자는 별지 제5호서식의 영업신고사항 변경신고서(전자문서로 된 신고서를 포함한다)에 다음 각 호의 서류를 첨부하여 시장·군수·구청장에게 제출하여야 한다.

1. 영업신고증(신고증을 분실하여 영업신고사항 변경신고서에 분실 사유를 기재하는 경우에는 첨부하지 아니한다)
2. 변경사항을 증명하는 서류

③ 제2항에 따라 변경신고서를 제출받은 시장·군수·구청장은 「전자정부법」 제36조제1항에 따른 행정정보의 공동이용을 통하여 다음 각 호의 서류를 확인하여야 한다. 다만, 제3호·제3호의2 및 제4호의 경우 신고인이 확인에 동의하지 아니하는 경우에는 그 서류를 첨부하도록 하여야 한다.

1. 건축물대장
2. 토지이용계획확인서
3. 전기안전점검확인서(「전기사업법」 제66조의2제1항에 따른 전기안전점검을 받아야 하는 경우에만 해당한다)

3의2. 액화석유가스 사용시설 완성검사증명서(「액화석유가스의 안전관리 및 사업법」 제44조제2항에 따라 액화석유가스 사용시설의 완성검사를 받아야 하는 경우만 해당한다)

4. 면허증(이용업 및 미용업의 경우에만 해당한다)

④ 제2항에 따른 신고를 받은 시장・군수・구청장은 영업신고증을 고쳐 쓰거나 재교부하여야 한다. 다만, 변경신고사항이 제1항제5호 또는 제6호에 해당하는 경우에는 변경신고한 영업소의 시설 및 설비 등을 변경신고를 받은 날부터 15일 이내에 확인하여야 한다.

제3조의3(공중위생영업의 폐업신고) ① 법 제3조제2항 본문에 따라 폐업신고를 하려는 자는 별지 제5호의2서식의 신고서(전자문서로 된 신고서를 포함한다)를 시장・군수・구청장에게 제출하여야 한다.

② 제1항에 따른 폐업신고를 하려는 자가 「부가가치세법」 제8조제6항에 따른 폐업신고를 같이 하려는 경우에는 제1항에 따른 폐업신고서에 「부가가치세법 시행규칙」 별지 제9호서식의 폐업신고서를 함께 제출하여야 한다. 이 경우 시장・군수・구청장은 함께 제출받은 폐업신고서를 지체 없이 관할 세무서장에게 송부(정보통신망을 이용한 송부를 포함한다. 이하 이 조에서 같다)하여야 한다.

③ 관할 세무서장이 「부가가치세법 시행령」 제13조제5항에 따라 같은 조 제1항에 따른 폐업신고를 받아 이를 해당 시장・군수・구청장에게 송부한 경우에는 제1항에 따른 폐업신고서가 제출된 것으로 본다.

제3조의4(영업자의 지위승계신고) ① 법 제3조의2제4항에 따라 영업자의 지위승계신고를 하려는 자는 별지 제6호서식의 영업자지위승계신고서에 다음 각 호의 구분에 따른 서류를 첨부하여 시장・군수・구청장에게 제출하여야 한다.

1. 영업양도의 경우 : 양도・양수를 증명할 수 있는 서류 사본
2. 상속의 경우 : 「가족관계의 등록 등에 관한 법률」 제15조제1항에 따른 가족관계증명서 및 상속인임을 증명할 수 있는 서류
3. 제1호 및 제2호외의 경우 : 해당 사유별로 영업자의 지위를 승계하였음을 증명할 수 있는 서류

② 삭제 <2008. 6. 13.>

제4조(목욕장 욕수의 수질기준 등) 법 제4조제2항의 규정에 의한 목욕장 욕수의 수질기준과 수질검사방법 등은 별표 2와 같다.

제5조(이·미용기구의 소독기준 및 방법) 법 제4조제3항제1호 및 제4항제2호의 규정에 의한 이용기구 및 미용기구의 소독기준 및 방법은 별표 3과 같다.

제6조(세제의 종류 등) ① 법 제4조제5항에 따른 세제의 종류는 다음 각 호와 같다.

1. 퍼클로로에칠렌(Perchloroethylene)
2. 트리클로로에탄(Thrichloroethan)
3. 불소계용제
4. 석유계 용제

② 세탁업자가 제1항에 따른 세제를 사용하는 경우 국민건강에 유해한 물질이 발생되지 아니하도록 세탁물의 건조 시 용제를 회수할 수 있는 세탁용 기계를 설치·사용하거나 세탁물의 건조 시 용제를 회수할 수 있는 기계 또는 설비를 세탁용 기계와 별도로 설치·사용하여야 한다. 다만, 세탁업자가 제1항제4호에 따른 석유계 용제를 사용하는 경우에는 처리용량의 합계가 30kg 이상의 세탁용 기계를 설치한 경우만 해당한다.

제7조(공중위생영업자가 준수하여야 하는 위생관리기준 등) 법 제4조제7항의 규정에 의하여 공중위생영업자가 건전한 영업질서유지를 위하여 준수하여야 하는 위생관리기준 등은 별표 4와 같다.

제8조 삭제 <2016. 8. 4.>

제9조(이용사 및 미용사의 면허) ① 법 제6조제1항에 따라 이용사 또는 미용사의 면허를 받으려는 자는 별지 제7호서식의 면허 신청서(전자문서로 된 신청서를 포함한다)에 다음 각 호의 서류를 첨부하여 시장·군수·구청장에게 제출하여야 한다.

1. 법 제6조제1항제1호 및 제2호에 해당하는 자 : 졸업증명서 또는 학위증명서 1부
2. 법 제6조제1항제3호에 해당하는 자 : 이수증명서 1부
3. 법 제6조제2항제2호 본문에 해당되지 아니함을 증명하는 최근 6개월 이내의 의사의 진단서 또는 같은 호 단서에 해당하는 경우에는 이를 증명할 수 있는 전문

의의 진단서 1부
4. 법 제6조제2항제3호 및 제4호에 해당되지 아니함을 증명하는 최근 6개월 이내의 의사의 진단서 1부
5. 최근 6개월 이내에 찍은 가로 3.5센티미터 세로 4.5센티미터의 탈모 정면 상반신 사진 2매

② 제1항에 따라 신청을 받은 시장 · 군수 · 구청장은 「전자정부법」 제36조제1항에 따른 행정정보의 공동이용을 통하여 다음 각 호의 서류를 확인하여야 한다. 다만, 신청인이 확인에 동의하지 아니하는 경우에는 해당 서류를 첨부하도록 하여야 한다.
1. 학점은행제학위증명(신청인이 법 제6조제1항제1호의2에 해당하는 사람인 경우에만 해당한다)
2. 국가기술자격취득사항확인서(신청인이 법 제6조제1항제4호에 해당하는 사람인 경우에만 해당한다)

③ 법 제6조제2항제3호에서 "보건복지부령이 정하는 자"란 「감염병의 예방 및 관리에 관한 법률」 제2조제4호에 따른 결핵(비감염성인 경우는 제외한다)환자를 말한다.

④ 시장 · 군수 · 구청장은 제1항에 따라 이용사 또는 미용사 면허증발급신청을 받은 경우에는 그 신청내용이 법 제6조에 따른 요건에 적합하다고 인정되는 경우에는 별지 제8호서식의 면허증을 교부하고, 별지 제9호서식의 면허등록관리대장(전자문서를 포함한다)을 작성 · 관리하여야 한다.

제10조(면허증의 재교부 등) ① 이용사 또는 미용사는 면허증의 기재사항에 변경이 있는 때, 면허증을 잃어버린 때 또는 면허증이 헐어 못쓰게 된 때에는 면허증의 재교부를 신청할 수 있다.

② 제1항의 규정에 의한 면허증의 재교부신청을 하고자 하는 자는 별지 제10호서식의 신청서(전자문서로 된 신청서를 포함한다)에 다음 각호의 서류(전자문서를 포함한다)를 첨부하여 시장 · 군수 · 구청장에게 제출하여야 한다.
1. 면허증 원본(기재사항이 변경되거나 헐어 못쓰게 된 경우에 한한다)
2. 삭제 <2007. 1. 26.>
3. 삭제 <2003. 6. 7.>
4. 삭제 <2003. 6. 7.>
5. 최근 6개월 이내에 찍은 가로 3.5센티미터 세로 4.5센티미터의 탈모 정면 상반신 사진 2장

③ 면허증을 잃어버린 후 재교부 받은 자가 그 잃어버린 면허증을 찾은 때에는 지체 없이 관할 시장 · 군수 · 구청장에게 이를 반납하여야 한다.

제11조(위생사 국가시험의 부정행위) 영 제6조의2제6항제5호에서 "보건복지부령으로 정하는 행위"란 다음 각 호의 어느 하나에 해당하는 행위를 말한다.

1. 시험 중 다른 수험자와 시험과 관련된 대화를 하는 행위
2. 답안지(실기작품을 포함한다)를 교환하는 행위
3. 시험 중 시험문제 내용과 관련된 물건을 휴대하여 사용하거나 이를 주고받는 행위
4. 시험장 내외의 자로부터 도움을 받고 답안지(실기작품을 포함한다)를 작성하는 행위
5. 미리 시험문제를 알고 시험을 치른 행위
6. 다른 수험자와 성명 또는 수험번호를 바꾸어 제출하는 행위

제11조의2(위생사 면허증의 발급) ① 법 제6조의2제6항에 따라 위생사 면허를 받으려는 사람은 별지 제10호의2서식의 위생사 면허증 발급신청서(전자문서로 된 신청서를 포함한다)에 다음 각 호의 서류(전자문서를 포함한다)를 첨부하여 보건복지부장관에게 제출하여야 한다.

1. 다음 각 목의 구분에 따른 서류
   가. 법 제6조의2제1항제1호에 해당하는 사람: 보건 또는 위생에 관한 이수증명서
   나. 법 제6조의2제1항제2호에 해당하는 사람: 보건 또는 위생에 관한 학위증명서 또는 졸업증명서
   다. 법 제6조의2제1항제3호에 해당하는 사람: 외국의 위생사 면허증 또는 자격증 사본
   라. 법률 제13983호 공중위생관리법 일부개정법률 부칙 제5조에 따라 위생사 국가시험에 응시하여 합격한 사람: 위생업무에 종사한 경력증명서
2. 법 제6조의2제7항제1호 본문에 해당하지 아니함을 증명하는 의사의 진단서 또는 같은 호 단서에 해당한다는 사실을 증명할 수 있는 전문의의 진단서
3. 법 제6조의2제7항제2호에 해당하지 아니함을 증명하는 의사의 진단서
4. 최근 6개월 이내에 찍은 가로 3.5센티미터 세로 4.5센티미터의 탈모 정면 상반신 사진 2장

② 보건복지부장관은 제1항에 따른 면허증의 발급 신청이 적합하다고 인정하는 경우에는 다음 각 호의 사항이 포함된 면허대장에 해당 사항을 등록하고, 별지 제10호의3서식의 위생사 면허증을 신청인에게 발급하여야 한다.

1. 면허번호 및 면허연월일
2. 성명·주소 및 주민등록번호
3. 위생사 국가시험 합격연월일

4. 면허취소 사유 및 취소연월일
5. 면허증 재교부 사유 및 재교부연월일
6. 그 밖에 보건복지부장관이 면허의 관리에 특히 필요하다고 인정하는 사항

제11조의3(위생사 면허증 재발급) ① 위생사는 면허증을 잃어버리거나 못쓰게 된 경우에는 별지 제10호의4서식의 위생사 면허증 재발급 신청서(전자문서로 된 신청서를 포함한다)에 다음 각 호의 서류(전자문서를 포함한다)를 첨부하여 보건복지부장관에게 제출하여야 한다.

1. 면허증 원본(면허증을 못쓰게 된 경우만 해당한다)
2. 분실사유서(면허증을 잃어버린 경우만 해당한다)
3. 최근 6개월 이내에 찍은 가로 3.5센티미터 세로 4.5센티미터의 탈모 정면 상반신 사진 2장

② 위생사 면허증을 잃어버린 후 재발급 받은 사람이 잃어버린 면허증을 찾은 때에는 지체없이 보건복지부장관에게 그 면허증을 반납하여야 한다.

제11조의4(위생사 면허 등에 관한 수수료) 법 제6조의2제6항에 따른 위생사 면허에 대한 수수료는 다음 각 호의 구분에 따른다. 이 경우 해당 수수료는 수입인지 또는 정보통신망을 이용하여 전자화폐 및 전자결제 등의 방법으로 납부한다.

1. 제11조의2에 따른 위생사 면허증 발급 : 면제
2. 제11조의3 및 제12조의2에 따른 위생사 면허증 재발급 · 재부여 : 2천원
3. 위생사 면허에 관한 증명: 500원. 다만, 정보통신망을 이용하여 신청하는 경우에는 해당 수수료를 면제한다.

제12조(면허증의 반납 등) ① 법 제7조제1항의 규정에 의하여 면허가 취소되거나 면허의 정지명령을 받은 자는 지체없이 관할 시장 · 군수 · 구청장에게 면허증을 반납하여야 한다.

② 면허의 정지명령을 받은 자가 제1항의 규정에 의하여 반납한 면허증은 그 면허정지기간 동안 관할 시장 · 군수 · 구청장이 이를 보관하여야 한다.

제12조의2(위생사 면허의 재부여) 법 제7조의2제1항제1호에 따라 위생사 면허가 취소된 사람이 같은 조 제2항에 따라 다시 면허를 받으려는 경우에는 별지 제10호의4호서식의 위생사 면허증 재부여 신청서(전자문서로 된 신청서를 포함한다)에 다음 각 호의 서류(전자문서를 포함한다)를 첨부하여 보건복지부장관에게 제출하여야 한다.

1. 면허취소의 원인이 된 사유가 소멸한 것을 증명하는 서류
2. 최근 6개월 이내에 찍은 가로 3.5센티미터 세로 4.5센티미터의 탈모 정면 상반신 사진 2장

제13조(영업소 외에서의 이용 및 미용 업무) 법 제8조제2항 단서에서 "보건복지부령이 정하는 특별한 사유"란 다음 각 호의 사유를 말한다.

1. 질병이나 그 밖의 사유로 영업소에 나올 수 없는 자에 대하여 이용 또는 미용을 하는 경우
2. 혼례나 그 밖의 의식에 참여하는 자에 대하여 그 의식 직전에 이용 또는 미용을 하는 경우
3. 「사회복지사업법」 제2조제4호에 따른 사회복지시설에서 봉사활동으로 이용 또는 미용을 하는 경우
4. 방송 등의 촬영에 참여하는 사람에 대하여 그 촬영 직전에 이용 또는 미용을 하는 경우
5. 제1호부터 제4호까지의 경우 외에 특별한 사정이 있다고 시장·군수·구청장이 인정하는 경우

제14조(업무범위) ① 법 제8조제3항에 따른 이용사의 업무범위는 이발·아이론·면도·머리피부손질·머리카락염색 및 머리감기로 한다.

② 법 제8조제3항에 따른 미용사의 업무범위는 다음 각 호와 같다.

1. 법 제6조제1항제1호부터 제3호까지에 해당하는 자와 2007년 12월 31일 이전에 같은 항 제4호에 따라 미용사자격을 취득한 자로서 미용사면허를 받은 자 : 영 제4조제2호 각 목에 따른 영업에 해당하는 모든 업무
2. 2008년 1월 1일 이후부터 2015년 4월 16일까지 법 제6조제1항제4호에 따라 미용사(일반)자격을 취득한 자로서 미용사 면허를 받은 자 : 파마·머리카락자르기·머리카락모양내기·머리피부손질·머리카락염색·머리감기, 의료기기나 의약품을 사용하지 아니하는 눈썹손질, 얼굴의 손질 및 화장, 손톱과 발톱의 손질 및 화장
3. 2015년 4월 17일부터 2015년 12월 31일까지 법 제6조제1항제4호에 따라 미용사(일반)자격을 취득한 자로서 미용사 면허를 받은 자 : 파마·머리카락자르기·머리카락모양내기·머리피부손질·머리카락염색·머리감기, 의료기기나 의약품을 사용하지 아니하는 눈썹손질, 얼굴의 손질 및 화장

3의2. 2016년 1월 1일 이후 법 제6조제1항제4호에 따라 미용사(일반)자격을 취득한 자로서 미용사 면허를 받은 자 : 파마·머리카락자르기·머리카락모양내기·머리

피부손질 · 머리카락염색 · 머리감기, 의료기기나 의약품을 사용하지 아니하는 눈썹손질. 다만, 2016년 5월 31일까지 미용사(일반)자격을 취득한 사람의 경우에는 얼굴의 손질 및 화장에 관한 업무를 추가로 할 수 있다.

4. 법 제6조제1항제4호에 따라 미용사(피부)자격을 취득한 자로서 미용사 면허를 받은 자 : 의료기기나 의약품을 사용하지 아니하는 피부상태분석 · 피부관리 · 제모 · 눈썹손질
5. 법 제6조제1항제4호에 따라 미용사(네일)자격을 취득한 자로서 미용사 면허를 받은 자 : 손톱과 발톱의 손질 및 화장
6. 법 제6조제1항제4호에 따라 미용사(메이크업)자격을 취득한 자로서 미용사 면허를 받은 자 : 얼굴 등 신체의 화장 · 분장 및 의료기기나 의약품을 사용하지 아니하는 눈썹손질

③ 법 제8조제3항에 따른 이용 · 미용의 업무보조 범위는 다음 각 호와 같다.

1. 이용 · 미용 업무를 위한 사전 준비에 관한 사항
2. 이용 · 미용 업무를 위한 기구 · 제품 등의 관리에 관한 사항
3. 영업소의 청결 유지 등 위생관리에 관한 사항
4. 그 밖에 머리감기 등 이용 · 미용 업무의 조력(助力)에 관한 사항

제15조(검사의뢰) 특별시장 · 광역시장 · 도지사(이하 "시 · 도지사"라 한다) 또는 시장 · 군수 · 구청장은 법 제9조제1항에 따라 소속 공무원이 공중위생영업소 의 위생관리실태를 검사하기 위하여 검사대상물을 수거한 경우에는 별지 제11호서식의 수거증을 공중위생영업자에게 교부하고, 다음 각호의 어느 하나에 해당하는 기관에 검사를 의뢰하여야 한다.

1. 특별시 · 광역시 · 도의 보건환경연구원

1의2. 「국가표준기본법」 제23조의 규정에 의하여 인정을 받은 시험 · 검사기관

2. 시 · 도지사 또는 시장 · 군수 · 구청장이 검사능력이 있다고 인정하는 검사기관

제16조(공중위생영업소 출입 · 검사 등) ① 삭제 <2011. 2. 10.>

② 법 제9조제2항의 규정에 의한 관계공무원의 권한을 표시하는 증표는 별지 제13호서식에 의한다.

제17조(개선기간) ① 법 제10조에 따라 시 · 도지사 또는 시장 · 군수 · 구청장은 공중위생영업자에게 법 제3조제1항 · 법 제4조 및 법 제5조의 위반사항에 대한 개선을 명하고자 하는 때에는 위반사항의 개선에 소요되는 기간 등을 고려하여 즉시 그 개선을 명

하거나 6개월의 범위에서 기간을 정하여 개선을 명하여야 한다.

② 법 제10조에 따라 시·도지사 또는 시장·군수·구청장으로부터 개선명령을 받은 공중위생영업자는 천재·지변 기타 부득이한 사유로 인하여 제1항의 규정에 의한 개선기간 이내에 개선을 완료할 수 없는 경우에는 그 기간이 종료되기 전에 개선기간의 연장을 신청할 수 있다. 이 경우 시·도지사 또는 시장·군수·구청장은 6개월의 범위에서 개선기간을 연장할 수 있다.

제18조 삭제 <2016. 8. 4.>

제19조(행정처분기준) 법 제7조제1항 및 제11조제1항부터 제3항까지의 규정에 따른 행정처분의 기준은 별표 7과 같다.

제20조(위생서비스수준의 평가주기) 법 제13조제4항의 규정에 의한 공중위생영업소의 위생서비스수준 평가(이하 "위생서비스평가"라 한다. 이하 같다)는 2년마다 실시하되, 공중위생영업소의 보건·위생관리를 위하여 특히 필요한 경우에는 보건복지부장관이 정하여 고시하는 바에 의하여 공중위생영업의 종류 또는 제21조의 규정에 의한 위생관리등급별로 평가주기를 달리할 수 있다.

제21조(위생관리등급의 구분 등) ① 법 제13조제4항의 규정에 의한 위생관리등급의 구분은 다음 각호와 같다.

1. 최우수업소 : 녹색등급
2. 우수업소 : 황색등급
3. 일반관리대상 업소 : 백색등급

② 제1항의 규정에 의한 위생관리등급의 판정을 위한 세부항목, 등급결정 절차와 기타 위생서비스평가에 필요한 구체적인 사항은 보건복지부장관이 정하여 고시한다.

제22조(위생관리등급의 통보 및 공표절차 등) ① 삭제 <2005. 11. 1.>

② 법 제14조제1항의 규정에 의하여 시장·군수·구청장은 별지 제14호서식의 위생관리등급표를 해당 공중위생영업자에게 송부하여야 한다.

③ 법 제14조제1항의 규정에 의하여 시장·군수·구청장은 공중위생영업소별 위생관리등급을 당해 기관의 게시판에 게시하는 등의 방법으로 공표하여야 한다.

제23조(위생교육) ① 법 제17조에 따른 위생교육은 3시간으로 한다.

② 위생교육의 내용은 「공중위생관리법」 및 관련 법규, 소양교육(친절 및 청결에 관한 사항을 포함한다), 기술교육, 그 밖에 공중위생에 관하여 필요한 내용으로 한다.

③ 법 제17조제1항 및 제2항에 따른 위생교육 대상자 중 보건복지부장관이 고시하는 도서·벽지지역에서 영업을 하고 있거나 하려는 자에 대하여는 제7항에 따른 교육교재를 배부하여 이를 익히고 활용하도록 함으로써 교육에 갈음할 수 있다.

④ 법 제17조제2항 단서에 따라 영업신고 전에 위생교육을 받아야 하는 자 중 다음 각 호의 어느 하나에 해당하는 자는 영업신고를 한 후 6개월 이내에 위생교육을 받을 수 있다.

1. 천재지변, 본인의 질병·사고, 업무상 국외출장 등의 사유로 교육을 받을 수 없는 경우
2. 교육을 실시하는 단체의 사정 등으로 미리 교육을 받기 불가능한 경우

⑤ 법 제17조제2항에 따른 위생교육을 받은 자가 위생교육을 받은 날부터 2년 이내에 위생교육을 받은 업종과 같은 업종의 영업을 하려는 경우에는 해당 영업에 대한 위생교육을 받은 것으로 본다.

⑥ 법 제17조제4항에 따른 위생교육을 실시하는 단체(이하 "위생교육 실시단체"라 한다)는 보건복지부장관이 고시한다.

⑦ 위생교육 실시단체는 교육교재를 편찬하여 교육대상자에게 제공하여야 한다.

⑧ 위생교육 실시단체의 장은 위생교육을 수료한 자에게 수료증을 교부하고, 교육실시 결과를 교육 후 1개월 이내에 시장·군수·구청장에게 통보하여야 하며, 수료증 교부대장 등 교육에 관한 기록을 2년 이상 보관·관리하여야 한다.

⑨ 제1항부터 제8항까지의 규정 외에 위생교육에 관하여 필요한 세부사항은 보건복지부장관이 정한다.

제23조의2(행정지원) ① 시장·군수·구청장은 위생교육 실시단체의 장의 요청이 있으면 공중위생영업의 신고 및 폐업신고 또는 영업자의 지위승계신고 수리에 따른 위생교육대상자의 명단(업종, 업소명, 대표자 성명, 업소 소재지 및 전화번호를 포함한다)을 통보하여야 한다.

② 시·도지사 또는 시장·군수·구청장은 위생교육 실시단체의 장의 지원요청이 있으면 교육대상자의 소집, 교육장소의 확보 등과 관련하여 협조하여야 한다.

제24조(과징금의 징수 절차) 영 제7조의3조에 따른 과징금의 징수절차에 관하여는 「국고금관리법 시행규칙」을 준용한다. 이 경우 납입고지서에는 이의신청의 방법 및 기간 등을 함께 적어야 한다.

제25조(규제의 재검토) ① 보건복지부장관은 다음 각 호의 사항에 대하여 다음 각 호의 기준일을 기준으로 3년마다(매 3년이 되는 해의 기준일과 같은 날 전까지를 말한다) 그 타당성을 검토하여 개선 등의 조치를 하여야 한다.

1. 제2조 및 별표 1에 따른 공중위생영업의 종류별 시설 및 설비기준: 2014년 1월 1일
2. 제4조 및 별표 2에 따른 목욕장 욕수의 수질기준과 수질검사방법 등: 2014년 1월 1일
3. 제5조 및 별표 3에 따른 이용기구 및 미용기구의 소독기준 및 방법: 2014년 1월 1일
4. 제7조 및 별표 4에 따른 공중위생영업자가 준수하여야 하는 위생관리기준 등: 2014년 1월 1일
5. 제13조에 따른 영업소 외에서의 이용 및 미용 업무: 2014년 1월 1일
6. 제14조에 따른 업무범위: 2016년 1월 1일
7. 제19조 및 별표 7에 따른 행정처분기준: 2014년 1월 1일

② 보건복지부장관은 제23조에 따른 위생교육 시간 및 내용에 대하여 2019년 1월 1일을 기준으로 2년마다(매 2년이 되는 해의 1월 1일 전까지를 말한다) 그 타당성을 검토하여 개선 등의 조치를 해야 한다.

부칙 <보건복지부령 제147호, 2000. 3. 16.>

① (시행일) 이 규칙은 공포한 날부터 시행한다.
② (다른 법령의 폐지) 공중위생법시행규칙은 이를 폐지한다.
③ (위생처리업 및 위생용품제조업에 관한 경과조치) 이 규칙 시행 이후의 위생처리업 및 위생용품제조업에 관하여는 관련 법령의 제정 또는 개정시까지 종전의 공중위생법시행규칙을 적용한다.
④ (다른 법령과의 관계) 이 규칙 시행당시 다른 법령에서 종전의 공중위생법시행규칙을 인용하고 있는 경우 이 규칙중 그에 해당하는 규정이 있는 때에는 종전의 규정에 갈음하여 이 규칙 또는 이 규칙의 해당 규정을 인용한 것으로 본다.

부칙 <보건복지부령 제597호, 2018. 10. 5.>

제1조(시행일) 이 규칙은 공포한 날부터 시행한다.

제2조(행정처분 기준 변경에 관한 적용례) 별표 7의 개정규정은 이 규칙 시행 전의 위반행위에 대한 행정처분에 대해서도 적용한다.

부칙 <보건복지부령 제606호, 2018. 12. 28.>

(행정규제기본법에 따른 일몰규제 정비를 위한 31개 법령의 일부개정에 관한 보건복지부령)

이 규칙은 2019년 1월 1일부터 시행한다.

[별표 1] 공중위생영업의 종류별 시설 및 설비기준(제2조 관련)
[별표 2] 목욕장 욕수의 수질기준과 수질검사방법 등(제4조관련)
[별표 3] 이용기구 및 미용기구의 소독기준 및 방법(제5조관련)
[별표 4] 공중위생영업자가 준수하여야 하는 위생관리기준 등(제7조관련)
[별표 5] 삭제 <2016. 8. 4.>
[별표 6] 삭제 <2016. 8. 4.>
[별표 7] 행정처분기준(제19조관련)
[별지 제1호서식] 영업신고서
[별지 제2호서식] 영업신고증
[별지 제3호서식] 신고관리대장
[별지 제4호서식] 영업신고증 재교부신청서
[별지 제5호서식] 영업신고사항 변경신고서
[별지 제5호의2서식] 영업 폐업신고서
[별지 제6호서식] 영업자지위승계신고서
[별지 제7호서식] 면허신청서
[별지 제8호서식] 면허증
[별지 제9호서식] 면허등록 관리대장
[별지 제10호서식] 면허증 재교부 신청서
[별지 제10호의2서식] 위생사 면허증 발급신청서
[별지 제10호의3서식] 위생사 면허증
[별지 제10호의4서식] 위생사 면허증(재발급, 재부여) 신청서
[별지 제11호서식] 수거증
[별지 제12호서식] 삭제 <2011. 2. 10.>
[별지 제13호서식] 공중위생감시원증
[별지 제14호서식] 위생관리등급표

[별표 1] <개정 2018. 10. 5.>

공중위생영업의 종류별 시설 및 설비기준(제2조 관련)

Ⅰ. 일반기준

1. 공중위생영업장은 독립된 장소이거나 공중위생영업 외의 용도로 사용되는 시설 및 설비와 분리되어야 한다.
2. 제1호에도 불구하고 영 제4조제2호 각 목에 해당하는 미용업을 2개 이상 함께 하는 경우(해당 미용업자의 명의로 각각 영업신고를 하거나 공동신고를 하는 경우를 포함한다)로서 각각의 영업에 필요한 시설 및 설비기준을 모두 갖춘 때에는 미용업의 영업장소를 각각 별도로 구획하지 아니하여도 된다.

Ⅱ. 개별기준

1. 숙박업
   가. 숙박업(생활)은 취사시설과 환기를 위한 시설이나 창문을 설치하여야 한다.
   나. 숙박업(생활)은 객실별로 욕실 또는 샤워실을 설치하여야 한다. 다만, 「관광진흥법 시행령」 제2조제1항제2호마목에 따른 호스텔업은 욕실 또는 샤워실을 공용으로 설치할 수 있다.
2. 목욕장업
   가. 욕실·욕조 및 샤워기를 갖춘 목욕실과 탈의실, 발한실을 각각 설치하여야 한다. 다만, 법 제2조제1항제3호가목에 따른 서비스만을 제공하는 영업을 하는 경우에는 발한실을 설치하지 아니할 수 있고, 법 제2조제1항제3호나목에 따른 서비스만을 제공하는 영업을 하는 경우에는 목욕실을 설치하지 아니할 수 있다.
   나. 발한실 내에 발열기(맥반석 등을 직접 가열하여 발한을 돕는 시설 등을 말한다)를 설치하는 경우에는 그 주변에 방열 및 불연소재의 안전망을 설치하여야 한다.
   다. 발한실, 편의시설(이·미용업소, 매점, 헬스클럽장, 음식점 등 목욕장을 이용하는 사람의 편의를 증진하기 위한 시설을 말하며, 화장실은 제외한다. 이하 같다) 및 휴식실(수면실 등 목욕장을 이용하는 사람의 휴식을 도모하기 위한 시설을 말한다. 이하 같다)은 실내가 잘 보이도록 하여야 하고, 밀실 형태로 구획하여서는 아니 된다. 이 경우 편의시설 및 휴식실에 관한 사항은 해당 시설을 설치하는 경우만 해당한다.

라. 탈의실과 목욕실은 남녀 구분하여 운용하여야 한다.
마. 목욕실·발한실·탈의실·편의시설 및 휴식실(해당시설을 설치하는 경우만 해당한다)은 각각 별도로 구획하여야 한다.
바. 욕조수를 순환하여 여과시키는 경우에는 자동유입기에 의한 염소소독장치 또는 오존장치를 설치하여야 한다.
사. 목욕실·발한실 및 탈의실 외의 시설에 무인감시카메라(CCTV)를 설치할 수 있으며, 무인감시카메라를 설치하는 경우에는 반드시 그 설치여부를 이용객이 잘 알아볼 수 있게 안내문을 게시하여야 한다.

3. 이용업
가. 이용기구는 소독을 한 기구와 소독을 하지 아니한 기구를 구분하여 보관할 수 있는 용기를 비치하여야 한다.
나. 소독기·자외선살균기 등 이용기구를 소독하는 장비를 갖추어야 한다.
다. 응접장소와 작업장소 또는 의자와 의자를 구획하는 커튼·칸막이 그 밖에 이와 유사한 장애물을 설치하여서는 아니된다.
라. 영업소 안에는 별실 그 밖에 이와 유사한 시설을 설치하여서는 아니된다.

4. 미용업
가. 미용업(일반), 미용업(손톱·발톱) 및 미용업(화장·분장)
(1) 미용기구는 소독을 한 기구와 소독을 하지 아니한 기구를 구분하여 보관할 수 있는 용기를 비치하여야 한다.
(2) 소독기·자외선살균기 등 미용기구를 소독하는 장비를 갖추어야 한다.
(3) 작업장소, 응접장소, 상담실 등을 분리하기 위해 칸막이를 설치할 수 있으나, 설치된 칸막이에 출입문이 있는 경우 출입문의 3분의 1 이상을 투명하게 하여야 한다. 다만, 탈의실의 경우에는 출입문을 투명하게 하여서는 아니 된다.
나. 미용업(피부) 및 미용업(종합)
(1) 삭제 <2018. 10. 5.>
(2) 미용기구는 소독을 한 기구와 소독을 하지 아니한 기구를 구분하여 보관할 수 있는 용기를 비치하여야 한다.
(3) 소독기·자외선살균기 등 미용기구를 소독하는 장비를 갖추어야 한다.
(4) 작업장소, 응접장소, 상담실 등을 분리하기 위해 칸막이를 설치할 수 있으나, 설치된 칸막이에 출입문이 있는 경우 출입문의 3분의 1 이상을 투명하게 하여야 한다. 다만, 탈의실의 경우에는 출입문을 투명하게 하여

서는 아니 된다.

(5) 작업장소 내 베드와 베드 사이에 칸막이를 설치할 수 있으나, 설치된 칸막이에 출입문이 있는 경우 그 출입문의 3분의 1 이상은 투명하게 하여야 한다.

5. 세탁업

세탁용약품을 보관할 수 있는 견고한 보관함을 설치하여야 한다. 다만, 세탁용품을 따로 보관할 수 있는 창고 등이 있는 경우에는 그러하지 아니하다.

6. 건물위생관리업

가. 건축물 바닥을 닦고 광택을 내는 지름 25cm 이상의 마루광택기를 2대 이상 비치하여야 한다.

나. 진공청소기(집수 및 집진용)를 2대 이상 비치하여야 한다.

다. 업무수행에 필요한 안전벨트·안전모 및 로프를 갖추어야 한다.

라. 먼지, 일산화탄소, 이산화탄소를 측정하는 측정장비를 갖추어야 한다. 다만,「건축법」 제2조제2항에 따른 업무시설 용도의 건축물로서 연면적 3천제곱미터 미만의 건축물 또는 같은 조 같은 항에 따른 2 이상의 용도에 사용되는 건축물로서 연면적 2천제곱미터 미만의 건축물을 청소하는 경우에는 그러하지 아니하다.

[별표 2] <개정 2014.7.1>

목욕장 욕수의 수질기준과 수질검사방법 등(제4조 관련)

Ⅰ. 욕수의 수질기준

1. 원수

가. 색도는 5도 이하로 하여야 한다.

나. 탁도는 1NTU(Nephelometric Turbidity Unit) 이하로 하여야 한다.

다. 수소이온농도는 5.8 이상 8.6 이하로 하여야 한다.

라. 과망간산칼륨 소비량은 10mg/l 이하가 되어야 한다.

마. 총대장균군은 100ml 중에서 검출되지 아니하여야 한다.

2. 욕조수

가. 탁도는 1.6NTU(Nephelometric Turbidity Unit) 이하로 하여야 한다. 이 경우 다른 법령에 의하여 목욕장에서 사용할 수 있도록 허가받은 제품을 첨가한 때에는 당해 제품에서 발생한 탁도는 계산하지 아니한다.

나. 과망간산칼륨 소비량은 25mg/l 이하가 되어야 한다.

다. 대장균군은 1ml 중에서 1개를 초과하여 검출되지 아니하여야 한다. 이 경우 평판마다 30개 이하의 균체의 군락이 형성되었을 때는 원액을 접종한 평판의 균체의 군락을 평균하며, 기재는 반드시 1ml 중 몇 개라고 표시한다.

3. 해수를 욕수로 하는 경우

화학적 산소 요구량 (COD)(mg/L)		수소이온농도(PH)	총대장균군 (총대장균군 수 /100mL)
원수	욕조수		
2 이하	4 이하	7.8~8.3	1,000 이하

Ⅱ. 수질검사방법 등

1. 원수의 수질검사방법은 먹는물 수질공정시험기준에 의한다. 다만, 욕조 수의 대장균군검사는 「환경분야 시험 · 검사 등에 관한 법률」 제6조제1항에 따라 고시된 수질오염공정시험기준의 총대장균군-평판집락법에 따른다.
2. 욕조 수의 대장균군을 검사하는 경우의 채수 방법은 욕조의 대각선(욕조에 대각선이 없는 경우에는 욕조의 양쪽 끝 간의 거리가 긴 지점을 연결한 선을 말한다)을 기준으로 욕수를 3등분하여 물의 표면에서 같은 양의 욕수를 채수하되, 균일하게 혼합하여 1개의 시료로 사용한다.

3. 욕수의 수질검사에 필요한 시료를 채취하는 경우 이화학시험용은 1개의 용기에 2ℓ 이상을 채취하여야 하고, 대장균군시험용은 멸균된 100ml 이상의 용기에 채취하되, 채취된 시료는 섭씨 10℃ 이하의 저온으로 유지하여야 하고, 6시간 이내에 검사기관의 검사실에 도착하여야 한다.

[별표 3] <개정 2010.3.19>

이용기구 및 미용기구의 소독기준 및 방법(제5조 관련)

Ⅰ. 일반 기준

1. 자외선소독 : 1㎠당 85㎼ 이상의 자외선을 20분 이상 쬐어준다.
2. 건열멸균소독 : 섭씨 100℃ 이상의 건조한 열에 20분 이상 쐬어준다.
3. 증기소독 : 섭씨 100℃ 이상의 습한 열에 20분 이상 쐬어준다
4. 열탕소독 : 섭씨 100℃ 이상의 물속에 10분 이상 끓여준다.
5. 석탄산수소독 : 석탄산수(석탄산 3%, 물 97%의 수용액을 말한다)에 10분 이상 담가둔다.
6. 크레졸소독 : 크레졸수(크레졸 3%, 물 97%의 수용액을 말한다)에 10분 이상 담가둔다.
7. 에탄올소독 : 에탄올수용액(에탄올이 70%인 수용액을 말한다. 이하 이 호에서 같다)에 10분 이상 담가두거나 에탄올수용액을 머금은 면 또는 거즈로 기구의 표면을 닦아준다.

Ⅱ. 개별 기준

이용기구 및 미용기구의 종류·재질 및 용도에 따른 구체적인 소독기준 및 방법은 보건복지부장관이 정하여 고시한다.

[별표 4] <개정 2017. 9. 15.>

공중위생영업자가 준수하여야 하는 위생관리기준 등(제7조 관련)

1. 숙박업자

가. 객실·침구 등의 청결

(1) 객실·접객대·로비시설·복도·계단·욕실·샤워시설·세면시설 및 화장실 등에는 해충이 발생하지 아니하도록 매월 1회 이상 소독을 하여야 한다. 다만, 감염병의 예방 및 관리에 관한 법령이 정하는 바에 따라 소독을 하여야 하는 업소의 경우에는 관계법령이 정하는 바에 의한다.

(2) 요·이불·베개 등 침구의 포와 수건은 숙박자 1인이 사용할 때마다 세탁하여야 하며, 수시로 일광 그 밖의 방법에 따라 건조시켜야 한다.

(3) 객실의 물은 「식품위생법」 제14조에 따라 작성·보급되는 식품 등의 공전에 따른 접객용음용수 규격에 적합한 물이어야 하고, 깨끗한 용기에 담아 비치하여야 한다.

나. 욕실 등의 위생관리

욕조수는 별표 2의 Ⅰ. 수질기준중 제2호의 규정에 의한 기준에 적합하여야 한다.

다. 환기 및 조명

(1) 환기용 창 등은 수시로 개방하여 환기가 충분히 될 수 있도록 하여야 한다.

(2) 기계환기설비는 항상 가동될 수 있도록 하고, 수시로 가동시켜 환기가 충분히 될 수 있도록 하여야 한다.

(3) 객실·접객대 및 로비시설의 조명도는 75룩스(Lux) 이상이 되도록 유지하여야 하며, 복도·계단·욕실·샤워시설·세면시설 및 화장실의 조명도는 20룩스(복도 및 계단의 경우 심야에서 10룩스) 이상이 되도록 유지하여야 한다.

라. 그 밖의 준수사항

(1) 숙박영업자는 업소 내에 숙박업신고증을,접객대에 숙박요금표를 각각 게시하여야 하며, 게시된 숙박요금을 준수하여야 한다.

(2) 숙박업(생활)의 취사시설은 「도시가스사업법」, 「액화석유가스의 안전관리 및 사업법」, 「소방시설 설치·유지 및 안전관리에 관한 법률」 및 그 밖의 관계 법령에서 정하는 기준에 적합하게 설치·관리되어야 한다.

2. 목욕장업자

가. 목욕실 등의 청결

(1) 목욕실은 해충이 발생되지 아니하도록 매월 1회 이상 소독을 하여야 한다.

(2) 탈의실 · 옷장 · 목욕실 · 발한실 · 물통 · 깔판 · 휴게실 · 휴식실 · 현관 및 화장실 등은 매일 1회 이상, 배수시설 및 오수조는 수시로 청소하여야 한다.

(3) 수건 · 가운 및 대여복을 손님에게 제공할 때에는 반드시 세탁한 것을 제공하여야 한다.

(4) 빗을 비치할 경우에는 사용하지 아니한 것과 사용한 것을 각각 다른 용기에 넣어 보관하여야 하며, 사용한 빗은 소독하여야 한다.

(5) 부대설비로 좌욕기 및 훈증기 등을 설치하는 경우에는 손님 1인이 사용할 때마다 반드시 소독하여야 한다.

(6) 욕수는 매년 1회 이상 별표 2 Ⅱ에 따른 수질검사를 하여야 한다. 다만, 수돗물을 사용하는 경우에는 원수에 대한 수질검사를 하지 않을 수 있다.

(7) 목욕장 안의 먹는 물은 「식품위생법」 제14조에 따라 작성 · 보급되는 식품 등의 공전에 따른 접객용음용수 규격에 적합한 물이어야 한다.

나. 발한실 등의 안전관리

발한실 안에는 온도계를 비치하고, 발한실 안과 밖(입구 등)에 아래에 해당하는 사람에 대한 입욕 주의사항 등에 관한 내용이 포함된 게시문을 목욕장을 이용하는 사람이 알아보기 쉬운 크기와 형태로 붙여야 한다.

(1) 감기에 걸렸거나 만 5세 미만 또는 전신 쇠약 증세의 어린이

(2) 수축기 혈압이 180mmHg 이상인 사람

(3) 백내장이 우려되거나 안면홍조증 환자

(4) 노약자 · 임산부 · 고열환자 및 중증심장병 환자

(5) 술을 마신 후 2시간 이내의 사람

(6) 출혈을 많이 한 사람

다. 조명 및 환기

(1) 발한실 · 휴게실 · 탈의실 · 접객대 · 복도 · 계단 · 현관 및 화장실 그 밖에 입욕자가 직접 이용하는 장소의 조명도는 75룩스 이상이 유지되도록 하여야 한다.

(2) 휴식실 · 목욕실 및 세면시설의 조명도는 40룩스 이상이 유지되도록 하여야 한다.

(3) 목욕실 · 편의시설 · 휴게실 및 휴식실 등에는 실내공기를 정화할 수 있는 용량에 맞는 환풍시설 및 정화시설을 설치하거나 환기용 창을 설치하여야 한다.

라. 그 밖의 준수사항

(1) 다음에 해당되는 자를 출입시켜서는 아니된다.

(가) 감염병환자로 인정되는 자(온천수 또는 해수를 사용하는 목욕장으로서 환자의 요양을 위한 입욕시설에서 입욕하는 경우를 제외한다)

(나) 다른 사람의 목욕에 방해가 될 우려가 있다고 인정되는 정신질환자

(다) 음주 등으로 목욕장의 정상적인 이용이 곤란하다고 인정되는 자

(2) 목욕실 및 탈의실은 만 5세 이상의 남녀를 함께 입장시켜서는 아니된다.

(3) 목욕실 · 탈의실 · 및 발한실에 종사하는 자는 남자목욕장의 경우에는 남자, 여자목욕장의 경우에는 여자에 한하여 종사하도록 하여야 한다. 다만, 영업시간 외에 목욕장의 시설 및 설비의 청소, 유지 또는 보수를 하는 경우에는 그러하지 아니하다.

(4) 목욕실 · 탈의실 및 발한실에 이성의 입욕보조행위를 하는 자를 두어서는 아니된다.

(5) 영업소 안에 목욕업신고증, 접객대에 목욕요금표를 게시하여야 한다.

(6) 삭제 <2014.7.1>

(7) 법 제2조제1항제3호 나목의 규정에 의한 서비스를 제공하는 목욕장업의 영업자가 남녀공용 발한실을 운영하고자 하는 경우에는 발한복을 착용한 뒤 출입하거나 이용할 수 있게 하여야 한다.

(8) 숙박에 이용되는 침구류 등을 비치하여서는 아니된다. 다만, 이용자의 일시적 수면이나 휴식을 위한 대형타월 및 베개 등은 비치할 수 있다.

(9) 삭제 <2014.7.1>

(10) 법 제2조제1항제3호나목에 따른 서비스를 제공하는 목욕장업으로서 24시간 영업을 하는 영업소의 경우에는 22:00시부터 05:00시까지 청소년(「청소년보호법」에서 정한 청소년을 말한다. 이하 같다)의 출입을 제한하여야 한다. 다만, 친권자 또는 후견인이 동행하거나 친권자 또는 후견인의 출입동의서를 받은 경우, 그 밖에 친권자를 대신하여 청소년을 보호하는 자, 「초 · 중등교육법」에 따른 소속 학교의 교원 또는 이에 준하여 청소년을 지도 · 감독할 수 있는 지위에 있는 자를 동반하는 경우에는 그러하지 아니하다.

(11) (10) 단서에 따른 친권자 또는 후견인의 출입동의서 기재사항은 다음과 같다.

(가) 청소년의 인적사항(성명 · 생년월일 · 주소)

(나) 출입 사유 및 출입 허용 일시

(다) 친권자 또는 후견인의 인적사항(성명 · 생년월일 · 주소 · 연락전화 · 청소년

과의 관계) 및 서명

(라) 영업자의 확인 여부

(12) 영업소의 표시는 신고된 명칭(상호) 및 영업의 종류를 표시하여야 하며 다른 업종으로 오인될 우려가 있는 표시를 하여서는 아니된다.

3. 이용업자

가. 이용기구중 소독을 한 기구와 소독을 하지 아니한 기구는 각각 다른 용기에 넣어 보관하여야 한다.

나. 1회용 면도날은 손님 1인에 한하여 사용하여야 한다.

다. 영업장안의 조명도는 75룩스 이상이 되도록 유지하여야 한다.

라. 영업소 내부에 이용업 신고증 및 개설자의 면허증 원본을 게시하여야 한다.

마. 영업소 내부에 부가가치세, 재료비 및 봉사료 등이 포함된 요금표(이하 "최종지불요금표"라 한다)를 게시 또는 부착하여야 한다.

바. 마목에도 불구하고 신고한 영업장 면적이 66제곱미터 이상인 영업소의 경우 영업소 외부(출입문, 창문, 외벽면 등을 포함한다, 이하 같다)에도 손님이 보기 쉬운 곳에 「옥외광고물 등 관리법」에 적합하게 최종지불요금표를 게시 또는 부착하여야 한다. 이 경우 최종지불요금표에는 일부항목(3개 이상)만을 표시할 수 있다.

사. 3가지 이상의 이용서비스를 제공하는 경우에는 개별 이용서비스의 최종 지불가격 및 전체 이용서비스의 총액에 관한 내역서를 이용자에게 미리 제공하여야 한다. 이 경우 이용업자는 해당 내역서 사본을 1개월간 보관하여야 한다.

4. 미용업자

가. 점빼기 · 귓볼뚫기 · 쌍꺼풀수술 · 문신 · 박피술 그 밖에 이와 유사한 의료행위를 하여서는 아니된다.

나. 피부미용을 위하여 「약사법」에 따른 의약품 또는 「의료기기법」에 따른 의료기기를 사용하여서는 아니 된다.

다. 미용기구중 소독을 한 기구와 소독을 하지 아니한 기구는 각각 다른 용기에 넣어 보관하여야 한다.

라. 1회용 면도날은 손님 1인에 한하여 사용하여야 한다.

마. 영업장안의 조명도는 75룩스 이상이 되도록 유지하여야 한다.

바. 영업소 내부에 미용업 신고증 및 개설자의 면허증 원본을 게시하여야 한다.

사. 영업소 내부에 최종지불요금표를 게시 또는 부착하여야 한다.

아. 사목에도 불구하고 신고한 영업장 면적이 66제곱미터 이상인 영업소의 경우 영업소 외부에도 손님이 보기 쉬운 곳에 「옥외광고물 등 관리법」에 적합하게 최종지불요금표를 게시 또는 부착하여야 한다. 이 경우 최종지불요금표에는 일부항목(5개 이상)만을 표시할 수 있다.

자. 3가지 이상의 미용서비스를 제공하는 경우에는 개별 미용서비스의 최종 지불가격 및 전체 미용서비스의 총액에 관한 내역서를 이용자에게 미리 제공하여야 한다. 이 경우 미용업자는 해당 내역서 사본을 1개월간 보관하여야 한다.

5. 세탁업자

가. 드라이크리닝용 세탁기는 유기용제의 누출이 없도록 항상 점검하여야 하고, 사용 중에 누출되지 아니하도록 하여야 한다.

나. 세탁물에는 세탁물의 처리에 사용된 세제・유기용제 또는 얼룩제거 약제가 남지 아니하도록 하여야 한다.

다. 세탁업자는 업소에 보관 중인 세탁물에 좀이나 곰팡이 등이 생성되지 않도록 위생적으로 관리하여야 한다.

6. 건물위생관리업자

가. 유기용제를 사용하여 얼룩제거 작업 등을 하는 경우에는 창문을 열고 작업하는 등 증발된 가스를 흡입하지 아니하도록 하고, 화재가 발생하지 아니하도록 주의하여야 한다.

나. 종사자에 대하여 사용장비 및 약제의 취급상의 주의사항과 취급요령을 교육하고 안전사고를 예방하도록 하여야 한다.

7. 삭제 <2011.2.10>

[별표 5] 삭제 〈2016. 8. 4.〉

[별표 6] 삭제 〈2016. 8. 4.〉

[별표 7] <개정 2018. 10. 5.>

행정처분기준(제19조 관련)

Ⅰ. 일반기준

1. 위반행위가 2 이상인 경우로서 그에 해당하는 각각의 처분기준이 다른 경우에는 그 중 중한 처분기준에 의하되, 2 이상의 처분기준이 영업정지에 해당하는 경우에는 가장 중한 정지처분기간에 나머지 각각의 정지처분기간의 2분의 1을 더하여 처분한다.
2. 행정처분을 하기 위한 절차가 진행되는 기간 중에 반복하여 같은 사항을 위반한 때에는 그 위반횟수마다 행정처분 기준의 2분의 1씩 더하여 처분한다.
3. 위반행위의 차수에 따른 행정처분기준은 최근 1년간(「성매매알선 등 행위의 처벌에 관한 법률」 제4조를 위반하여 관계 행정기관의 장이 행정처분을 요청한 경우에는 최근 3년간) 같은 위반행위로 행정처분을 받은 경우에 이를 적용한다. 이 경우 기간의 계산은 위반행위에 대하여 행정처분을 받은 날과 그 처분 후 다시 같은 위반행위를 하여 적발된 날(수거검사에 의한 경우에는 해당 검사결과를 처분청이 접수한 날을 말한다)을 기준으로 한다.
4. 제3호에 따라 가중된 행정처분을 하는 경우 가중처분의 적용 차수는 그 위반행위 전 행정처분 차수(제3호에 따른 기간 내에 행정처분이 둘 이상 있었던 경우에는 높은 차수를 말한다)의 다음 차수로 한다.
5. 행정처분권자는 위반사항의 내용으로 보아 그 위반정도가 경미하거나 해당위반사항에 관하여 검사로부터 기소유예의 처분을 받거나 법원으로부터 선고유예의 판결을 받은 때에는 Ⅱ. 개별기준에 불구하고 그 처분기준을 다음의 구분에 따라 경감할 수 있다.
   가. 영업정지 및 면허정지의 경우에는 그 처분기준 일수의 2분의 1의 범위안에서 경감할 수 있다.
   나. 영업장폐쇄의 경우에는 3월 이상의 영업정지처분으로 경감할 수 있다.
6. 영업정지 1월은 30일을 기준으로 하고, 행정처분기준을 가중하거나 경감하는 경우 1일 미만은 처분기준 산정에서 제외한다.

Ⅱ. 개별기준

1. 숙박업

위반사항	근거 법조문	행정처분기준			
		1차 위반	2차 위반	3차 위반	4차 이상 위반
가. 법 제3조제1항 전단에 따른 영업신고를 하지 않거나 시설과 설비기준을 위반한 경우	법 제11조 제1항제1호				
1) 영업신고를 하지 않은 경우		영업장 폐쇄명령			
2) 시설 및 설비기준을 위반한 경우		개선명령	영업정지 15일	영업정지 1월	영업장 폐쇄명령
나. 법 제3조제1항 후단에 따른 변경신고를 하지 않은 경우	법 제11조 제1항제2호				
1) 신고를 하지 않고 영업소의 명칭, 상호 또는 영업장 면적의 3분의 1 이상을 변경한 경우		경고 또는 개선명령	영업정지 15일	영업정지 1월	영업장 폐쇄명령
2) 신고를 하지 않고 영업소의 소재지를 변경한 경우		영업정지 1월	영업정지 2월	영업장 폐쇄명령	
다. 법 제3조의2제4항에 따른 지위승계신고를 하지 않은 경우	법 제11조 제1항제3호	경고	영업정지 10일	영업정지 1월	영업장 폐쇄명령
라. 법 제4조에 따른 공중위생영업자의 위생관리의무등을 지키지 않은 경우	법 제11조 제1항제4호				
1) 객실 및 침구 등의 청결을 유지하지 않거나 욕실 등의 위생관리를 준수하지 않은 경우		경고	영업정지 5일	영업정지 10일	영업장 폐쇄명령
2) 환기 또는 조명이 불량한 경우		개선명령	영업정지 5일	영업정지 10일	영업장 폐쇄명령
3) 업소내에 숙박업신고증을 게시하지 않거나 접객대에 숙박요금표를 게시하지 않은 경우 또는 게시한 숙박요금과 다른 요금을 받은 경우		경고 또는 개선명령	영업정지 5일	영업정지 10일	영업장 폐쇄명령

마. 법 제9조에 따른 보고를 하지 않거나 거짓으로 보고한 경우 또는 관계 공무원의 출입, 검사 또는 공중위생영업 장부 또는 서류의 열람을 거부·방해하거나 기피한 경우	법 제11조 제1항제6호	영업정지 10일	영업정지 20일	영업정지 1월	영업장 폐쇄명령
바. 법 제10조에 따른 개선명령을 이행하지 않은 경우	법 제11조 제1항제7호	경고	영업정지 10일	영업정지 1월	영업장 폐쇄명령
사. 「성매매알선 등 행위의 처벌에 관한 법률」, 「풍속영업의 규제에 관한 법률」, 「청소년 보호법」, 「아동·청소년의 성보호에 관한 법률」 또는 「의료법」을 위반하여 관계 행정기관의 장으로부터 그 사실을 통보받은 경우	법 제11조 제1항제8호				
1) 업소에서 음란한 문서·도서·영화·음반·비디오물 그 밖에 물건(이하 "음란한 물건"이라 한다)을 반포·판매·대여하거나 이를 하게 하는 행위와 음란한 물건을 관람·열람하게 하는 행위 및 반포·판매·대여·관람·열람의 목적으로 음란한 물건을 진열 또는 보관한 경우		영업정지 2월	영업정지 3월	영업장 폐쇄명령	
2) 숙박자에게 성매매알선 등 행위 또는 음란행위를 하게 하거나 이를 알선 또는 제공한 경우		영업정지 3월	영업장 폐쇄명령		
3) 숙박자에게 도박 그 밖에 사행행위를 하게 한 경우		영업정지 1월	영업정지 2월	영업장 폐쇄명령	
4) 청소년에 대하여 이성혼숙을 하게 하는 등 풍기를 문란하게 하는 영업행위를 하거나 그를 목적으로 장소를 제공한 경우		영업정지 2월	영업정지 3월	영업장 폐쇄명령	
5) 무자격안마사로 하여금 안마사의 업무에 관한 행위		영업정지 1월	영업정지 2월	영업장 폐쇄명령	

를 하게 한 경우					
아. 영업정지처분을 받고 도 그 영업정지 기간에 영업을 한 경우	법 제11조 제2항	영업장 폐쇄명령			
자. 공중위생영업자가 정당한 사유 없이 6개월 이상 계속 휴업하는 경우	법 제11조 제3항제1호	영업장 폐쇄명령			
차. 공중위생영업자가 「부가가치세법」 제8조에 따라 관할 세무서장에게 폐업신고를 하거나 관할 세무서장이 사업자 등록을 말소한 경우	법 제11조 제3항제2호	영업장 폐쇄명령			

2. 목욕장업

위반사항	근거 법조문	행정처분기준			
		1차 위반	2차 위반	3차 위반	4차 이상 위반
가. 법 제3조제1항 전단에 따른 영업신고를 하지 않거나 시설과 설비기준을 위반한 경우	법 제11조 제1항제1호				
1) 영업신고를 하지 않은 경우		영업장 폐쇄명령			
2) 시설 및 설비기준을 위반한 경우		개선명령	영업정지 15일	영업정지 1월	영업장 폐쇄명령
나. 법 제3조제1항 후단에 따른 변경신고를 하지 않은 경우	법 제11조 제1항제2호				
1) 신고를 하지 않고 영업소의 명칭 및 상호 또는 영업장 면적의 3분의 1 이상을 변경한 경우		경고 또는 개선명령	영업정지 15일	영업정지 1월	영업장 폐쇄명령
2) 신고를 하지 않고 영업소의 소재지를 변경한 경우		영업정지 1월	영업정지 2월	영업장 폐쇄명령	
다. 법 제3조의2제4항에 따른 지위승계신고를 하지 않은 경우	법 제11조 제1항제3호	경고	영업정지10일	영업정지1월	영업장 폐쇄명령

라. 법 제4조에 따른 공중위생영업자의 위생관리의무등을 지키지 않은 경우	법 제11조 제1항제4호				
1) 욕수의 수질기준에 적합하게 욕수를 유지하지 않은 경우		개선명령	영업정지 10일	영업정지 15일	영업장 폐쇄명령
2) 공중위생영업자가 준수하여야 하는 위생관리기준 등을 위반한 경우					
가) 목욕실 등의 청결을 유지하지 않은 경우		경고	영업정지 5일	영업정지10일	영업장 폐쇄명령
나) 발한실의 안전관리를 하지 않은 경우 또는 조명기준을 준수하지 않은 경우		개선명령	영업정지5일	영업정지10일	영업장 폐쇄명령
다) 감염병환자로 인정되는 사람(온천수 또는 해수를 사용하는 목욕장으로서 환자의 요양을 위한 입욕시설에서 입욕하는 경우는 제외한다), 다른 사람의 목욕에 방해가 될 우려가 있다고 인정되는 정신질환자 또는 음주 등으로 목욕장의 정상적인 이용이 곤란하다고 인정되는 사람을 출입시킨 경우		경고	영업정지5일	영업정지10일	영업장 폐쇄명령
라) 목욕실 및 탈의실내에 만 5세 이상의 남녀를 함께 입장시킨 경우		경고	영업정지5일	영업정지10일	영업장 폐쇄명령
마) 목욕실·탈의실 및 발한실에 이성의 종사자를 둔 경우		영업정지1월	영업정지2월	영업장 폐쇄명령	
바) 목욕실·탈의실 및 발한실에 이성의 입욕보조자를 둔 경우		영업장 폐쇄명령			
사) 목욕장업신고증 및 목욕요금표를 게시하지 않은 경우		경고 또는 개선명령	영업정지5일	영업정지10일	영업장 폐쇄명령
아) 숙박을 목적으로 침구류 등을 비치한 경우		경고 또는 개선명령	영업정지10일	영업정지1월	영업장 폐쇄명령

자) 22:00 이후부터 05:00까지 청소년을 출입시킨 때		경고	영업정지10일	영업정지1월	영업장 폐쇄명령
차) 신고된 명칭(상호) 및 영업 종류의 표시 외에 다른 업종으로 오인할 우려가 있는 표시를 한 때		개선명령	영업정지1월	영업정지3월	영업장 폐쇄명령
마. 법 제9조에 따른 보고를 하지 않거나 거짓으로 보고한 경우 또는 관계 공무원의 출입, 검사 또는 공중위생영업 장부 또는 서류의 열람을 거부·방해하거나 기피한 경우	법 제11조 제1항제6호	영업정지 10일	영업정지 20일	영업정지 1월	영업장 폐쇄명령
바. 법 제10조에 따른 개선명령을 이행하지 않은 경우	법 제11조 제1항제7호	경고	영업정지 10일	영업정지 1월	영업장 폐쇄명령
사. 「성매매알선 등 행위의 처벌에 관한 법률」, 「풍속영업의 규제에 관한 법률」, 「청소년 보호법」, 「아동·청소년의 성보호에 관한 법률」 또는 「의료법」을 위반하여 관계 행정기관의 장으로부터 그 사실을 통보받은 경우	법 제11조 제1항제8호				
1) 손님에게 성매매알선 등 행위 또는 음란행위를 하게 하거나 이를 알선 또는 제공한 경우		영업정지 3월	영업장 폐쇄명령		
2) 손님에게 도박 그 밖에 사행행위를 하게 한 경우		영업정지 1월	영업정지 2월	영업장 폐쇄명령	
3) 음란한 물건을 관람·열람하게 하거나 진열 또는 보관한 경우		경고	영업정지 15일	영업정지 1월	영업장 폐쇄명령
4) 무자격안마사로 하여금 안마사의 업무에 관한 행위를 하게 한 경우		영업정지 1월	영업정지 2월	영업장 폐쇄명령	
아. 영업정지처분을 받고도 그 영업정지 기간에 영업을 한 경우	법 제11조 제2항	영업장 폐쇄명령			

자. 공중위생영업자가 정당한 사유 없이 6개월 이상 계속 휴업하는 경우	법 제11조 제3항제1호	영업장 폐쇄명령			
차. 공중위생영업자가 「부가가치세법」 제8조에 따라 관할 세무서장에게 폐업신고를 하거나 관할 세무서장이 사업자 등록을 말소한 경우	법 제11조 제3항제2호	영업장 폐쇄명령			

3. 이용업

위반사항	근거 법조문	행정처분기준			
		1차 위반	2차 위반	3차 위반	4차 이상 위반
가. 법 제3조제1항 전단에 따른 영업신고를 하지 않거나 시설과 설비기준을 위반한 경우	법 제11조 제1항제1호				
1) 영업신고를 하지 않은 경우		영업장 폐쇄명령			
2) 시설 및 설비기준을 위반한 경우		개선명령	영업정지 15일	영업정지 1월	영업장 폐쇄명령
가) 응접장소와 작업장소 또는 의자와 의자를 구획하는 커튼·칸막이 그 밖에 이와 유사한 장애물을 설치한 경우		개선명령	영업정지 15일	영업정지 1월	영업장 폐쇄명령
나) 이용업소 안에 별실 그 밖에 이와 유사한 시설을 설치한 경우		영업정지 1월	영업정지 1월	영업정지 2월	영업장 폐쇄명령
다) 그 밖에 시설 및 설비가 기준에 미달한 경우		개선명령	영업정지 15일	영업정지 1월	영업장 폐쇄명령
나. 법 제3조제1항 후단에 따른 변경신고를 하지 않은 경우	법 제11조 제1항제2호				
1) 신고를 하지 않고 영업소의 명칭 및 상호 또는 영업장 면적의 3분의 1 이상을 변경한 경우		경고 또는 개선명령	영업정지 15일	영업정지 1월	영업장 폐쇄명령
2) 신고를 하지 않고 영업소의 소재지를 변경한 경우		영업정지 1월	영업정지 2월	영업장 폐쇄명령	

다. 법 제3조의2제4항에 따른 지위승계신고를 하지 않은 경우	법 제11조 제1항제3호	경고	영업정지10일	영업정지1월	영업장 폐쇄명령
라. 법 제4조에 따른 공중위생영업자의 위생관리의무등을 지키지 않은 경우	법 제11조 제1항제4호				
1) 소독을 한 기구와 소독을 하지 않은 기구를 각각 다른 용기에 넣어 보관하지 아니하거나 1회용 면도날을 2인 이상의 손님에게 사용한 경우		경고	영업정지 5일	영업정지 10일	영업장 폐쇄명령
2) 이용업 신고증 및 면허증 원본을 게시하지 않거나 업소 내 조명도를 준수하지 않은 경우		경고 또는 개선명령	영업정지 5일	영업정지 10일	영업장 폐쇄명령
3) 별표 4 제3호사목 전단을 위반하여 개별 이용서비스의 최종 지불가격 및 전체 이용서비스의 총액에 관한 내역서를 이용자에게 미리 제공하지 않은 경우		경고	영업정지 5일	영업정지 10일	영업정지 1월
마. 법 제7조제1항 각 호의 어느 하나에 해당하는 면허 정지 및 면허 취소 사유에 해당하는 경우	법 제7조 제1항				
1) 법 제6조제2항제1호부터 제4호까지에 해당하게 된 경우		면허취소			
2) 면허증을 다른 사람에게 대여한 경우		면허정지 3월	면허정지 6월	면허취소	
3) 「국가기술자격법」에 따라 이용사자격이 취소된 경우		면허취소			
4) 「국가기술자격법」에 따라 자격정지처분을 받은 경우(「국가기술자격법」에 따른 자격정지처분 기간에 한정한다)		면허정지			
5) 이중으로 면허를 취득한 경우(나중에 발급받은 면허를 말한다)		면허취소			
6) 면허정지처분을 받고도 그 정		면허취소			

지 기간 중 업무를 한 경우					
바. 법 제8조제2항을 위반하여 영업소 외의 장소에서 이용업무를 한 경우	법 제11조 제1항제5호	영업정지 1월	영업정지2월	영업장 폐쇄명령	
사. 법 제9조에 따른 보고를 하지 않거나 거짓으로 보고한 경우 또는 관계 공무원의 출입, 검사 또는 공중위생영업 장부 또는 서류의 열람을 거부·방해하거나 기피한 경우	법 제11조 제1항제6호	영업정지 10일	영업정지 20일	영업정지 1월	영업장 폐쇄명령
아. 법 제10조에 따른 개선명령을 이행하지 않은 경우	법 제11조 제1항제7호	경고	영업정지 10일	영업정지 1월	영업장 폐쇄명령
자.「성매매알선 등 행위의 처벌에 관한 법률」,「풍속영업의 규제에 관한 법률」,「청소년 보호법」,「아동·청소년의 성보호에 관한 법률」 또는「의료법」을 위반하여 관계 행정기관의 장으로부터 그 사실을 통보받은 경우	법 제11조제1항제8호				
1) 손님에게 성매매알선 등 행위 또는 음란행위를 하게 하거나 이를 알선 또는 제공한 경우					
가) 영업소		영업정지 3월	영업장 폐쇄명령		
나) 이용사		면허정지 3월	면허취소		
2) 손님에게 도박 그 밖에 사행행위를 하게 한 경우		영업정지 1월	영업정지 2월	영업장 폐쇄명령	
3) 음란한 물건을 관람·열람하게 하거나 진열 또는 보관한 경우		경고	영업정지 15일	영업정지 1월	영업장 폐쇄명령
4) 무자격안마사로 하여금 안마사의 업무에 관한 행위를 하게 한 경우		영업정지 1월	영업정지 2월	영업장 폐쇄명령	

차. 영업정지처분을 받고도 그 영업정지 기간에 영업을 한 경우	법 제11조 제2항	영업장 폐쇄명령			
카. 공중위생영업자가 정당한 사유 없이 6개월 이상 계속 휴업하는 경우	법 제11조 제3항제1호	영업장 폐쇄명령			
타. 공중위생영업자가 「부가가치세법」 제8조에 따라 관할 세무서장에게 폐업신고를 하거나 관할 세무서장이 사업자 등록을 말소한 경우	법 제11조 제3항제2호	영업장 폐쇄명령			

4. 미용업

위반사항	근거 법조문	행정처분기준			
		1차 위반	2차 위반	3차 위반	4차 이상 위반
가. 법 제3조제1항 전단에 따른 영업신고를 하지 않거나 시설과 설비기준을 위반한 경우	법 제11조 제1항제1호				
1) 영업신고를 하지 않은 경우		영업장 폐쇄명령			
2) 시설 및 설비기준을 위반한 경우		개선명령	영업정지 15일	영업정지 1월	영업장 폐쇄명령
나. 법 제3조제1항 후단에 따른 변경신고를 하지 않은 경우	법 제11조 제1항제2호				
1) 신고를 하지 않고 영업소의 명칭 및 상호 또는 영업장 면적의 3분의 1 이상을 변경한 경우		경고 또는 개선명령	영업정지 15일	영업정지 1월	영업장 폐쇄명령
2) 신고를 하지 않고 영업소의 소재지를 변경한 경우		영업정지 1월	영업정지 2월	영업장 폐쇄명령	
다. 법 제3조의2제4항에 따른 지위승계신고를 하지 않은 경우	법 제11조 제1항제3호	경고	영업정지 10일	영업정지1월	영업장 폐쇄명령
라. 법 제4조에 따른 공중위생영업자의 위생관리의무등을 지키지 않은 경우	법 제11조 제1항제4호				
1) 소독을 한 기구와 소독을 하		경고	영업정지	영업정지	영업장

지 않은 기구를 각각 다른 용기에 넣어 보관하지 않거나 1회용 면도날을 2인 이상의 손님에게 사용한 경우			5일	10일	폐쇄명령
2) 피부미용을 위하여 「약사법」에 따른 의약품 또는 「의료기기법」에 따른 의료기기를 사용한 경우		영업정지 2월	영업정지 3월	영업장 폐쇄명령	
3) 점빼기 · 귓볼뚫기 · 쌍꺼풀수술 · 문신 · 박피술 그 밖에 이와 유사한 의료행위를 한 경우		영업정지 2월	영업정지 3월	영업장 폐쇄명령	
4) 미용업 신고증 및 면허증 원본을 게시하지 않거나 업소 내 조명도를 준수하지 않은 경우		경고 또는 개선명령	영업정지 5일	영업정지 10일	영업장 폐쇄명령
5) 별표 4 제4호자목 전단을 위반하여 개별 미용서비스의 최종 지불가격 및 전체 미용서비스의 총액에 관한 내역서를 이용자에게 미리 제공하지 않은 경우		경고	영업정지 5일	영업정지 10일	영업정지 1월
마. 법 제7조제1항 각 호의 어느 하나에 해당하는 면허 정지 및 면허 취소 사유에 해당하는 경우	법 제7조 제1항				
1) 법 제6조제2항제1호부터 제4호까지에 해당하게 된 경우		면허취소			
2) 면허증을 다른 사람에게 대여한 경우		면허정지 3월	면허정지 6월	면허취소	
3) 「국가기술자격법」에 따라 자격이 취소된 경우		면허취소			
4) 「국가기술자격법」에 따라 자격정지처분을 받은 경우(「국가기술자격법」에 따른 자격정지처분 기간에 한정한다)		면허정지			
5) 이중으로 면허를 취득한 경우(나중에 발급받은 면허를 말한다)		면허취소			
6) 면허정지처분을 받고 도 그 정지 기간 중 업무를 한 경우		면허취소			

바. 법 제8조제2항을 위반하여 영업소 외의 장소에서 미용 업무를 한 경우	법 제11조 제1항제5호	영업정지 1월	영업정지 2월	영업장 폐쇄명령	
사. 법 제9조에 따른 보고를 하지 않거나 거짓으로 보고한 경우 또는 관계 공무원의 출입, 검사 또는 공중위생영업 장부 또는 서류의 열람을 거부·방해하거나 기피한 경우	법 제11조 제1항제6호	영업정지 10일	영업정지 20일	영업정지 1월	영업장 폐쇄명령
아. 법 제10조에 따른 개선명령을 이행하지 않은 경우	법 제11조 제1항제7호	경고	영업정지 10일	영업정지 1월	영업장 폐쇄명령
자. 「성매매알선 등 행위의 처벌에 관한 법률」, 「풍속영업의 규제에 관한 법률」, 「청소년 보호법」, 「아동·청소년의 성보호에 관한 법률」 또는 「의료법」을 위반하여 관계 행정기관의 장으로부터 그 사실을 통보받은 경우	법 제11조 제1항제8호				
1) 손님에게 성매매알선 등 행위 또는 음란행위를 하게 하거나 이를 알선 또는 제공한 경우					
가) 영업소		영업정지 3월	영업장 폐쇄명령		
나) 미용사		면허정지 3월	면허취소		
2) 손님에게 도박 그 밖에 사행행위를 하게 한 경우		영업정지 1월	영업정지 2월	영업장 폐쇄명령	
3) 음란한 물건을 관람·열람하게 하거나 진열 또는 보관한 경우		경고	영업정지 15일	영업정지 1월	영업장 폐쇄명령
4) 무자격안마사로 하여금 안마사의 업무에 관한 행위를 하게 한 경우		영업정지 1월	영업정지 2월	영업장 폐쇄명령	
차. 영업정지처분을 받고 도 그 영업정지 기간에 영업을 한 경우	법 제11조 제2항	영업장 폐쇄명령			

카. 공중위생영업자가 정당한 사유 없이 6개월 이상 계속 휴업하는 경우	법 제11조 제3항제1호	영업장 폐쇄명령			
타. 공중위생영업자가 「부가가치세법」 제8조에 따라 관할 세무서장에게 폐업신고를 하거나 관할 세무서장이 사업자 등록을 말소한 경우	법 제11조 제3항제2호	영업장 폐쇄명령			

5. 세탁업

위반사항	근거 법조문	행정처분기준			
		1차 위반	2차 위반	3차 위반	4차 이상 위반
가. 법 제3조제1항 전단에 따른 영업신고를 하지 않거나 시설과 설비기준을 위반한 경우	법 제11조 제1항제1호				
1) 영업신고를 하지 않은 경우		영업장 폐쇄명령			
2) 시설 및 설비기준을 위반한 경우		개선명령	영업정지 15일	영업정지 1월	영업장 폐쇄명령
나. 법 제3조제1항 후단에 따른 변경신고를 하지 않은 경우	법 제11조 제1항제2호				
1) 신고를 하지 않고 영업소의 명칭 및 상호 또는 영업장 면적의 3분의 1 이상을 변경한 경우		경고 또는 개선명령	영업정지 15일	영업정지 1월	영업장 폐쇄명령
2) 신고를 하지 않고 영업소의 소재지를 변경한 경우		영업정지 1월	영업정지 2월	영업장 폐쇄명령	
다. 법 제3조의2제4항에 따른 지위승계신고를 하지 않은 경우	법 제11조 제1항제3호	경고	영업정지 10일	영업정지 1월	영업장 폐쇄명령
라. 법 제4조에 따른 공중위생영업자의 위생관리의무등을 지키지 않은 경우	법 제11조 제1항제4호				
1) 세제를 사용하는 세탁용 기계의 안전관리를 위하여 밀폐형이나 용제회수기가 부착된 세탁용기계 또는 회수건조기가 부착된 세탁용기계를 사용하지 아니한 경우		개선명령	영업정지 5일	영업정지 10일	영업장 폐쇄명령

2) 드라이크리닝용 세탁기의 유기용제 누출 및 세탁물에 사용된 세재·유기용제 또는 얼룩제거 약제가 남거나 좀이나 곰팡이 등이 생성된 경우		경고	영업정지 5일	영업정지10일	영업장 폐쇄명령
마. 법 제9조에 따른 보고를 하지 않거나 거짓으로 보고한 경우 또는 관계 공무원의 출입, 검사 또는 공중위생영업장부 또는 서류의 열람을 거부·방해하거나 기피한 경우	법 제11조제1항제6호	영업정지 10일	영업정지 20일	영업정지 1월	영업장 폐쇄명령
바. 법 제10조에 따른 개선명령을 이행하지 않은 경우	법 제11조 제1항제7호	경고	영업정지 10일	영업정지 1월	영업장 폐쇄명령
사. 영업정지처분을 받고도 그 영업정지 기간에 영업을 한 경우	법 제11조 제2항	영업장 폐쇄명령			
아. 공중위생영업자가 정당한 사유 없이 6개월 이상 계속 휴업하는 경우	법 제11조 제3항제1호	영업장 폐쇄명령			
자. 공중위생영업자가 「부가가치세법」 제8조에 따라 관할 세무서장에게 폐업신고를 하거나 관할 세무서장이 사업자 등록을 말소한 경우	법 제11조 제3항제2호	영업장 폐쇄명령			

6. 건물위생관리업

위반사항	근거 법조문	행정처분기준			
		1차 위반	2차 위반	3차 위반	4차 이상 위반
가. 법 제3조제1항 전단에 따른 영업신고를 하지 않거나 시설과 설비기준을 위반한 경우	법 제11조 제1항제1호				
1) 영업신고를 하지 않은 경우		영업장 폐쇄명령			
2) 시설 및 설비기준을 위반한 경우		개선명령	영업정지 15일	영업정지 1월	영업장 폐쇄명령
나. 법 제3조제1항 후단에 따른 변경신고를 하지 않은 경우	법 제11조 제1항제2호				

1) 신고를 하지 않고 영업소의 명칭 및 상호 또는 영업장 면적의 3분의 1 이상을 변경한 경우		경고 또는 개선명령	영업정지 15일	영업정지 1월	영업장 폐쇄명령
2) 신고를 하지 않고 영업소의 소재지를 변경한 경우		영업정지 1월	영업정지 2월	영업장 폐쇄명령	
다. 법 제3조의2제4항에 따른 지위승계신고를 하지 않은 경우	법 제11조 제1항제3호	경고	영업정지 10일	영업정지 1월	영업장 폐쇄명령
라. 법 제4조에 따른 공중위생영업자의 위생관리의무등을 지키지 않은 경우	법 제11조 제1항제4호				
1) 유기용제를 사용하여 작업하는 경우에 지켜야 할 준수사항 및 종사자에 대한 안전사고 예방을 위한 준수사항을 위반한 경우		경고	영업정지 5일	영업정지10일	영업장 폐쇄명령
마. 법 제9조에 따른 보고를 하지 않거나 거짓으로 보고한 경우 또는 관계 공무원의 출입, 검사 또는 공중위생영업 장부 또는 서류의 열람을 거부·방해하거나 기피한 경우	법 제11조 제1항제6호	영업정지 10일	영업정지 20일	영업정지 1월	영업장 폐쇄명령
바. 법 제10조에 따른 개선명령을 이행하지 않은 경우	법 제11조 제1항제7호	경고	영업정지 10일	영업정지 1월	영업장 폐쇄명령
사. 영업정지처분을 받고도 그 영업정지 기간에 영업을 한 경우	법 제11조 제2항	영업장 폐쇄명령			
아. 공중위생영업자가 정당한 사유 없이 6개월 이상 계속 휴업하는 경우	법 제11조 제3항제1호	영업장 폐쇄명령			
자. 공중위생영업자가 「부가가치세법」 제8조에 따라 관할 세무서장에게 폐업신고를 하거나 관할 세무서장이 사업자 등록을 말소한 경우	법 제11조 제3항제2호	영업장 폐쇄명령			

■ 공중위생관리법 시행규칙 [별지 제1호서식] <개정 2016. 8. 4.> 민원24(www.minwon.go.kr)에서도 신고할 수 있습니다.

(　　　　　　　　　　)영업신고서

※ 뒤쪽의 신고안내 및 유의사항을 참고하시기 바랍니다. (앞쪽)

접수번호	접수일	발급일	처리기간 즉시

신고인	성명	생년월일
	주소	전화번호

신고사항	명칭(상호)	영업의 종류
	소재지	전화번호

「공중위생관리법」 제3조제1항 및 같은 법 시행규칙 제3조제1항에 따라 위와 같이 영업을 신고합니다.

년　　월　　일

신고인 (서명 또는 인)

시장・군수・구청장 귀하

※ 신고를 받은 시장・군수・구청장은 「공중위생관리법 시행규칙」 제3조제4항에 따라 영업소의 시설 및 설비에 대한 확인이 필요한 경우에는 영업신고증 발급 후 15일 이내에 확인을 실시합니다.

신고인 제출서류	1. 영업시설 및 설비개요서 2. 교육필증(「공중위생관리법」 제17조제2항에 따라 미리 교육을 받은 경우에만 해당합니다) 3. 「국유재산법 시행규칙」 제14조제3항에 따른 국유재산사용허가서(국유철도 정거장 시설 또는 군사시설에서 영업하려고 하는 경우에만 해당합니다) 4. 철도사업자(도시철도사업자를 포함합니다)와 체결한 철도시설 사용계약에 관한 서류(국유철도 외의 철도 정거장 시설에서 영업하려고 하는 경우에만 해당합니다) 5. 「다중이용업소의 안전관리에 관한 특별법」 제9조제5항에 따라 소방본부장 또는 소방서장이 발급하는 안전시설등 완비증명서(「다중이용업소의 안전관리에 관한 특별법 시행령」 제2조제4호에 해당하는 목욕장업을 하려는 경우에만 해당합니다)
담당 공무원 확인사항	1. 건축물대장 2. 토지이용계획확인서 3. 전기안전점검확인서(「전기사업법」 제66조의2제1항에 따른 전기안전점검을 받아야 하는 경우에만 해당합니다) 4. 면허증(이용업・미용업의 경우에만 해당합니다)

행정정보 공동이용 동의서

본인은 이 건 업무처리와 관련하여 담당 공무원이 「전자정부법」 제36조제1항에 따른 행정정보의 공동이용을 통하여 위의 담당 공무원 확인사항 제3호 및 제4호를 확인하는 것에 동의합니다.

※ 신고인이 담당 공무원의 확인에 동의하지 않거나 전산정보처리조직 및 「전자정부법」 제36조제1항에 따른 행정정보의 공동이용을 통하여 확인할 수 없는 경우에는 해당 서류를 신고인이 직접 제출하여야 합니다.

신고인(대표자) 성명 (서명 또는 인)

210mm×297mm[보존용지(1종) 120g/㎡]

(뒤쪽)

신고안내

<시장 · 군수 · 구청장에게 신고를 하여야 하는 업종>

1. 숙박업(일반), 2. 숙박업(생활), 3. 목욕장업, 4. 이용업, 5. 미용업(일반), 6. 미용업(피부), 7. 미용업(손톱·발톱),
8. 미용업(화장·분장), 9. 미용업(종합), 10. 세탁업, 11. 건물위생관리업

<적용제외 대상>

1. 숙박업 적용제외 대상 : 「농어촌정비법」에 따른 농어촌민박사업용 시설, 「산림문화휴양에 관한 법률」에 따라 자연휴양림 안에 설치된 시설, 「청소년활동진흥법」 제10조제1호에 따른 청소년 수련시설, 「관광진흥법」 제6조에 따라 지정받은 외국인관광 도시민박업용 시설
2. 목욕장업 적용제외 대상 : 숙박업 영업소에 부설된 욕실, 「체육시설의 설치·이용에 관한 법률」에 따른 종합체육시설업의 체온관리실, 숙박업 적용제외 대상에 해당하는 시설에 부설된 욕실

유의사항

「공중위생관리법」 제3조제1항 전단에 따라 신고해야 하는 업종을 신고하지 아니하고 영업하는 경우에는 같은 법 제20조제1항제1호에 따라 1년 이하의 징역 또는 1천만원 이하의 벌금이 부과됩니다.

처리절차

이 신고서는 아래와 같이 처리됩니다.

신고인	처리기관
	시장·군수·구청장

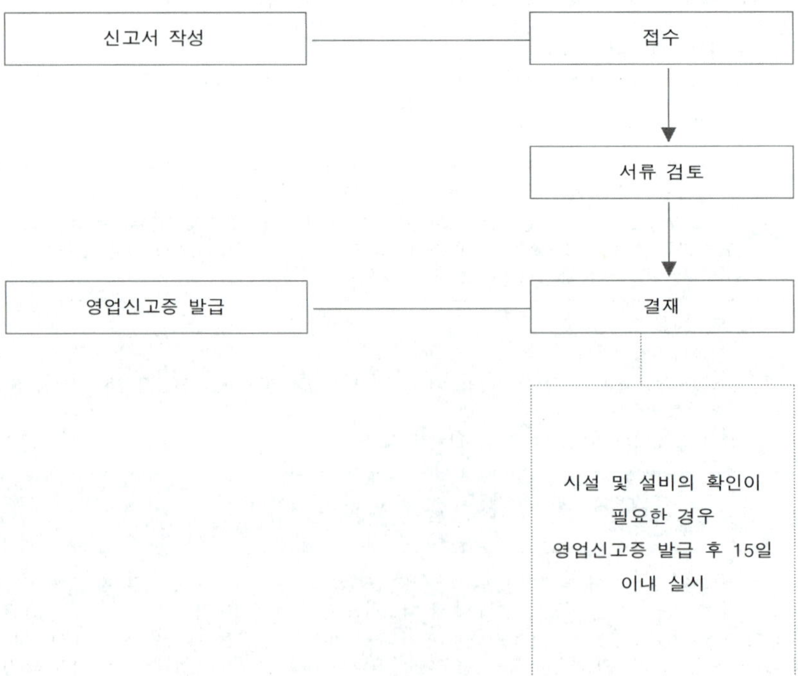

[별지 제2호서식] <개정 2018. 10. 5.>

(앞면)

제　　　　　　호

영업신고증

대표자	성명	생년월일
영업소	명칭(상호)	
	소재지	
	영업의 종류	
	업무가능 범위 (※미용업에 한정합니다)	
조건		

「공중위생관리법」 제3조제1항 및 같은 법 시행규칙 제3조제1항에 따라 영업의 신고를 하였음을 증명합니다.

년　　　　월　　　　일

시장 · 군수 · 구청장　직인

210mm×297mm[보존용지(1종) 120g/㎡]

(뒷면)

변 경 내 용

일 자	내 용	확인(서명 또는 날인)

[별지 제3호서식] <개정 2012.6.29>

(　　　　　)업 신고관리대장

<table>
<tr><td rowspan="5">업소
정보</td><td>명칭(상호)</td><td colspan="5"></td></tr>
<tr><td>영업의
종류</td><td></td><td>신고일자</td><td></td><td>전화번호</td><td></td></tr>
<tr><td>신고번호</td><td></td><td>교부번호</td><td colspan="3"></td></tr>
<tr><td>소 재 지</td><td colspan="5"></td></tr>
<tr><td>폐업일자</td><td></td><td>폐업사유</td><td colspan="3"></td></tr>
<tr><td rowspan="4">대표
영업
자</td><td>성　　명</td><td colspan="2"></td><td>생년월일</td><td colspan="2"></td></tr>
<tr><td>법 인 명</td><td colspan="2"></td><td>법인번호</td><td colspan="2">－</td></tr>
<tr><td>국　　적</td><td colspan="2"></td><td>전화번호</td><td colspan="2">(　　)　　－</td></tr>
<tr><td>주　　소</td><td colspan="5"></td></tr>
<tr><td rowspan="2">건물
내역</td><td>영업장면적</td><td>㎡</td><td>건물층수</td><td></td><td>사용층수</td><td>지상　층/지하　층</td></tr>
<tr><td>건물
소유구분</td><td colspan="5">□자가　□임대　대지면적:　　㎡　건물면적:　　㎡</td></tr>
<tr><td>위생
교육</td><td>교육기관</td><td colspan="2"></td><td>수료일자</td><td colspan="2"></td></tr>
</table>

210mm×297mm[보존용지(1종) 120g/㎡]

■ 공중위생관리법 시행규칙 [별지 제4호서식] <개정 2015.7.2.>

민원24(www.minwon.go.kr)에서도 신청할 수 있습니다.

영업신고증 재교부신청서

※ [ ]에는 해당되는 곳에 √표를 합니다.

접수번호	접수일	발급일	처리기간 즉시

신청인	성명	생년월일
	주소	전화번호
	명칭(상호)	영업의 종류
	소재지	전화번호

신청사유	[ ] 분실 [ ] 훼손

「공중위생관리법 시행규칙」 제3조제5항에 따라 위와 같이 영업신고증의 재발급을 신청합니다.

년 월 일

신청인 (서명 또는 인)

시장 · 군수 · 구청장 귀하

첨부서류	영업신고증(신고증이 헐어 못쓰게 된 경우에만 해당합니다)

처리절차

신청서 작성	→	접 수	→	검 토	→	결 재	→	영업신고증 재발급
신청인		시장·군수·구청장		시장·군수·구청장		시장·군수·구청장		

210mm×297mm[백상지(80g/㎡) 또는 중질지(80g/㎡)]

■ 공중위생관리법 시행규칙 [별지 제5호서식] <개정 2016. 8. 4.>

민원24(www.minwon.go.kr)에 서도 신청할 수 있습니다.

영업신고사항 변경신고서

※ 뒤쪽의 신고안내 및 유의사항을 참고하시기 바랍니다. (앞쪽)

접수번호	접수일	발급일	처리기간 즉시

신고인	성명	생년월일
	주소	전화번호
	영업의 종류	

변경사항	변경 전	변경 후
영업소 명칭(상호)		
영업소 소재지		
영업장 면적의 증감		
대표자의 성명 또는 생년월일		
업종의 변경		
분 실 사 유		

「공중위생관리법」 제3조제1항 및 같은 법 시행규칙 제3조의2에 따라 위와 같이 영업신고사항의 변경을 신고합니다.

년 월 일

신고인 (서명 또는 인)

시장 · 군수 · 구청장 귀하

신고인 제출서류	1. 영업신고증(신고증을 분실하여 분실 사유를 기재하는 경우에는 첨부하지 않습니다) 2. 변경사항을 증명하는 서류
담당 공무원 확인사항	1. 건축물대장 2. 토지이용계획확인서 3. 전기안전점검확인서(「전기사업법」 제66조의2제1항에 따른 전기안전점검을 받아야 하는 경우에만 해당합니다) 4. 면허증(이용업 및 미용업의 경우에만 해당합니다)

행정정보 공동이용 동의서

본인은 이 건 업무처리와 관련하여 담당 공무원이 「전자정부법」 제36조제1항에 따른 행정정보의 공동이용을 통하여 위의 담당 공무원 확인사항 제3호 및 제4호를 확인하는 것에 동의합니다.

※ 신고인이 담당 공무원의 확인에 동의하지 않거나 전산정보처리조직 및 「전자정부법」 제36조제1항에 따른 행정정보의 공동이용을 통하여 확인할 수 없는 경우에는 해당 서류를 신고인이 직접 제출하여야 합니다.

신고인(대표자) 성명 (서명 또는 인)

210㎜×297㎜[백상지(80g/㎡) 또는 중질지(80g/㎡)]

(뒤쪽)

신고안내

1. 「공중위생관리법」 제3조제1항 후단에 따른 대표자 성명의 변경은 신고된 법인의 대표자가 변경된 경우, 신고된 공동영업자 중 일부가 변경된 경우, 개명으로 단순히 성명이 바뀐 경우를 의미하며, 신고되지 아니한 자로 변경하고자 하는 경우에는 「공중위생관리법」 제3조의2에 의한 지위승계신고를 해야 합니다.
2. 「공중위생관리법」 제3조제1항 후단에 따른 업종의 변경은 같은 법 시행령 제4조제1호 각 목에 따른 숙박업 업종 간 변경, 같은 영 제4조제2호 각 목에 따른 미용업 업종 간 변경을 의미하며, 그 외 다른 업종으로 변경하고자 하는 경우에는 폐업신고 후 새로운 업종으로 다시 영업신고를 해야 합니다.

유의사항

1. 신고하지 아니하고 영업소의 명칭 및 상호 또는 영업장 면적의 3분의 1 이상을 변경한 때는 위반 차수에 따라 경고 또는 개선명령, 영업정지 15일, 영업정지 1월, 영업장 폐쇄명령이 부과됩니다.
2. 신고하지 아니하고 영업소의 소재지를 변경한 때는 영업장 폐쇄명령이 부과됩니다.
3. 「공중위생관리법」 제3조제1항 후단에 따른 변경신고를 하지 아니한 경우에는 같은 법 제20조제2항제1호에 따라 6개월 이하의 징역 또는 500만원 이하의 벌금이 부과됩니다.

처리절차

이 신고서는 아래와 같이 처리됩니다.

신고인	처리기관 시장·군수·구청장
신고서 작성	접수
	↓
	서류 검토
	↓
영업신고증 수정 또는 재교부	결재
	시설 및 설비의 확인이 필요한 경우 변경신고를 받은 날부터 15일 이내 실시

■ 공중위생관리법 시행규칙 [별지 제5호의2서식] <개정 2016. 8. 4.>

(　　　　　　)영업 폐업신고서

접수번호	접수일	발급일	처리기간 즉시

신고인	성명	생년월일
	주소	
	명칭(상호)	영업의 종류
	소재지	

폐 업 일	
사 유	

「공중위생관리법」 제3조제2항 및 같은 법 시행규칙 제3조의3에 따라 영업의 폐업을 신고합니다.

년　　월　　일

신고인　　　　　　(서명 또는 인)

시장・군수・구청장 귀하

참고사항

「부가가치세법」 제8조제6항에 따른 폐업신고를 하기 위하여 같은 법 시행규칙 별지 제9호서식의 폐업신고서를 함께 제출할 수 있습니다(이 경우 시장・군수・구청장은 함께 제출받은 폐업신고서를 지체없이 관할 세무서장에게 송부하여야 합니다).

처리절차

신고서 작성 → 접수(세무서로 송부) → 검토 → 결재 → 통보

신고인　　처리기관: 시장・군수・구청장

[별지 제6호서식] <개정 2017. 7. 28.>

(앞면)

영 업 자 지 위 승 계 신 고 서

접수번호	접수일자	발급일자	처리기간 즉시

① 승계를 하는 사람	성명	생년월일
	주소	전화번호
② 승계를 받는 사람	성명	생년월일
	주소	전화번호

③ 영업소	명칭(상호)	변경 전	변경 후
	영업의 종류		
	소재지	(전화번호:)	

④ 신고번호		⑤ 승계사유	□ 영업양도 □상속 □ 그 밖의 사유( )

「공중위생관리법」 제3조의2 및 같은 법 시행규칙 제3조의4에 따라 위와 같이 신고합니다.

년 월 일

신고인 (서명 또는 인)

시장 · 군수 · 구청장 귀하

신고인 제출서류	1. 영업양도의 경우	양도·양수를 증명할 수 있는 서류 사본
	2. 상속의 경우	「가족관계의 등록 등에 관한 법률」 제15조제1항에 따른 가족관계증명서 및 상속인임을 증명할 수 있는 서류
	3. 그 밖의 경우	해당 사유별로 영업자의 지위를 승계하였음을 증명할 수 있는 서류

처리절차

신고서 작성	→	접 수	→	검 토	→	결 재	→	영업신고증 발급
신고인		처리기관		처리기관		처리기관		

210mm×297mm[일반용지 60g/㎡(재활용품)]

(뒷면)

행정처분 등의 내용고지 및 가중처분대상업소 확인서

1. 양도인은 최근 1년 이내에 다음과 같이 「공중위생관리법」 제7조 및 제10조, 제11조, 같은 법 시행규칙 제19조 및 별표 7에 따라 행정처분을 받았다는 사실 및 행정제재처분의 절차가 진행 중인 사실(최근 1년 이내에 행정처분을 받은 사실이 없는 경우에는 없다는 사실)을 양수인에게 알려주었습니다.

가. 최근 1년 이내에 양도인이 받은 행정처분

처분받은 일자	행정처분내용	행정처분사유

나. 행정제재처분 절차 진행사항

적발일자	공중위생관리법령 위반내용	진행 중인 내용

(1) 최근 1년 이내에 행정처분을 받은 사실이 없는 경우에는 위 표의 처분받은 일자란에 "없음"이라고 적어 넣어야 합니다.

(2) 양도·양수 담당 공무원은 위 행정처분의 내용을 행정처분대장과 대조하여 일치하는지를 확인하여야 하며, 일치하지 않는 경우에는 양도인 및 양수인에게 그 사실을 알리고 위 난을 보완하도록 하여야 합니다.

2. 양수인은 위 행정처분에서 지정된 기간 내에 행정처분의 내용대로 이행하지 않거나, 행정처분을 받은 위반사항이 다시 적발된 경우에는 「공중위생관리법 시행규칙」 제19조 및 별표 7에 따라 양도인이 받은 행정처분의 효과가 양수인에게 승계되어 가중 처분 된다는 사실을 알고 있음을 확인합니다.

년 월 일

양도인 성명 (인) 또는 서명(직접 방문하여 신고한 경우에만 해당됩니다)
주소

양수인 성명 (서명 또는 날인)
주소

■ 공중위생관리법 시행규칙 [별지 제7호서식] <개정 2018. 10. 5.>

(　　　　　　　　)면허신청서

※ 뒤쪽의 신청안내 및 유의사항을 참고하시기 바랍니다.
※ [ ]에는 해당되는 곳에 √표를 합니다. (앞쪽)

접수번호	접수일	발급일	처리기간 즉시

신청인	성명	생년월일
	주소 (전화번호:)	
	졸업학교명 (학과명:)	졸업연월일
	국가기술자격명 [ ] 이용사 [ ] 미용사(종합) [ ] 미용사(일반) [ ] 미용사(피부) [ ] 미용사(손톱·발톱) [ ] 미용사(화장·분장)	자격번호 자격등록일

「공중위생관리법」 제6조제1항과 같은 법 시행규칙 제9조제1항에 따라 위와 같이 면허를 신청합니다.

년 월 일

신청인 (서명 또는 인)

시장·군수·구청장 귀하

신청인 제출서류	1. 졸업증명서 또는 학위증명서 1부(전문대학 또는 이와 동등 이상의 학력이 있다고 교육부장관이 인정하는 학교에서 이용 또는 미용에 관한 학과를 졸업한 사람이나 고등학교 또는 이와 동등의 학력이 있다고 교육부장관이 인정하는 학교에서 이용 또는 미용에 관한 학과를 졸업한 사람만 해당합니다) 2. 이수증명서 1부(교육부장관이 인정하는 고등기술학교에서 1년 이상 이용 또는 미용에 관한 소정의 과정을 이수한 사람만 해당합니다) 3. 전문의 진단서 1부(정신질환자이지만 전문의가 이용사 또는 미용사로서 적합하다고 인정한 경우에만 해당합니다) 4. 의사 진단서 1부(최근 6개월 이내의 것으로 정신질환자, 전염성 결핵환자 및 마약·대마·향정신성의약품 중독자에 각각 해당되지 않음을 증명하는 것이어야 합니다. 다만, 정신질환자이지만 이용사 또는 미용사로서 적합하다고 인정한 전문의의 진단서를 제출하는 경우에는 전염성 결핵환자 및 마약·대마·향정신성의약품 중독자에 각각 해당되지 않음을 증명하는 것이어야 합니다) 5. 사진 2장(최근 6개월 이내에 찍은 가로 3.5센티미터 세로 4.5센티미터의 탈모 정면 상반신 사진이어야 합니다)	수수료 5,500원
담당 공무원 확인사항	1. 학점은행제학위증명(신청인이 「학점인정 등에 관한 법률」 제8조에 따라 대학 또는 전문대학을 졸업한 사람과 동등 이상의 학력이 있는 것으로 인정되어 같은 법 제9조에 따라 이용 또는 미용에 관한 학위를 취득한 사람인 경우에만 해당합니다) 2. 국가기술자격취득사항확인서(신청인이 「국가기술자격법」에 따른 이용사 또는 미용사의 자격을 취득한 사람인 경우에만 해당합니다)	

행정정보 공동이용 동의서

본인은 이 건 업무처리와 관련하여 담당 공무원이 「전자정부법」 제36조제1항에 따른 행정정보의 공동이용을 통하여 위의 담당 공무원 확인사항 각 호를 확인하는 것에 동의합니다.

※ 신청인이 담당 공무원의 확인에 동의하지 않거나 전산정보처리조직 및 「전자정부법」 제36조제1항에 따른 행정정보의 공동이용을 통하여 확인할 수 없는 경우에는 해당 서류를 신청인이 직접 제출하여야 합니다.

신청인 성명 (서명 또는 인)

210㎜×297㎜[백상지(80g/㎡) 또는 중질지(80g/㎡)]

(뒤쪽)

신청안내

<업무범위(「공중위생관리법 시행규칙」 제14조)>

1. 이용사: 이발 • 아이론 • 면도 • 머리피부손질 • 머리카락염색 및 머리감기
2. 미용사: 파마 • 머리카락자르기 • 머리카락모양내기 • 머리피부손질 • 머리카락염색 • 머리감기, 의료기기나 의약품을 사용하지 아니하는 피부상태분석 • 피부관리 • 제모 • 눈썹손질, 손톱과 발톱의 손질 및 화장, 얼굴 등 신체의 화장 • 분장
3. 미용사(일반)
   가. 2008. 1. 1. ~ 2015. 4. 16. 기간 중 자격취득자: 파마 • 머리카락자르기 • 머리카락모양내기 • 머리피부손질 • 머리카락염색 • 머리감기, 의료기기나 의약품을 사용하지 아니하는 눈썹손질, 얼굴의 손질 및 화장, 손톱과 발톱의 손질 및 화장
   나. 2015. 4. 17. ~ 2015. 12. 31. 기간 중 자격취득자: 파마 • 머리카락자르기 • 머리카락모양내기 • 머리피부손질 • 머리카락염색 • 머리감기 • 의료기기나 의약품을 사용하지 아니하는 눈썹손질, 얼굴의 손질 및 화장
   다. 2016. 1. 1. 이후 자격취득자: 파마 • 머리카락자르기 • 머리카락모양내기 • 머리피부손질 • 머리카락염색 • 머리감기, 의료기기나 의약품을 사용하지 아니하는 눈썹손질. 다만, 2016년 5월 31일까지 미용사(일반)자격을 취득한 사람의 경우에는 얼굴의 손질 및 화장에 관한 업무를 추가로 할 수 있습니다.
4. 미용사(피부): 의료기기나 의약품을 사용하지 아니하는 피부상태분석 • 피부관리 • 제모 • 눈썹손질
5. 미용사(손톱 • 발톱): 손톱과 발톱의 손질 및 화장
6. 미용사(화장 • 분장): 얼굴 등 신체의 화장 • 분장 및 의료기기나 의약품을 사용하지 아니하는 눈썹손질

<결격사유(「공중위생관리법」 제6조제2항)>

1. 피성년후견인
2. 「정신건강증진 및 정신질환자 복지서비스 지원에 관한 법률」 제3조제1호에 따른 정신질환자(다만, 전문의가 이용사 또는 미용사로서 적합하다고 인정하는 사람은 그러하지 아니합니다)
3. 공중의 위생에 영향을 미칠 수 있는 감염병환자로서 보건복지부령이 정하는 자(결핵환자를 말합니다. 다만 비감염성인 경우는 제외합니다)
4. 마약 기타 대통령령으로 정하는 약물 중독자(대마 또는 향정신성 의약품의 중독자를 말합니다)
5. 「공중위생관리법」 제7조제1항제2호, 제4호, 제6호 또는 제7호의 사유로 면허가 취소된 후 1년이 경과되지 아니한 자

유의사항

1. 이용사 또는 미용사 면허를 받은 자가 아니면 이용업 또는 미용업을 개설하거나 그 업무에 종사할 수 없습니다.
2. 「공중위생관리법」 제7조에 따라 같은 법 제6조제2항제1호부터 제4호까지에 따른 결격사유에 해당하게 된 경우, 「국가기술자격법」에 따라 자격이 취소된 경우, 이중으로 면허를 취득한 경우(나중에 발급받은 면허를 말합니다), 면허정지처분을 받고도 그 정지 기간 중에 업무를 한 경우에는 면허가 취소됩니다.
3. 「공중위생관리법」 제7조에 따라 면허증을 다른 사람에게 대여한 경우, 「국가기술자격법」에 따라 자격정지처분을 받은 경우(「국가기술자격법」에 따른 자격정지처분기간에 한정합니다), 「성매매알선 등 행위의 처벌에 관한 법률」이나 「풍속영업의 규제에 관한 법률」을 위반하여 관계 행정기관의 장으로부터 그 사실을 통보받은 경우에는 면허취소 또는 6개월 이내의 면허정지 처분을 받을 수 있습니다.
4. 이용업 또는 미용업을 하는 자는 면허증을 영업소 안에 게시해야 합니다.

처리절차

이 신청서는 아래와 같이 처리됩니다.

신청인	처리기관 시장 • 군수 • 구청장

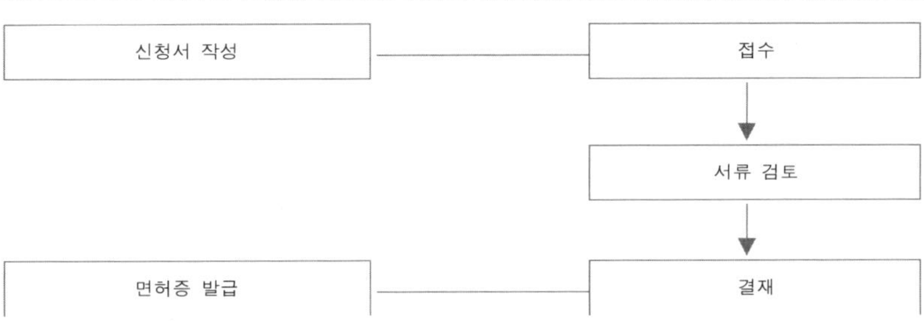

[별지 제8호서식] <개정 2017. 7. 28.>

제 호

( )면허증

성 명:

생년월일:

직 종:

사진 (3.5cm×4.5cm)

「공중위생관리법」 제6조 및 같은 법 시행규칙 제9조제4항에 따라 위와 같이 면허증를 발급합니다.

년 월 일

시장 · 군수 · 구청장 직인

210mm×297mm[보존용지(1종) 120g/㎡]

[별지 제9호서식] <개정 2017. 7. 28.> (앞쪽)

( )면허등록 관리대장

<table>
<tr><td>면허번호</td><td colspan="3"></td><td>면허연월일</td><td colspan="2"></td><td rowspan="3">사진
(3.5cm×4.5cm)</td></tr>
<tr><td>성 명</td><td></td><td>국적</td><td></td><td>생 년 월 일</td><td colspan="2"></td></tr>
<tr><td>주 소</td><td colspan="3"></td><td>전 화 번 호</td><td colspan="2"></td></tr>
<tr><td>출신학교</td><td colspan="3"></td><td>졸업연월일</td><td colspan="3"></td></tr>
<tr><td>국가기술
자격종목</td><td></td><td>자격
번호</td><td></td><td>자격등록
연 월 일</td><td></td><td>국가기술자격증
발 급 기 간</td><td></td></tr>
</table>

210mm×148mm
(인쇄용지(특급) 120g/㎡)

(뒤쪽)

<table>
<tr><td colspan="3">행정처분사항</td><td colspan="5">면허증의 재교부사항</td></tr>
<tr><td rowspan="2">연월일</td><td rowspan="2">행정처분내용</td><td rowspan="2">확인㊞</td><td rowspan="2">연월일</td><td colspan="3">재교부사유</td><td rowspan="2">확인
㊞</td></tr>
<tr><td>분 실</td><td>훼 손</td><td>기재사항
변 경</td></tr>
<tr><td></td><td></td><td></td><td></td><td></td><td></td><td></td><td></td></tr>
</table>

[별지 제10호서식] <개정 2017. 7. 28.>

(   )면허증 재교부 신청서

접수번호	접수일자	발급일자	처리기간 즉시

신청인	성명				생년월일	
	주소				전화번호	
	면허종별		면허번호		면허연월일	

신청사유	☐ 기재사항 변경( ) ☐ 분실 ☐ 훼손
면허증 발급기관	☐ 시・도지사가 발급한 경우(시・도명 :) ☐ 시・군・구청장이 발급한 경우(시・군・구명 :) ※ 다른 기관에서 받은 면허증을 재발급하는 경우에만 해당합니다.
재발급기관	시・군・구명 : 전화번호 : FAX :

「공중위생관리법 시행규칙」 제10조에 따라 위와 같이 면허증의 재발급을 신청합니다.

년 월 일

신청인 (서명 또는 인)

시장・군수・구청장 귀하

신청인 제출서류	1. 면허증 원본(기재사항이 변경되거나 헐어 못쓰게 된 경우만 해당합니다) 2. 사진 1장(최근 6개월 이내에 찍은 가로 3.5센티미터 세로 4.5센티미터의 탈모 정면 상반신 사진이어야 합니다)
수수료	3,000원

본인은 다른 기관에서 발급한 면허증을 재발급 신청함에 있어 담당 공무원으로부터 이 건 업무처리와 관련하여 다른 기관에서 발급한 면허정보 확인 시간 소요에 따라 민원처리시간이 일부 지연될 수 있음에 대해 사전에 설명을 듣고 이에 동의합니다.

신청인 성명 (서명 또는 인)

처리절차

(면허증 발급기관과 재발급기관이 동일한 경우)

신청서 작성 (신청인) → 접 수 (처리기관) → 검 토 (처리기관) → 결 재 (처리기관) → 면허증 재발급

(면허증 발급기관과 재발급기관이 상이한 경우)

신청서 작성 (신청인) → 접 수 (재발급기관) → 이 송 (재발급기관) → 접 수 (최초 발급기관) → 검 토 (최초 발급기관) → 결 재 (최초 발급기관) → 송 신 (최초 발급기관) → 면허증 재발급 (재발급기관)

210mm×297mm[일반용지 60g/㎡(재활용품)]

■ 공중위생관리법 시행규칙 [별지 제10호의2서식] <개정 2017. 7. 28.>

위생사 면허증 발급신청서

※ 바탕색이 어두운 칸은 신청인이 적지 않습니다.

접수번호	접수일	발급일	처리기간 14일

신청인	성 명	생년월일	사 진 (3.5㎝×4.5㎝)
	응시번호	응시연도	
	연락처		
	주 소		

「공중위생관리법」 제6조의2제1항 및 같은 법 시행규칙 제11조의2제1항에 따라 위와 같이 면허증 발급을 신청합니다.

년 월 일

신청인 (서명 또는 인)

보건복지부장관 귀하

첨부서류	1. 다음 각 목의 구분에 따른 서류 가. 법 제6조의2제1항제1호에 해당하는 사람: 보건 또는 위생에 관한 이수증명서 나. 법 제6조의2제1항제2호에 해당하는 사람: 보건 또는 위생에 관한 학위증명서 또는 졸업증명서 다. 법 제6조의2제1항제3호에 해당하는 사람: 외국의 위생사 면허증 또는 자격증 사본 라. 법률 제13983호 공중위생관리법 일부개정법률 부칙 제5조에 따라 위생사 국가시험에 응시하여 합격한 사람: 위생업무에 종사한 경력증명서 2. 법 제6조의2제7항제1호 본문에 해당하지 아니함을 증명하는 의사의 진단서 또는 같은 호 단서에 해당한다는 사실을 증명할 수 있는 전문의의 진단서 3. 법 제6조의2제7항제2호에 해당하지 아니함을 증명하는 의사의 진단서 4. 최근 6개월 이내에 찍은 가로 3.5센티미터 세로 4.5센티미터의 탈모 정면 상반신 사진 2장	수수료 없음

처리 절차

신청서 작성	➔	접수·검토	➔	대장 등록	➔	면허증 작성	➔	면허증 발급
신청인		보건복지부		보건복지부		보건복지부		보건복지부

210㎜×297㎜[백상지(80g/㎡) 또는 중질지(80g/㎡)]

■ 공중위생관리법 시행규칙 [별지 제10호의3서식] <개정 2017. 7. 28.>

제　　호

위생사 면허증

1. 성　　명:

2. 생년월일:

사 진
(3.5㎝×4.5㎝)

「공중위생관리법」 제6조의2제6항에 따라 위와 같이 면허합니다.

년　　월　　일

보건복지부장관　　직인

210㎜×297㎜[백상지(150g/㎡)]

■ 공중위생관리법 시행규칙 [별지 제10호의4서식] <개정 2017. 7. 28.>

위생사 면허증 [ ] 재발급 [ ] 재부여 신청서

※ 바탕색이 어두운 칸은 신청인이 적지 않습니다.

※ [ ]에는 해당되는 곳에 √ 를 합니다.

접수번호	접수일	처리기간 3일

신청인	성명	면허번호	사진 (3.5㎝×4.5㎝)
	생년월일		
	주소		

재발급·재부여 사유	[ ] 면허증을 잃어버린 경우 [ ] 면허증을 못쓰게 된 경우 [ ] 면허취소의 원인이 된 사유가 소멸된 경우

「공중위생관리법」 제6조의2제8항 · 제7조의2제2항 및 같은 법 시행규칙 제11조의3 제1항 또는 제12조의2에 따라 위와 같이 면허증의 재발급 또는 재부여를 신청합니다.

년 월 일

신청인 (서명 또는 인)

보건복지부장관 귀하

첨부서류	1. 면허증(면허증을 못쓰게 된 경우만 해당합니다) 2. 분실사유서 1부(면허증을 잃어버린 경우만 해당합니다) 3. 면허취소의 원인이 된 사유가 소멸한 것을 증명하는 서류 1부(「공중위생관리법 」 제7조의2제2항에 따라 면허가 취소된 사람이 다시 면허를 받으려는 경우만 해당합니다) 4. 최근 6개월 이내에 찍은 가로 3.5센티미터 세로 4.5센티미터의 탈모 정면 상반신의 사진 2장
수수료 (2000원)	1. 문서(전자문서를 제외합니다)로 신청하는 경우: 수입인지로 납부합니다. 2. 전자문서로 신청하는 경우: 전자화폐 또는 전자결제 등의 방법으로 납부합니다.

처리 절차

신청서 작성	➔	접수	➔	내용 확인	➔	면허증 작성	➔	면허증 발급·부여
신청인		보건복지부		보건복지부		보건복지부		보건복지부

210㎜×297㎜[백상지(80g/㎡) 또는 중질지(80g/㎡)]

[별지 제11호서식] <개정 2012.6.29>

제 호

수 거 증

시 설 품	상 호		대 표 자	
소 재 지	주 소		전화번호	
수 거 품				
수거수량				
수거사유				
수거일시	년 월 일 시 분			
수거장소		피수거자	서명 또는 날인	

「공중위생관리법」 제9조 및 같은 법 시행규칙 제15조에 따라 위와 같이 수거하였음을 증명합니다.

년 월 일

수거자 성 명: (서명 또는 인)

소 속:

128㎜×182㎜[일반용지 60g/㎡(재활용품)]

[별지 제12호서식] 삭제

[별지 제13호서식] <개정 2017. 7. 28.> (앞면)

제 호

공 중 위 생 감 시 원 증

소 속 :	사 진 (3.5㎝ × 4.5㎝)
직 위 :	
성 명 :	

「공중위생관리법」 제15조 및 같은 법 시행령 제8조에 따라 공중위생감시원임을 증명함.

년 월 일

시 · 도지사
시장 · 군수 · 구청장 직인

85㎜×53㎜[보존용지(1종) 120g/㎡]

[별지 제14호서식] <개정 2012.6.29>

위 생 관 리 등 급 표

(　　등급)

○ 업　　　종 :

○ 업　소　명 :

○ 대　표　자 :

「공중위생관리법」 제14조제1항 및 같은 법 시행규칙 제22조제2항에 따라 위생 관리등급을 위와 같이 통보합니다.

년　　월　　일

시・도지사
시장・군수・구청장　직인

182㎜×257㎜

(인쇄용지(특급) 120g/㎡)

참 고 문 헌

강길원・홍재웅 : 가족계획과 모성보건. 서울대 보건대학원, 1973.
강영선 : 대기오염의 개황. 공해문제 학술세미나, 중앙대 의대, 19~27, 1972.
강종환 : 정신위생. 서울, 제동문화사, 1972.
강회양・박선섭 : 현대보건학. 서울, 형설출판사, 1984.
구성회 외 : 공중보건학. 서울, 고문사, 2010.
국립보건연구원 : 환경위생학. 1966.
국립환경연구소 : 환경분야. 연구논문 초록집. 제2집, 1985.
권숙표 : 환경위생학. 서울, 집현사, 1998.
권숙표, 우세홍 : 식품위생학. 서울, 교학사, 1977.
권이혁 : 최신보건학. 서울, 신광출판사, 1997.
김동석 외 : 핵심공중보건학. 서원미디어, 2011.
김동석 외 : 최신공중보건학. 수문사, 2014.
김두종 : 한국의학사. 서울, 탐구당, 1998.
김두희 : 공중보건학개요. 대구, 배양출판사, 1978.
김두희 : 보건학개론. 대구, 경북대학교출판부, 1994.
김병우 : 피복위생학. 서울, 유신문화사, 1980.
김영복 : 장비감염관리학. 명문출판사, 2014.
김우겸 : 인체의 생리. 서울대학교 출판부, 1977.
김인달 : 공중보건학. 서울, 동명사, 1975.
김정혜 외 2인 : 소독 및 전염병 관리, 청구문화사, 1999.
김찬문 : 공중보건학. 도서출판 의학서원, 2015.
김초강 : 모자보건. 서울, 수문사, 1982.
노인규 : 역학의 원리와 방법. 서울, 최신의학사, 1974.
대한보건협회・서울대 보건대학원 : 보건학개론. 서울, 신광출판사, 1976.
대한산업보건협회 : 산업보건학. 1970.
대한산업보건협회 : 산업인을 위한 직업병 해설. 1970.
대한산업보건협회 : 작업환경관리. 1970.
대한심폐소생협회, 공용심폐소생술 가이드라인, 2017
대한예방의학회 : 예방의학과 공중보건. 서울, 계축문화사, 2011.
대한응급구조사협회, 응급처치와 심폐소생술, 한미의학, 2017
대한응급의학회, 응급구조학, 2017
대한적십자, 응급처치법, 2017
박남영 : 보건행정학. 서울, 고문사, 1988.
박양원 : 현대공중보건학. 서울, 계축문화사, 1976.
박준희 : 教育心理學. 서울, 旺文社, 1964.

박형종 · 정경균 : 가족계획과 커뮤니케이션. 서울대 보건대학원, 1973.
방숙 · 김일순 : 역학개론. 서울, 경지사, 1970.
백영한 : 위생곤충학. 서울, 수문사, 1968.
보건복지부 : 보건통계연보. 1997, 1999, 2000, 2002, 2011, 2012.
보건복지부 : 국민영양개선을 위한 식생활지침 연구, 2000.
서병설 : 임상기생충학. 서울, 일조각, 1968.
소진탁 · 김종환 · 구성회 : 인체기생충학개요. 서울, 개문사, 1975.
신효선 · 김재봉 : 식품위생학개론. 서울, 탐구당, 1966.
신효선 · 신광순 · 정영채 · 이용욱 : 최신식품위생학. 서울, 신광출판사, 1977.
심상황 : 최신환경위생학. 서울. 집현사, 1970.
沈穰燮 : 精神衛生. 서울, 學生社, 1964.
양재모 : 공중보건학 강의. 서울, 수문사, 1986.
연세대원주의과대학 응급의학교실, 응급구조와 응급처치, 군자출판사, 2011
예방의학과 공중보건편집위원회 : 예방의학과 공중보건. 서울, 계축문화사, 2001.
의료정책연구회 : 보건행정학, 에듀팩토리, 2014.
이규식 외 : 공중보건학. 계축문화사, 2015.
이기열 : 식이요법. 서울, 수학사, 1985.
이기열 : 특수영양학. 서울, 신광출판사, 1992.
이기열 · 문수재 : 기초영양학. 서울, 수학사, 1983.
이남표(역) : 정신위생. 서울, 제동문화사, 1965.
이명화 · 구성회 : 공중보건학. 서울, 고문사, 1978.
이병윤 · 서광윤 : 현대정신의학. 서울, 일조각, 1983.
이병희 : 생리학. 서울, 신광출판사, 1978.
이성관 외 17인 : 예방의학과 공중보건. 서울, 계축문화사, 1979.
이영복 : 간호행정. 서울, 수문사, 1985.
이재구 · 이종태 · 장재철 · 정희곤 : 식품위생학. 서울, 고문사, 1985.
이정균 : 정신의학. 서울, 일조각, 1985.
이종학 : 보건행정과 보건소활동. 서울, 탐구당, 1963.
이주열 : 공중보건학, 군자출판사, 2013.
이해영 · 권태환 : 인구학입문. 서울대 보건대학원, 1973.
이혜수 : 영양학. 서울, 고문사, 1982.
임국환 외 : 공중보건학, 지구문화사, 2014
전국응급구조학과 교수협의회, 응급환자 관리학, 대학서림, 2010
전국응급구조학과 교수협의회 역, 일반응급처치학, 2009
정규철 : 지역사회보건학. 서울, 수문사, 1982.
정문식 · 구성회 : 환경위생학. 서울, 신광출판사, 2001.
정희곤 : 산업장의 후생시설에 대한 환경조사연구. 공중보건잡지, 6 : 1, 178~185, 1969.
정희곤 : 생리학. 서울, 세진사, 1998.

정희곤 : 수의사와 보건과학. 전남수의, 10, 12~14, 1986a.
정희곤 : 식품위생관계법규. 서울, 세진사, 1988.
정희곤 : 식품위생교육의 발전상. 송원대논문집 12, 427~442, 1986b.
정희곤 : 식품위생학. 서울, 광문각, 2002.
정희곤 : 영양교육, 대구, 형설출판사, 2009.
정희곤 : 우리나라 식품위생행정의 발전상에 관한 고찰. 송원대논문집, 10, 485~494, 1984.
정희곤 : 일부도시의 주거와 유병률에 관한 연구. 광주실전 논문집, 3, 116~124, 1977.
정희곤 : 최신 보건학. 서울, 세진사, 1996.
정희곤 : 최신 식품위생학. 서울, 광문각 2004.
정희곤 : 幸福과 結婚. 솔, 7, 82~87, 송원대 학도호국단, 1986.
정희곤 : 환경호르몬(내분비교란물질)에 대한 보건대책, 송대학보, 207호, 2000.
정희곤 · 박재림 : 보건과학. 서울, 세진사, 1987.
정희곤 외 4인 : 최신공중보건학, 광문각, 2013.
조규상 · 이승한 · 이광묵 : 산업보건학. 서울, 수문사, 1990.
질병관리본부 : 우리 국민의 식품 및 영양소 섭취 현황, 2009.
차철환 : 공해와 질병. 서울, 최신의학사, 1974.
차철환 · 염용태 : 공중보건학. 서울, 집현사, 1976.
채례석 · 유정렬 · 한인규 : 영양학, 서울, 신광출판사, 1982.
최현 : 인체의 해부생리학. 서울, 수문사, 1984.
최흥식 외 : 공중보건학. 서울, (주)탑메디오피아, 2010.
통계청 : 국제통계연감. 2000.
한국인구보건연구원 : 한국인 영양권장량. 제5개정판, 서울, 고문사, 1989.
한동세 : 정신과학. 서울, 일조각, 1982.
허　정 : 보건행정학원론, 서울, 1997.
황병덕 · 김민호 외 : 새로 쓴 공중보건학. 서울, 수문사, 2011.
______ : 최신보건학. 서울, 세진사, 1996.

福井英一郎 : 氣候學. 東京, 古今書院, 1939.
山本俊一 : 疫學入門. 東京, 朝倉書店, 1977.
安信三史 · 高桑榮松 : 新公衆衛生學. 東京, 南山堂, 1972.
野村茂 : 産業醫學. 東京, 朝倉書店, 1974.
柳澤文德 : 食品衛生學. 東京, 續文堂, 1967.
日本産業衛生學會 : 産業保健. 東京, 篠原出版社, 1976.
日本環境衛生協會 : 淸掃事業の 實際. 1959.
入鹿山勝郎 : 氣候衛生學. 東京, 南山堂, 1950.
田中正四 : 公衆衛生學入門 ; 都市衛生學. 14板, 東京, 南山堂, 1976
田中正四 : 都市衛生學. 東京, 南山堂, 1964.

村松常雄 : 精神衛生. 日本, 東京, 南山堂, 1957.
横川定・森下薫 : 最新人體寄生蟲提要. 杏林書院, 1983.

AAAS : Mad cow disease : On the hunt for a wolf in sheep's clothing. Science, 287 : 5460, 1906~1908, 2000.
Ackerman, N. W : The psychodynamics of family life. Basic Books, New York, 1958.
Anderson, Arnstein, Lester : Communicable disease control.Macmillan, New York, 1962.
Anderson, G. W. & Arnstein, M. G. : Communicable disease control. Macmillan Co., New York, 1953.
APHA : Basic principles of healthful housing. 2nd ed., New York, 1950.
APHA : Control of communicable disease in man. 10ed., New York, 1965.
Arthur, J. K. : How to help older people. J. B. Lippincott Co., Philadelphia, 1954.
Beers, Clifford, W. : A mind that found itself, Longmans. Green & Co., New York. 1909.
Belay, Eimias D. : Transmissible spongiform encephalopathies in humans. Annual Review of Microbiology, 53 : 283~314, 1999.
Belding, D. L. : Basic clinical parasitology. Appleton Century Crofts, New York, 1958.
Chandler, A. C. & Read, C. P. : Introduction to parasitology. 11th ed., John Wiley and Sons, Inc., New York, 1961.
Christine, Spahn Smith : Maternal-child nursing. W. B. Saunders Co., Philadelphia 1964.
Coe, R. M. : Sociology of medicine. McGraw-Hill, Inc., 1970.
Diehl, H. S. : Health problems of advancing years ; Textbook of healthful living. McGraw-Hill Book Co., New York. 1960.
Diehl, H. S. : Mental health, Textbook of healthful living. McGraw-Hill, New York, 1960.
Dimock, M. E.・Dimock, G. O.・Koenig, L. W. : Public administration. Rinehart, & Co., New York, 1953.
Dublin. L. I.・Lotka, J., and Spiegelman, M. : Length of life ; Table as a record of progress. Ronald Press Co., New York, 1949.
Ehlers & Steel : Municipal and rural sanitation. McGraw-Hill, New York, 1965.
Faust, E. C., Russel, P. F. & Jung, R. C. : Craig and Faust's clinical parasitology. 8th ed., Lea & Febiger, Philadelphia, 1970.
Gordon, J. E. : The epidemiology of accidents. Am. J. Publ. Hlth., 39 : 504, 1949.
Gulick, L. : Notes on the theory of organization. In Gulick, L., & Urwick, L.(eds.) : Papers on the science of administration. Institute of Public Administration, New York, 1937.
Hanlon, John J. : Principles of public health administration. C. V. Mosby, Saint Louis, 1964.
Hanlon・Pickett : Public health administration and practice. Times Mirror/ Mosby, St. Louis・Toronto・Santa Clara, 1984.
Herms, William B. & James, Maurice T. : Medical entomology. Mcmillan Co., New York, 1961.

Hobson, W. : The theory and practice of public health, and preventive medicine. Appleton Century Crofits, New York 1980.

Holden : Water treatment and examination. Churchill, London, 1970.

Hopkins, E. S. · Bingley, M. & Schucker, G. W. : The practice of sanitation in its relation to the environments. The williams & Wilkins Co., Baltimore, 1970

Hopkins, Edward Scott & Bean, Elwood L. : Water purification control. Williams & Coilkins Co., Baltimore, 1966.

Hopkins · Bingley · Schucker : The practice of sanitation. The Williams Co., Baltimore, 1970.

Johnston : Mental health and mental illness. Lippincott & Co., Philadelphia, 1971.

Johnstone, R. T & Miller, S. E. : Occupational diseases and industrial medicine. Saunders, Philadelphia, 1960.

Kane, R. L.(ed.) : The behavioral science an preventive medicine. DHEW Publ. Co.(NIH), 1976.

Last, John M(ed.) : Maxcy-Rosenau public health. Oxford Univ. Press, London, 1969.

Last, John M.(ed.) : Maxcy-Rosenau public health and preventive medichine. 11th ed., Appleton-Century-Crofts, New York, 1980.

Last, John M.(ed.) : Maxcy-Rosenau public health and preventive medicine. 11th ed., Appleton-Century-Crofts, New York, 1980.

Last, John M.(ed.) : Public health and preventive medicine. 11ed., Appleton Century Crofts, New York, 1980.

Leavell · Clark : Preventive medicine. McGraw-Hill, New York, 1958.

Libby, James A. : Meat hygiene. 4th ed., Lea & Febiger, Phila- delphia, 1975.

Mac Mahon/Pugh : Epidemiology, principles and methods. Little, Brown, Boston, 1970.

Malthus, Thomas · Huxley, Julian · Osborn, Frederick : Three essays on population. Mento Book, New York, 1960.

Notestein, F. W. : Zero population growth : What is it, family planning perspectives. 2 : 20, June, 1970.

Parsons, Talcott : Structure and process in modern societies. Free Press, New York, 1960.

Patty, F. A. : Industrial hygiene & toxicology. Interscience, New York, 1962.

Pellegrino, E. D. & Thomasma, D. C. : A philosophical basis of medical practice. Oxford Univ. Press, London, 1981.

Peterson, William : Population. The Macmillan Co., New York, 1961.

Ravenholt, R. T. : World epidemiology and potential fertility impact of voluntary sterilization, Paper presented at the third international conference on voluntary sterilization. Tunis, Tunisia, 1976.

Riemann, Hans & Bryan, Frank L. : Food-borne infections and intoxications. Academic Press, New York, 1979.

Roberts, J. A. F : The influence of heredity on health in the theory and practice of public health. 4th ed., W.Hobson, London, Oxford University Press, 1975.

Rogers, Edward S. : Human ecology and health. The Macmillan Co., New York, 1960.
Salvato, Jr, J. A. : Enviromental sanitation. John Wiley Inc., New York, 1958
Sauvy, Alfred : Fertility & survival. N. Y. Collier Books, New York, 1963.
Schilling, R. S. F. : Occupational health practice. Butterworth, London, 1973.
Sigerist, H. E. : A history of medicine. Oxford Univ. Press, London, 1951.
Skottowe : A mental health hand book. Arnold, London, 1957.
Smillie, W. G. : Preventive medicine and public health. Mcmillan Co., New York, 1947.
Smillie, W. G. : Public health administration in the United States. Macmillian Co., New York, 1947.
Sybil, P. Parker(ed.) : Encyclopedia of environmental science. 2nd ed., McGraw-Hill Book Co., New York, St. Louis, San Francisco, 1980.
Top : Communicable and infectious disease. Mosby Co., St. Louis, C. V., 1972.
Top, F. H. : Communicable & infectious disease. C. V. Mosby Co., St. Louis, 1960.
U.N. The Population Division : Framework for future population estimates. 1950~1980, New York, 1954.
W.H.O : W.H.O. Techn. Rep., Expert committee on human genetics. Third report, Genetic counselling, Ser., No. 416. 1969.
W.H.O. : Health hazards of the human environment, prepared by 100 specialists in 15 countries. 1972
Wilson, C. C. : Health education. Nat. Asso. of the U. S., 181, 1955.
Wilson, C. C. : The untilled field of public health. Mod. med., 2 : 183, 1920b.
Winslow, C-E. A. : Science. 51 : 23, 1920a.

네이버백과 : http://terms.naver.com/
다음백과 : http://100.daum.net/
대한감염학회 : http://www.ksid.or.kr/
법제처 : 공중위생관리법, 모자보건법. http://www.moleg.go.kr/
보건복지부 : http://www.mohw.go.kr/
중앙응급의료센터 : http://www.e-gen.or.kr/
질병관리본부 : http://www.cdc.go.kr/
위키백과 : https://www.wikipedia.org/

[저자 소개]

- 강갑연 / 정화예술대학교 미용예술학부 교수
- 김미현 / 정화예술대학교 미용예술학부 교수
- 김효림 / 정화예술대학교 미용예술학부 교수
- 최은정 / 정화예술대학교 미용예술학부 교수

최신 공중보건학

2019년 3월 11일 1판 1쇄 인 쇄
2019년 3월 18일 1판 1쇄 발 행

지은이 : 강갑연 · 김미현 · 김효림 · 최은정

펴낸이 : 박 정 태

펴낸곳 : **광 문 각**

10881
파주시 파주출판문화도시 광인사길 161
광문각 B/D 4층
등 록 : 1991. 5. 31 제12-484호
전화(代) : 031) 955-8787
팩 스 : 031) 955-3730
E-mail : kwangmk7@hanmail.net
홈페이지 : www.kwangmoonkag.co.kr

- ISBN : 978-89-7093-936-0 93590

값 25,000원

한국과학기술출판협회회원
KSPA